A. Verhagen

TUMOR UND GRAVIDITÄT

Mit 12 Abbildungen und 82 Tabellen

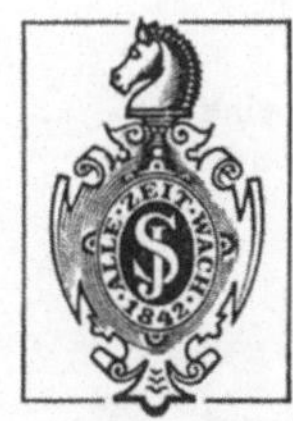

Springer-Verlag
Berlin · Heidelberg · New York 1974

Dr. med. August Verhagen, Lehrbeauftragter am Universitätsklinikum der Gesamthochschule Essen
Chefarzt der Geb.-gyn. Abt. am Evang. Krankenhaus, 597 Plettenberg

ISBN-13: 978-3-642-65874-7 e-ISBN-13: 978-3-642-65873-0
DOI: 10.1007/978-3-642-65873-0

Softcover reprint of the hardcover 1st edition 1974
Library of Congress Catalog Card Number 74-6882. Printed in Germany

Satz, Druck und Bindearbeiten: Konrad Triltsch, Graphischer Betrieb, 87 Würzburg.

Professor Dr. Kurt Nordmeyer
zugeeignet

Vorwort

Das Ziel vorliegender Studie ist es, möglichst umfassend die Veröffentlichungen über das Zusammentreffen von Gravidität und Tumor zu erfassen. Einmal um die in der Literatur niedergelegten Erfahrungen zu sammeln und zum anderen, um dem behandelnden Arzt diese Erfahrungen für seine eigenen therapeutischen Schlußfolgerungen an die Hand zu geben, da fast jeder Arzt bei seiner Arbeit mit dem Problem der Schwangerschaft bei einem Tumor befaßt wird. Bei der Arbeit mit diesem weitverzweigten Themenkreis wurde sehr deutlich, wie vielseitig die Kasuistik ist. Es wurde weiterhin klar, daß die Erfahrung des Einzelnen sich eben nur an Einzelfällen orientieren kann, während auf der anderen Seite gerade nur das Zusammenfassen der Kasuistik diesen Mangel an persönlicher und weitreichender Erfahrung auszugleichen vermag. Diese bei der Bearbeitung der Literatur gemachte Erkenntnis deckt sich mit der Ansicht von K. H. BAUER, der 1963 in seinem Buch „Das Krebsproblem" darauf hinwies, daß eine Übersicht und Schlußfolgerungen zu dem Thema „Tumor und Gravidität" nur möglich sind, wenn die vorliegenden Veröffentlichungen zusammengefaßt werden, da der Einzelne in keinem Fall über ausreichende Erfahrungen verfügt.

Da das Zusammentreffen von Tumor und Gravidität den ganzen Bereich der Medizin erfaßt, mußte jeweils auf die Vergleichszahlen bei der unkomplizierten Erkrankung zurückgegriffen werden, um vergleichbare Angaben zu haben. Dabei waren die Heilungsziffern nicht aus der jüngsten Zeit vergleichbar, da der Zeitraum der Kasuistik fast 100 Jahre umfaßt. Aus Gründen der Platzersparnis wurden die Genitaltumoren bei Schwangerschaft nur in zusammenfassender Darstellung gebracht, um den Extragenitaltumoren, deren Literatur sehr verstreut veröffentlicht ist, eine breitere Grundlage zu geben.

Aus der an den Anfang gestellten geschichtlichen Entwicklung läßt sich ablesen, wie von den Autoren oft intuitiv die richtigen Schlußfolgerungen gezogen bzw. aus wenigen Fällen vorausgesagt wurden. Daher war es bei der Behandlung des Themas klar, für den tätigen Arzt gesondert die praktisch erforderlichen Angaben für die Therapie des Einzelfalles aufzuführen.

Die Weitläufigkeit des Zusammentreffens eines Tumors mit einer Schwangerschaft bedingt das allgemeine Interesse, das die Ärzte an dieser Kombination haben. Für den Verfasser war es klar, daß die Bearbeitung der aus so unterschiedlichen Fachrichtungen herkommenden Krankheitsabläufe sachlich einer Überprüfung durch auf diesem Gebiet erfahrene Fachleute bedurfte, wobei auf die kritische Beurteilung der einzelnen Kapitel Wert gelegt wurde. Auf diese Weise konnte eine für jedes Fachgebiet gültige Ausrichtung des einzelnen Themas erreicht werden. Es ist mir eine besondere Freude und Verpflichtung, den Herren zu danken, die bei dieser Aufgabe geholfen haben.

Entscheidende Anregungen verdanke ich meinem verehrten Lehrer, Herrn Professor Dr. KURT NORDMEYER, Essen.

Mit Herrn Professor Dr. C. G. SCHMIDT wurde das Gebiet der Leukosen einschließlich der Lymphogranulomatose und des Lymphosarkoms durchgesprochen. Die Kapitel Parotistumoren — Nasopharyngealraum und Granuloma gravidarum hat Herr Professor Dr. Dr. K. MORGENROTH (†) durchgearbeitet.

Herrn Professor Dr. K. G. OBER danke ich für die Beurteilung und Ratschläge im Hinblick auf die praktische Bedeutung dieses Buches.

Die Bearbeitung der umfangreichen Literatur wurde ermöglicht durch die Ausleihe mittels der Fotokopien und durch die großzügige Unterstützung durch die Bücherei der Gesellschaft zur Bekämpfung der Krebskrankheiten in Nordrhein-Westfalen. Für die verständnisvolle Zustimmung durch den damaligen Präsidenten der Gesellschaft bin ich Herrn Professor Dr. C. G. SCHMIDT sehr zu Dank verpflichtet. Ebenso danke ich ganz herzlich der Bibliothekarin der Gesellschaft zur Bekämpfung der Krebskrankheiten, Frau ELBRACHT, ohne deren Hilfe im Herbeischaffen der Arbeiten die Studie kaum hätte bewältigt werden können.

Für die unendlich mühevolle Schreibarbeit des Textes wie der Tabellen, bin ich meiner Sekretärin, Frau JOHANNA SCHWEITZER, zu Dank verpflichtet, ebenso meinem Sohn RÜDIGER, der die Zeichnung der Kurven übernahm und meiner Tochter GABRIELE für die Hilfe bei der Korrektur-Arbeit.

Herrn Dr. GÖTZE und den Mitarbeitern des Springer-Verlages danke ich sehr für die stets zuvorkommende Hilfe beim Druck dieses Buches.

Plettenberg, Sommer 1974 A. VERHAGEN

Inhaltsverzeichnis

Einleitung

Das Zusammentreffen eines Tumors mit einer Gravidität wirft eine Fülle von Fragestellungen auf. Daß generell und in Detailfragen unterschiedliche Auffassungen bestehen, liegt in der Tatsache begründet, daß eine zusammenfassende Darstellung bisher nicht gegeben wurde. Zum Teil wird darin der Grund zu suchen sein, daß die Problematik — da sie experimentell nicht zu klären ist — nur über die Sammlung kasuistischer Beiträge eine einigermaßen klare Beurteilung finden kann.

Es ist mit Sicherheit anzunehmen, daß das gleichzeitige Vorkommen von Schwangerschaft und Geschwulsterkrankungen häufiger ist, als es in der Literatur zur Veröffentlichung kam. Trotzdem wird nur der jeweilige Fall zur Gewinnung eines Gesamtbildes beitragen. Die Schwierigkeiten des Zusammentragens der Literatur sind erheblich. Wenn man auch mit fast absoluter Sicherheit in den ersten Sätzen einer jeden Arbeit lesen kann: „Das Zusammentreffen einer Schwangerschaft mit einem Tumor ist ein sehr seltenes Ereignis“, so ist doch im Gesamten gesehen ein zahlenmäßig erhebliches Material vorhanden. Dabei reichen die Veröffentlichungszeiten von der Mitte des letzten Jahrhunderts bis heute. Diese mehr als hundertjährige Zeitspanne bedingt aber auch, daß diagnostische wie Therapieangaben sehr unterschiedlich sind und Vergleiche oder Schlußfolgerungen auch diesen zeitlichen Unterschied berücksichtigen müssen. Das wiederum hat zur Folge, daß das zu bearbeitende Material mengenmäßig noch mehr schrumpft. Es erscheint daher im Interesse des Ganzen auch weiterhin von Wichtigkeit, wie es Heynemann für die Lymphogranulomatose forderte, nach Möglichkeit recht umfangreich die kasuistischen Beiträge zu der Fragestellung Tumor und Gravidität zu veröffentlichen.

Die Problematik beginnt schon da, wo es um die Anzahl der Geburten geht. Bei dieser Aufstellung, z. B. bei der Anzahl der Geburten im Zusammenhang mit dem Auftreten des Kollumkarzinoms, zeigt sich — wie Runge und Seitz feststellten —, daß die Möglichkeit, ein Kollumkarzinom zu haben, mit der Anzahl der Geburten stetig zunimmt. K. H. Bauer (1969) hat die Zahlen wiedergegeben:

Geburtenzahl:	0	1	2	3	4	5	6	7	8–16
Quotient:	0,26	0,7	0,8	1,1	1,6	2,0	2,5	3,9	5,4.

Ob es sich dabei um den mechanischen Reiz der Portio bei der Geburt oder um den hormonellen Einfluß auf das Gewebe des Uterus handelt, ist nicht geklärt.

Um eine systematische Erforschung der Problematik zu erreichen, ist es nach K. H. Bauers Meinung nötig, die gesamte Kasuistik nach bestimmten Gesichtspunkten durchzuarbeiten.

Er stellt folgende Einzelfragen zur Diskussion (zit. n. K. H. Bauer, 1969):

a) Primär Schwangerschaft — sekundär Krebs
b) Primär Krebs — sekundär Schwangerschaft
c) Lokalisation des Krebses im Bereich der Genitalsphäre

d) Lokalisation des Krebses außerhalb der Genitalsphäre

e) Krebsverhalten während der Schwangerschaft

f) Krebsverhalten während der Laktation

Außer diesen grundsätzlichen Fragen findet sich bei der Beschäftigung mit dem gesamten Komplex noch eine große Anzahl von Einzelproblemen, deren Bedeutung von jedem Autor in sehr unterschiedlicher Weise aufgegriffen und beurteilt wird.

Allem voran steht die Überlegung, ob das Tumorwachstum durch die hormonellen Bedingungen einer Schwangerschaft Einflüssen unterworfen ist, die in einer bestimmten Richtung festzulegen sind. Der Gedanke einer möglichen Tumorbeeinflussung durch Hormone ist vielfach erörtert worden. Die Ansichten sind durchaus uneinheitlich.

Ähnliche Fragen wie die von K. H. Bauer lassen sich in großer Zahl stellen.

1. Hat die Schwangerschaft einen Einfluß auf das Tumorwachstum?
2. Sind die Schwangerschaftszeiten und die Postpartum-Periode unterschiedlich in einer möglichen Einwirkung auf den Tumor?
3. Hat der Tumor einen Einfluß auf die Schwangerschaft?
4. Hat der Tumor einen Einfluß auf das Kind?
5. Ist eine Tumorübertragung auf das Kind möglich?
6. Verhalten sich verschiedene Tumoren in der Schwangerschaft gleich oder unterschiedlich?
7. Ist die Fertilität der Mutter mit Tumoren eingeschränkt?
8. Wird beim Tumorbefall der Mutter ein bestimmtes Alter bevorzugt?
9. Ist die Geschlechtsverteilung der Kinder verändert?

Bei allen Überlegungen stehen zuerst die klinischen Belange im Vordergrund.

1. Handelt es sich um einen gutartigen oder bösartigen Tumor?
2. In welchem Zeitpunkt der Schwangerschaft wurde der Tumor erstmals beobachtet?
3. Welche therapeutischen Maßnahmen sind zu ergreifen? Stehen diese in einer Abhängigkeit vom Zeitpunkt der Schwangerschaft oder der Ausbreitung des Tumors?
4. Ist die Schwangerschaft zu erhalten oder ein therapeutischer Abort angezeigt?
5. Wie ist der Ausgang der Erkrankung für die Mutter?
6. Wie sind die Lebensaussichten für das Kind?
7. Individuelle und weltanschauliche Einstellung der Schwangeren und ihrer nächsten Umgebung
8. Psychischer Zustand der Schwangeren

Das Problem des Erkennens und Behandelns von Tumorkranken in der Gravidität gewinnt auch deshalb an Bedeutung, da — wie sich Barber und Brunschwig ausdrückten — *bei den klassischen 3 Ursachen* für die mütterlichen Todesfälle (Toxämie, Infektion und Blutungen) unter der zunehmenden Besserung in Diagnostik und Therapie in den Krankenhäusern ein Rückgang zu verzeichnen sei. Demgegenüber würden die bösartigen Erkrankungen an Zahl zunehmen.

Es ist sehr schwer, genaue Angaben über die Zahl des Vorkommens von Tumoren in der Gravidität zu bekommen. Sicher ist, daß die zunehmende Konzentration der Entbindungen in der Klinik dazu beiträgt, die Früherkennung solcher Kombinationen zu fördern.

Im ganzen werden etwa gleiche Zahlen über das Vorkommen angegeben. Sie decken sich mit den eigenen. In den letzten 10 Jahren wurden 0,24% Fälle von Tumoren in der Schwangerschaft beobachtet, gut- und bösartige, d. h. auf 1000 Entbindungen kommen 2—3 solcher Patientinnen.

Die Bedeutung eines solchen Zusammentreffens wird sehr unterschiedlich beurteilt

(Tabelle 3). Schon 1919 sagte Ewing, daß bei vielen Karzinomen ein ungünstiger Einfluß der Schwangerschaft festzustellen sei. Allerdings — so betonte er — sei das nicht bei allen der Fall. Auch Zweifel und Simpson glaubten, daß die Schwangerschaft das Tumorwachstum aktiviere. Die gegenteilige Ansicht vertraten Stoeckel, Mayer u. a., die eine Retardierung des Tumorwachstums beobachtet zu haben glaubten; Hoffmeier u. a. wiederum sahen überhaupt keinen Einfluß.

In einer Studie von 603 Fällen stellte Sarwey fest, daß beim Mammakarzinom die Schwangerschaft in 43,3% mit einem Abort endigte.

Die Häufigkeit des Vorkommens der malignen Tumorarten bei gleichzeitig bestehender Schwangerschaft geht aus einer Zusammenstellung hervor, die in den Arbeiten verschiedener Autoren veröffentlicht wurde (Becker u. Maier, Betson u. Golden, Claren u. Mall-Haefeli) (Tabelle 1). Von den insgesamt 198 Fällen entfallen 33,8% auf das Kollumkarzinom, 23,7% auf das Mammakarzinom und 9% auf Sarkome verschiedener Lokalisation. Mit 6% ist die Lymphogranulomatose, mit 5,5% das Ovarialkarzinom und mit 5% das Rektumkarzinom beteiligt. Alle anderen Geschwülste liegen unter der 5%-Grenze.

Aus der Tabelle 2 läßt sich an einzelnen Tumorarten ablesen, wie die Häufigkeit des Vorkommens mit der Schwangerschaft und umgekehrt die Schwangerschaft mit Tumorerkrankungen zusammenfällt.

In einer Arbeit über das Brustdrüsenkarzinom fand Lun 1930, daß bei gleichzeitig bestehender Schwangerschaft die Heilungsaussicht der Patientin schlecht sei und daß man einen therapeutischen Abort anstreben sollte.

G. A. Wagner betont 1929 in einem umfangreichen Vortrag vor der Berliner Gesell-

Tabelle 1. Absolute und prozentuale Terteilung von 198 schwangeren Patientinnen mit gleichzeitig bestehendem malignen Tumor auf einzelne Geschwulstarten

Tumorart	Becker u. Maier, 1957	Betson u. Golden, 1961	Cloeren u. Mall-Haefeli, 1965	zusammen	%
Kollumkarzinom	13	30	24	67	33,8
Sarcoma uteri			1	1	0,5
Ovarkarzinom		4	7	11	5,5
Vaginalkarzinom			1	1	0,5
Chorionepitheliom			4	4	2,0
Vulvakarzinom		3		3	1,5
Mammakarzinom	21	16	10	47	23,7
Hirntumoren			2	2	1,0
Sarkome	8	7	3	18	9,0
Bronchialkarzinom			1	1	0,5
Magenkarzinom	2			2	1,0
Rektumkarzinom	3	6	1	10	5,0
Gallenblasenkarzinom	1	1		2	1,0
Morbus Hodgkin		4	8	12	6,0
Leukämie			3	3	1,5
Schilddrüsenkarzinom		7		7	4,0
Nierenkarzinom		4		4	2,0
andere Karzinome	3			3	1,5
Zusammen	51	82	65	198	100

Tabelle 2. Anteilmäßiges Vorkommen einzelner Tumoren in der Schwangerschaft und Schwangerschaft bei Tumorerkrankungen

Tumor	Schwangerschaft		Tumor	
	Tumor	%	Schwangerschaft	%
Kollumkarzinom	2 665 : 1	0,04	51 926 : 577	1,23, 0,4–3,17
Mammakarzinom	10 000 : 3	0,03	100 : 2,8	2,8
Rektumkarzinom	50 000 : 1			
Malignes Melanom	100 000 : 2,6			
Ovarialtumor		1,3‰	15,5 : 1	6,5

schaft für Geburtshilfe und Gynäkologie, wie wichtig es sei, Mitteilungen über das Zusammentreffen von Tumor und Gravidität zu machen, da die Erfahrungen des einzelnen doch sehr begrenzt seien. Wagner ist aufgrund seiner eigenen Beobachtungen zu dem Schluß gekommen, „daß bestimmte bösartige Geschwülste durch das Hinzutreten von Schwangerschaft zu ganz besonders raschem Wachsen und zur Metastasierung angeregt werden können und daß bisher ruhende Geschwulstreste oder Metastasen dadurch zum Leben geweckt werden und sich geradezu explosionsartig ausbreiten können". Diese Ansicht bestimmt das therapeutische Handeln sehr, sagt Wagner. Eine Ausnahme glaubt Wagner allerdings bei gleichzeitigem Vorhandensein eines Kollumkarzinoms machen zu müssen. Er zitiert Weibel, der bei einer Zusammenstellung von 26 Kollumkarzinomfällen feststellt, daß sich ein günstigeres Heilungsresultat ergab als bei den unkomplizierten Fällen. Wagner hat bei seinen Fällen die Schwangerschaft immer unterbrochen. Smith hat 1937 über 54 verschiedene Karzinome berichtet, die mit Schwangerschaft vergesellschaftet waren. Auch er sagt, daß seine Schlußfolgerungen wegen der relativ kleinen Fallzahl noch subjektiv seien.

Smith kommt zu folgenden Ergebnissen: Bei Patientinnen mit einem malignen Tumor sollte eine Schwangerschaft vermieden werden, da sie als schädlich angesehen wird. Wenn auch zeitweilig das Tumorwachstum durch die Schwangerschaft verzögert wird, so wird nach ihrer Beendigung eine Beschleunigung des Wachstums eintreten.

Die Prognose für schwangere Frauen mit bösartigen Tumoren erscheint besser, wenn die Schwangerschaft nicht unterbrochen wird und wenn eine Schwangerschaft auf eine Tumorbehandlung folgt, anstatt gleichzeitig abzulaufen; dabei ist eine Karenzzeit von 2 Jahren angebracht.

Es erscheint weiterhin günstiger, wenn die Behandlung vor Beendigung der Schwangerschaft beginnt. Das bezieht sich besonders auf die Brust- und Genitaltumoren, wogegen bei extragenitalen Tumoren, besonders bei Melanomen, das Ende der Schwangerschaft abgewartet werden sollte. Der Zeitpunkt der Schwangerschaft, in dem das gleichzeitige Vorkommen von Tumor und Gravidität entdeckt wird, ist gleichgültig. Für Primigravida hat ein Abort verheerende Folgen.

Bestrahlungen von Brust- und Extragenitaltumoren ziehen die Gefahr der Mißbildung des Feten nach sich. Bei Genitaltumoren bewirken Bestrahlungen Fehlgeburten. Nur in den letzten Schwangerschaftsmonaten kann man das Zervixkarzinom lokal bestrahlen, ohne das Kind zu schädigen oder einen Abort auszulösen.

In einer sehr umfangreichen Abhandlung hat Mankin (1940) 72 Fälle von Schwangerschaft, kombiniert mit verschiedenen bösartigen Geschwülsten, beschrieben. Seine Fragestellung lautete, ob eine unterschiedliche Wirkung auf das Tumorwachstum eintritt, je nachdem man die verschiedenen Gestationszeiten berücksichtigt, oder gar ob ein Abort oder die Nachgeburtszeit eine unterschiedliche, möglicherweise sogar gegensätzliche Rolle spielen würde. Zu dieser Fragestellung kam der Autor, nachdem er bei praktisch gleicher Befundausgangslage große Unterschiede im Hinblick auf die Dauerergebnisse fand, je nachdem ob nach der Schwangerschaft bzw. dem Abort oder aber während der Schwangerschaft operiert worden war.

Mankin kommt zu der Schlußfolgerung, daß die Gravidität das Wachstum bösartiger Tumoren nicht anregt, sondern eher hemmt, daß dagegen die Postpartumphase sowie Geburt und Abort die Prognose hinsichtlich des Geschwulstwachstums verschlimmern.

Beim Erkennen eines Tumors in der Gravidität liegt die entscheidende Maßnahme in der Behandlung der Geschwulst. Auf diese Weise wird das Geschwulstwachstum gehemmt und nicht dem beschleunigenden Einfluß der Postpartum- bzw. Postabortumphase unterworfen.

Mankin ist der Meinung, daß die blastomogene Wirkung des Follikulins durch seinen Antagonisten, das Lutein, gehemmt wird, das seinerseits post partum wiederum vom Follikelhormon überspielt wird.

Hesseltine und Loth beginnen ihre Arbeit über 33 selbst beobachtete Neoplasmen in der Gravidität mit der Feststellung, daß es eine häufig unberücksichtigte Tatsache sei, daß gewisse Lebensalterabschnitte ihre eigenen Krankheitsvorkommen hätten; dazu gehöre auch die Zeit einer möglichen Schwangerschaft, die ihrerseits Krankheitserscheinungen verschlimmern könne. Daher sei in dieser Zeit die erste Sorge bei schwangeren Patientinnen immer der Gedanke an mögliche Komplikationen. Und häufig sei dann dieser Gedanke verbunden mit einer Schwangerschaftsbeendigung, die die Schwierigkeiten lösen solle. Die beiden Autoren kommen zu dem Schluß, daß die Schwangerschaft keinen guten Einfluß auf einen malignen Prozeß hat, wogegen auf Tumoren extragenitalen Ursprungs ein Einfluß nicht vorhanden ist.

Auch Hesseltine und Loth sind der Meinung, daß ein in der Schwangerschaft entdeckter maligner Prozeß behandelt werden müßte. Eine Bestrahlung gebe natürlich die Gefahr der Schädigung für den Feten, sie böte aber für die Mutter die beste Prognose. Symptome, die in der Schwangerschaft aufträten, müßten sehr sorgfältig geprüft werden. Wenn die vorgelegten Resultate auch geradezu „tragisch gering" waren, so müßte doch, auf die Dauer gesehen, die Beschäftigung mit dieser Problematik zu besseren Erfolgen führen.

Im gleichen Sinne äußern sich Becker und Meier in einer Arbeit über 51 Fälle von Tumor und Gravidität. Die beiden Autoren sind ebenfalls der Meinung, daß nur die Beobachtungen der Klinik heute eine Beurteilung vieler Fragen, z. B. auch der Kanzerologie, erlauben. Ihre 51 Fälle lassen den Schluß zu, daß der Ablauf einer Tumorerkrankung in der Gravidität „mit Sicherheit ungünstig und gefährlich beeinflußt werden kann". Allerdings müssen bei einzelnen Tumorerkrankungen Unterschiede gemacht werden, die sich auch im therapeutischen Handeln ausdrücken. Zur Frage der Interruptio wird sehr vorsichtig Stellung genommen, da vor allen Dingen auch rechtliche und moraltheologische Fragen mit berücksichtigt werden müßten. Bei Mammakarzinomen, Melanomen und Lymphogranulomatose müsse man dies in Betracht ziehen.

Daß die Schwangerschaft keinen günstigen Einfluß auf maligne Tumoren habe, ist die abschließende Meinung von Betson und Golden, die sie an Hand einer Untersuchung an 85 Fällen äußern. Die Autoren heben besonders hervor, daß zwar das Gestationsalter und das Alter des häufigsten Tumorvorkommens glücklicherweise in den meisten Fällen auseinanderliegen, daß aber trotzdem mit Sorgfalt auch bei Schwangeren auf das Vorkommen von Tumoren geachtet werden müsse. Ein Abort wird nicht als therapeutische Maßnahme angesehen, wenn er auch im Laufe der Therapie notwendig werden könne.

Die Therapie — mit dem Ziel, den Tumor zu vernichten — solle bei inkurablen Fällen den Feten nach Möglichkeit zu schützen versuchen.

Stevenson betont, daß das Brustdrüsenkarzinom in der Schwangerschaft sofort behandelt werden müßte, als sei keine Schwangerschaft vorhanden. Da Stevenson nur wenige Fälle zur Beobachtung hat, ist er in der Beurteilung einer Beendigung der Schwangerschaft in den ersten Monaten vorsichtig. Er hält jedoch in späteren Zeitpunkten eine frühe Einleitung der Geburt für richtig.

Cade ist der Meinung, daß das ganze Problem kein „Dilemma" ist: Mutter gegen Kind, sondern eine Frage der besten Therapie für die Mutter. An Hand eigener Beobachtungen an 97 Fällen kommt Cade zu dem Schluß, daß die Lösung solch schwieriger Situationen oft besser von der Erfahrung des einzelnen Arztes zu lösen sei als durch Vorschriften einer Behandlungsmethode.

Über ein großes Beobachtungsmaterial von Tumor und Gravidität berichtet Boronow 1964. Der Autor stellt fest, daß der Geburtshelfer einer Reihe von Fragen gegenübergestellt würde, deren Beantwortung bei ehrlicher Einstellung in manchen Fällen belastet ist von Unsicherheit. Wichtige Fragen sind z. B. folgende:

Ändert die Schwangerschaft die Prognose der Patientin?

Wird die Prognose günstiger, wenn man die Schwangerschaft beendet oder gar eine Kastration vornimmt?

Soll die Patientin im Anschluß an die Behandlung wieder Schwangerschaften austragen?

Hat die Therapie Einfluß auf das Kind, und wann soll die Therapie beginnen?

Auch Boronow ist, wie Cade, der Meinung, daß, wenn die klinischen Gegebenheiten nicht ganz klare Schlußfolgerungen zulassen, sich jeder Arzt von seinen persönlichen Erfahrungen leiten lassen sollte. Die Debatte über das ganze Thema sei nicht eher abgeschlossen, bis ausreichendes Material zusammengestellt ist. Im Gesamten gesehen aber glaubt Boronow, daß die Schwangerschaft keinen Einfluß auf die Prognose des extragenitalen Karzinoms hat, genauso wie er annimmt, daß — mit Ausnahme beim Brustkrebs — die Beendigung einer Schwangerschaft keinen günstigen Einfluß auf den Verlauf der Erkrankung hat.

McGowan stellt fest, daß bei einer schwangeren wie nicht schwangeren Frau die frühzeitige Diagnose eines Karzinoms genauso wichtig ist für die Überlebenszeit wie die chirurgische, radiologische oder chemotherapeutische Behandlungskunst und Erfahrung. Die Behandlung habe sich auf die Vernichtung des Krebes zu richten, sofern er noch kurabel sei. Bei inkurablen Fällen sollte der Fet geschont, und ein Kompromiß versucht werden, wenn die Situation einen Palliativerfolg erhoffen läßt.

Aus der Baseler Frauenklinik berichten Cloeren und Mall-Haefeli über 66 Patientinnen mit malignen Tumoren bei Gravidität. Wegen der sehr klaren Schlußfolgerungen seien diese etwas ausführlicher geschildert.

Wenn die Therapie des malignen Prozesses in der Schwangerschaft nicht genauso durchgeführt werden kann wie ohne Komplikation durch Schwangerschaft, halten die Autoren ein Abwarten der Lebensfähigkeit des Kindes nicht für vertretbar. Allerdings sollte bei infauster Prognose das Leben des Kindes im Vordergrund stehen.

Cloeren und Mall-Haefeli geben folgende Indikationen zur Schwangerschaftsunterbrechung an:

1. bei den malignen Genitaltumoren,
2. bei den malignen Tumoren des kleinen Beckens,
3. bei malignen Tumoren der hinteren Schädelgrube mit akuten Hirndrucksymptomen,

Tabelle 3. Kursorischer geschichtlicher Literaturüberblick über die Ansicht einzelner Autoren über bestimmte Sachfragen zum Thema Schwangerschaft und Tumor

Lfd. Nr.	Jahr	Autor	Einfluß der Schwangerschaft auf Tumoren: ungünstiger		günstiger		kein		Therapie		therapeutischer Abort
			Extra	Genital	Extra	Genital	Extra	Genital	während Gravidität	nach Gravidität	
1.	1919	Ewing	meist ungünstig		—	—	—	—	—	—	
2.	1929	Wagner	ungünstig	—	—	Koll.-Karz.	—	—	—	—	immer therap. Abort
3.	1930	Lun	ungünstig	ungünstig	—	—	—	—	—	—	therap. Abort
4.	1937	Smith	ungünstig, bes. Postpartumphase		zeitweise Verzögerung des Tumor-Wachstums		—	—	sofort	—	nicht unterbrechen
5.	1940	Mankin	—	—	hemmend		—	—	sofort	—	nicht unterbrechen
6.	1956	Hesseltine u. Loth	—	ungünstig	—	—	kein	—	sofort	—	
7.	1957	Becker u. Meier	ungünstig	ungünstig	—	—	—	—	sofort	—	nicht generell
8.	1961	Betson u. Golden	ungünstig	ungünstig	—	—	—	—	sofort	—	nicht als Behandlung
9.	1964	Boronow	—	—	—	—	kein	—	sofort	—	nicht unterbrechen, Ausnahme Brust-Karz.
10.	1965	Cloeren u. Mall-Haefeli	ungünstig	ungünstig	—	—	—	—	sofort	—	in den meisten Fällen

4. bei Mamma-Ca. oder Status nach Mamma-Ca., wenn die Operation nicht mindestens 3–5 Jahre zurückliegt,
5. bei Patientinnen mit Sarkomen,
6. bei Patientinnen mit Morbus Hodgkin, wenn nicht zwischen dem ersten Auftreten der Erkrankung oder dem letzten Schub und der Schwangerschaft eine Remissionsphase von mindestens 2 Jahren liegt,
7. bei allen Patientinnen mit malignen Tumoren, bei denen die entsprechende Therapie wie bei den Patientinnen der gleichen Gruppe ohne Schwangerschaft durch die Gravidität unmöglich gemacht wird.

Zum Abschluß vertreten die beiden Autoren die Meinung, daß Patientinnen, bei denen eine Unterbrechung vorgenommen wurde, eine bessere Prognose haben als die, die ihre Schwangerschaft austragen.

Besonders hingewiesen wird noch auf die sorgfältige und konsequent durchzuführende Geburtenregelung bei an malignen Tumoren erkrankten Patientinnen.

In einer 1968 erschienenen Arbeit haben Jones u. Mitarb. über 50 000 schwangere Patientinnen berichtet, bei denen sie u. a. die zytologische Untersuchung durchführten. Ihre grundsätzliche Ansicht über die Erfassung der Frühstadien legten sie in dem Satz nieder, daß die Früherfassung des Krebses mit einer Erziehung des Arztes in dieser Richtung zu erfolgen habe.

Schon die Durchsicht dieser wenigen, meistens über eine große Fallzahl verfügenden Arbeiten zeigt, wie subjektiv immer neue Gesichtspunkte für das Gesamtproblem herangetragen werden. Auf diese Weise wird der Umfang der Fragestellungen aufgezeigt und die Weitläufigkeit der Thematik beleuchtet.

Wenn man die Ansichten einzelner Autoren über bestimmte Fragebereiche einmal, wie in Tabelle 3 geschehen, kursorisch aufzeigt, so sieht man, daß der Einfluß der Schwangerschaft von den meisten Autoren als ungünstig bezeichnet wird. Lediglich Smith und Mankin sprechen von einer Verzögerung des Krebswachstums unter dem Schwangerschaftseinfluß. Auch Wagner glaubt, daß das Kollumkarzinom im Wachstum verzögert wird. Hesseltine und Loth sowie Boronow sehen keinen Einfluß der Schwangerschaft auf extragenitale Karzinome. Alle Autoren sind sich darüber einig, daß die Therapie sofort in der Gravidität einzusetzen habe.

Demgegenüber wird die Frage des therapeutischen Aborts, d. h. einer Unterbrechung der Schwangerschaft vor oder während der Therapie unterschiedlich beurteilt. Während Lun, Wagner und Cloeren und Mall-Haefeli in fast allen Fällen bzw. grundsätzlich zur Schwangerschaftsbeendigung neigen, sind die anderen in der Tabelle 3 aufgeführten Autoren der Ansicht, nicht zu unterbrechen, mit einer Ausnahme beim Brustdrüsenkarzinom (Boronow). Diese Ansicht, trotz der Schwangerschaft die Therapie zu beginnen und nach Möglichkeit die Schwangerschaft bestehen zu lassen, wird auch von einer großen Anzahl weiterer Autoren geteilt (Tabelle 3).

Um alle Fragen möglichst umfangreich beantworten zu können, erscheint es sinnvoll, im folgenden zuerst getrennt die einzelnen Tumorerkrankungen zu bearbeiten, und im Anschluß daran, eine Zusammenstellung der Einzelergebnisse im Hinblick auf die erhobenen Fragestellungen zu geben. Danach wird es wichtig sein, zusammenfassend das ganze Gebiet zu betrachten, um nach Möglichkeit zu einer Schlußfolgerung zu gelangen.

I. Spezieller Teil

A. Genitaltumoren und Schwangerschaft

1. Kollumkarzinom

Wenn man die Frage stellt, ob schwangere Frauen besonders häufig vom Kollumkarzinom befallen werden, so ersieht man aus der Alterskurve, daß der Gipfel der Erkrankungen an Kollumkarzinom und der Gipfel des gleichzeitigen Vorkommens von Schwangerschaft und Kollumkarzinom um mehr als 10 Jahre auseinanderliegen. Das Durchschnittsalter schwangerer Frauen mit einem Kollumkarzinom liegt bei 32,3 Jahren. Die Spitze der altersspezifischen Fruchtbarkeitsverteilung lag im Jahre 1950 bei 26 Jahren und 1967 bei 23 Jahren, d. h. 12 bzw. 9 Jahre vor dem durchschnittlichen Erkrankungsalter an Kollumkarzinom und Schwangerschaft werden die meisten Kinder geboren. Wenn das Kollumkarzinom die Schwangerschaft bevorzugen würde, müßte man erwarten, daß zur Zeit der Fruchtbarkeitsspitzen mehr Kollumkarzinome vorkämen. Es scheint aber, wie K. H. Bauer angeführt hat, daß nicht die Einzelschwangerschaft an sich für das Kollumkarzinom einen Boden bietet, vielmehr müssen es Faktoren sein, die durch eine mehrfache Schwangerschaft Einfluß auf die Ausbildung eines Kollumkarzinoms gewinnen. Diese Ansicht wird insofern gestützt durch die Tatsache, daß durchschnittlich 3,6 Kinder von kollumkarzinomkranken Müttern geboren werden. Das ist 1 Kind mehr, als von gesunden Müttern 1936 im Durchschnitt geboren wurde. Andererseits liegt das Durchschnittsalter von Müttern mit 3 Kindern bei 30,0 Jahren.

Bezieht man das gleichzeitige Vorkommen auf die späte Spitzenzeit der Erkrankung an Kollumkarzinom, so muß man sagen, daß die Annahme einer völlig unabhängigen Entwicklung von Kollumkarzinom und Schwangerschaft durchaus zu begründen ist mit der steilen Frequenzzunahme des Kollumkarzinoms gegen das 40.–50. Lebensjahr.

Andererseits haben Aresin und Krauss an einem sehr großen Krankengut von Kollumkarzinompatienten und allgemein internistischen Patienten festgestellt, daß mit dem 35. Lebensjahr die Zunahme der Kollumkarzinome sehr schnell vor sich geht und damit auch die Schwangerschaftszahlen der Kollumkarzinompatienten in signifikanter Weise gegenüber den internen Patienten. Zahlenmäßig ergab sich, daß die Wahrscheinlichkeit, an einem Kollumkarzinom zu erkranken, unterhalb von 1,6 Geburten geringer ist als oberhalb von 1,6, wo sie größer ist als im internen Durchschnitt der Patienten.

Die Annahme, daß die Schwangerschaft überhaupt keinen Einfluß auf das Kollumkarzinom hat, kann man auch durch die absoluten Heilungsziffern belegen. Nimmt man aus den vielen Veröffentlichungen die Zahlen von Westberg heraus, so ergibt sich für die absolute Fünfjahresheilung beim Kollumkarzinom eine Prozentzahl von 45,5%. Demgegenüber liegen die Werte für die Kombination Schwangerschaft und Kollumkarzinom mit der Fünfjahresüberlebenszeit bei 46,9% (Tabelle 4). Aus diesen Vergleichszahlen, die auch durch andere, ähnliche Werte weiter zu belegen sind, kann man eher den Schluß ziehen, daß kein Einfluß, weder im guten noch im negativen Sinn, von der Schwangerschaft auf das Kollumkarzinom ausgeübt wird. Nach diesen Zahlen muß man vielmehr der Meinung sein, daß beide Prozesse nebeneinander ablaufen und daß es beim Kollumkarzinom genauso wie außerhalb der Schwangerschaft nur darauf ankommt, eine möglichst frühe Erfassung des Kollumkarzinoms zu erreichen, um dann die erforderliche Therapie unverzüglich einzuleiten.

geführt werden. Eine Strahlenbehandlung sollte mit der Röntgenbestrahlung beginnen, den Spontanabort abwarten und dann die Radium-Behandlung anschließen. Im zweiten Trimester müßte mit der Röntgentherapie begonnen und eine Hysterektomie per Laparotomiam angeschlossen werden. Danach sollten Radium- und Röntgenbestrahlungen weiter verabfolgt werden.

Tabelle 4. 5-Jahresüberlebenszeit bei Schwangerschaft und Kollumkarzinom zu besonders vermerkten Zeitabschnitten

Gravidität + post part	Beuthe	Huber u. Besserer	Gustafson u. Kottmeier	Graham u. Mitarb.	Bickenbach u. Soost
Gravid.	56,2	61,9	44,7	49,6	
p. p. 1–2	45,4				
p. p. –6		18,8	55,6		
p. p. –12	37,5	25,0	39,9	35	ohne Gravid.
total	42,1	33,0	46,9	41,5	42,4

Die durch Zahlen zu belegende schlechtere Heilungsaussicht bei Kollumkarzinom der Postpartumphase läßt die Frage des Beginns der Therapie gerade im Hinblick auf die intakte Schwangerschaft von grundsätzlicher Wichtigkeit erscheinen.

Alle Autoren sind sich darüber einig, daß die Behandlung in den ersten beiden Trimestern der Schwangerschaft sofort zu erfolgen habe. Mankin (1948) hat tabellarisch die Frage des Zeitpunktes des Therapiebeginns geprüft. Er stellte fest, daß die günstigsten Heilungsergebnisse dann erzielt wurden, wenn bei bestehender Schwangerschaft begonnen wurde oder gleichzeitig mit einem therapeutischen Abort die Behandlung einsetzte. In gleicher Weise hatte sich schon 1937 Smith geäußert. McGowan sagt, daß vor dem 7. Monat oder post partum die endgültige Therapie sofort einsetzen sollte. Bei einem lebensfähigen Kind müßte nach einer Sectio die Behandlung sofort angeschlossen werden.

Betson und Golden differenzieren die Therapie für die einzelnen Trimester. Im ersten Drittel sollte eine Radikaloperation durch-

Zwischen der 29. und 34. Woche müßte mit der Radiumapplikation begonnen werden und dann die klassische Sectio erfolgen. Nach Abheilung der Operationswunde sollte mit Röntgen und Radium in typischer Weise zu Ende behandelt werden.

In der Postpartumphase müßte operiert oder bestrahlt werden.

Die Entscheidung über die Behandlung richtet sich — so betonen alle Autoren — ausschließlich nach dem klinischen Ausbreitungsgrad des Karzinoms. Nur davon wird die Therapie abhängig gemacht. Mit der einen Ausnahme, wenn ein bereits lebensfähiges Kind erwartet werden kann, wird eine Sectio durchgeführt mit sofort anschließender Behandlung. Da sich jeder Therapeut über den schlechten Ausgang der Erkrankung in der Postpartum- oder Postabortumphase im klaren ist, ist man bestrebt, die Behandlung schon in der Gravidität zu beginnen.

Auch die Behandlung mit schnellen Elektronen (Becker u. Meier) und die Applikation von Radium vor die Portio bei lebensfähigem Kind wird diskutiert. Es wird betont, daß bei guter lokaler Dosierung Schädigungen des Feten vermieden werden können, wenn auch von anderer Seite (Jones u. Murphy, Ries) solche beschrieben worden sind.

Aus vielerlei Gründen — Keimverschleppung, Infektion, Verletzungen, Tumorverschleppung — scheint die vaginale Entbindung nicht ratsam zu sein, sondern einer Schnittentbindung wäre der Vorzug zu geben.

Wenn auch beim Mikrokarzinom die Ansicht über sofortige Therapie oder Abwarten sehr unterschiedlich beurteilt werden, so scheint doch in jedem Fall das Wohl der Mutter im Vordergrund stehen zu müssen. Eine Übertragung des Tumors der Mutter diaplazentar auf das Kind ist beim Kollumkarzinom nicht beschrieben worden.

Wenn man nur die Zahlen sprechen läßt, kann man einen Einfluß der Schwangerschaft auf das Tumorwachstum ablehnen. Der Vergleich der Heilungsziffern spricht eher dafür, daß ein günstiger Einfluß genommen würde als ein ungünstiger. Deshalb besteht hier die Ansicht zu Recht, auf jeden Fall den Versuch zu unternehmen, die Mutter zu retten.

2. Korpuskarzinom

Die Kasuistik der Weltliteratur des *Korpuskarzinoms* mit Gravidität berichtet nur über 6 Fälle (Tabelle 5). Bei allen Fällen stand die Schwangerschaft im 3.–7. Monat. Die Ansicht, es schlössen sich Korpuskarzinom und Gravidität aus, ist nicht richtig. Vielmehr ist es in dem Fall Wall und Lucci zu einem lebenden Kind gekommen, das durch Sectio entwickelt wurde. Die ersten Symptome bei allen Frauen war die Blutung. Die Karzinome wurden alle histologisch nachgewiesen. Es ist sehr wahrscheinlich, daß sie schon vor der Implantation bestanden, so daß man auch hier, wie beim Kollumkarzinom, sagen muß, daß eine örtliche Karzinomerkrankung der Gebärmutter keine Befruchtung ausschließt. Ob aber eine Implantation im Karzinomgewebe erfolgte oder erfolgen kann, ist bisher nicht geklärt. Die Therapie besteht in der Entfernung der Gebärmutter. An diesem Tumor hat sich die Therapieforderung in typischer Weise durchgesetzt. Der im 6. Monat erkannte Tumor wurde bei Lebensfähigkeit der Frucht nach einer Schnittentbindung beseitigt. Alle anderen Fälle brauchten auf die Schwangerschaft keine Rücksicht zu nehmen.

3. Vaginalkarzinom

Auch beim *Vaginalkarzinom* ist die Kasuistik sehr gering. Sicher liegt das auch daran, daß das Haupterkrankungsalter für Vaginalkarzinome zwischen 50 und 70 Jahren liegt. Das durchschnittliche Erkrankungsalter für Vaginalkarzinom und Gravidität ist 38,2 Jahre. Da nach der Auffassung von Kepp und Hofmann die Therapie des Vaginalkarzinoms ausschließlich die Strahlenbehandlung sein sollte, wird auch hier die Entscheidung in der Weise zu treffen sein, daß nach dem 7. Monat oder kurz vorher die Lebensfähigkeit des Kindes abgewartet wird, wobei auch hier exakt dosierte lokale Radiumapplikationen ohne Schädigung des Kindes möglich sind. Die Entbindung hat dann grundsätzlich durch Sectio zu erfolgen. Im 1. und 2. Trimester kann man mit der lokalen Radiumapplikation und der Röntgenbestrahlung beginnen und einen Strahlenabort indizieren. Durch eine solche Maßnahme wird die Therapie nicht unterbrochen. Die geringen Erfolgschancen bei der Behandlung des unkomplizierten Vaginalkarzinoms, die um 28% liegen, scheinen, wenn man die wenigen Fälle berücksichtigt, auch bei der Komplikation mit einer Schwangerschaft äußerst ungünstig zu sein, starben doch von 9 veröffentlichten Fällen 8 Mütter.

Tabelle 5. Schwangerschaft und Korpuskarzinom

Lfd. Nr.	Autor und Jahr	Alter	*Schwangere*				Über-lebenszeit	*Kind*	
			Grav.	Schwangerschaft	Ausgang	Behandlung			
1.	Schumann, 1927	43	10	$2^1/_2$ Monate	Blutung, Abrasio	Hyster-ektomie		Abort $2^1/_2$	Tumor extra-plazentar
2.	Tracy, 1932		4	Tubargravidität	Abrasio	Salping-ektomie		—	
3.	Westmann, 1943	40		gelbl. Fluor, Gewichtsabnahme	Abrasio	Hyster-ektomie		Abort	
4.	Wallingfort, 1934	35	6	3. Monat Blutung	Abrasio	Hyster-ektomie		4. Monat Abort	
5.	Wall u. Lucci, 1953	36	3	Blutung 6. Monat, Adenokarzinom Corpus ut.	Ca. u. Tbc.	Sectio, Hyster-ektomie		Frühgeb. 7. Monat 1502 g gest. 5. Tag	
6.	Barber u. Brunschwig 1963		3	2 Aborte, Blutung	Abrasio, 3. Abort	?		Abort	

4. Vulvakarzinom

Die Ergebnisse der Behandlung von *Vulvakarzinomen* in der Schwangerschaft sind so gut, im Gegensatz zur unkomplizierten Erkrankung, daß man nicht von einem Einfluß der Schwangerschaft auf das Karzinom sprechen kann. Auch die überwiegende Zahl der gesunden lebenden Kinder liegt bei 10 von 10 Fällen, so daß man immer die Schwangerschaft austragen lassen kann (Tabelle 6). Die Therapie, besonders die operative, kann während der Gravidität beginnen, die Sectio beendet die Schwangerschaft, und abschließend kann dann mit der Bestrahlung begonnen werden. Es steht weder eine Sterilisation zur Debatte noch die Interruptio einer Schwangerschaft. Daß nach erfolgter Behandlung auch noch Schwangerschaften eintreten können mit Entwicklung normaler Kinder, geht aus 9 beobachteten Fällen hervor (Tabelle 7).

5. Karzinom der Bartholinischen Drüse

Im Jahre 1859 beschrieb Rudolf Virchow erstmals das Karzinom der Bartholinischen Drüse.

Tabelle 6. Übersicht über bisher veröffentlichte Fälle von Vulvakarzinom bei gleichzeitig bestehender Schwangerschaft

Autoren	Alter d. Pat.	Tumor-lokalis.	Schw. Mon.	Behandlung Op.	Bestr.	Entb. Art	Beobachtungs-zeit
Schreiner u. Wehr	30		5.	—	bestr.	spontan	5 Monate †
Russel	17	li. gr. Labie	7.	Vulv-ektomie	bestr.	Sectio	5 Jahre lebt
Shanon u. Marting	26	re. gr. Labie	5.	Vulv-ektomie	bestr.	Sectio	17 Monate lebt
Nolan, 1957	23	li. gr. Labie	7.	Tumor-entfern.	bestr.	spontan	16 Monate lebt
de Bruine	32	Vulva	4.	radikale Vulvekt.	—	2mal Sectio	4 Jahre 2 Monate lebt
Lunin, 1949	29	Vulva		Vulvekt.	—	spontan	4 Jahre lebt
	27	Vulva	1 Mon. p. p.	Vulvekt.	—	spontan	18 Monate lebt
Way, 1951	42	Vulva	7.	Vulva, Blase, Ureth. u. Vag.	—	Sectio Pl. praev.	3 Tage
	36	Vulva	5½	radik.	—	spontan	7 Jahre
	22	Vulva		op.	2mal Ra. danach	2mal spontan	5 Jahre
Barber u. Brunschwig, 1963	25	Vulva	vor	Radikalop. n. 6 Jahren	Ra.	∅	13 Jahre
	30	Vulva	vor	1. lokal, 2. Radikal-op. n. 4 Jahren		∅	9 Jahre
	27	Vulva	5	Vulvekt. n. Sectio		Sectio	6 Jahre

Tabelle 7. Patientinnen mit einer Schwangerschaft nach vorausgegangener Vulvektomie wegen gut- und bösartiger Erkrankungen der Vulva

Autor	Alter d. Pat. Jahre	Schwangerschaften	Tumor	Zeit zw. Op. u. Geb.	Geb.-Dauer	Entbindungsmethode
Heinemann, 1931	27		Vulvakarzinom	6 Jahre		vaginal
				9 Jahre		vaginal
Russell	19		Vulvakarzinom	2 Monate		Sectio
Way	25		Karzinom	2 Jahre		Sectio
				5 Jahre		Sectio
Haultain			Karzinom			Sectio
Rubin u. Lewis	37		Karzinom	15 Monate		vaginal
Collins u. Mitarb.	35	1	Klitoris-karzinom	24 Monate	—	Sectio
	40	2	chron. atroph. Vulvitis	2 Jahre	2 Std	Beckenausg.-Zange, Epis.
	25	3	Lymphogranuloma venereum	2 Jahre	5 Std	norm. spont.
					4 Std	norm. spont.
					6 Std	norm. spont.
					1 Std	norm. spont.
					15 Std	BA-Forzeps
	18	1	Myoblastom	18 Monate	9 Std	norm. spont. Epis.
	38	1	Fibrom	4 Monate	11 Std	BA-Forzeps u. Epis.
	19	4	Granuloma inguinale	9 Monate	$2^1/_2$ Std	BA-Forzeps u. Epis.
	28	6	Karzinom	2 Monate	4 Std	BA-Forzeps u. Epis.

Gesamtfälle:	Pat.	Kinder
Karzinom	7	9
benigne	5	9
	12	18

Entbindungsart bei		
Spontangeburt	8	3 Karz.
BA-Zange u. Epis.	5	1 Karz.
Sectio	5	5 Karz.

Erst hundert Jahre später wurde der Begriff „adenoid cystic carcinoma“ von Ewing gebraucht. Es handelt sich um ein sehr selten auftretendes Karzinom, dessen Haupterkrankungsalter zwischen 50 und 60 Jahren liegt. Das klinische Bild wird beherrscht von einer sehr langsam wachsenden Schwellung im Bereich der Vulva. Da der Befund keine akuten Erscheinungen macht, wird eine ärztliche Behandlung erst spät eingeleitet. Sie besteht in Operation und Bestrahlung.

Die Vergesellschaftung eines Karzinoms der Bartholinischen Drüse mit einer Schwangerschaft ist wohl nur in einem Fall beschrieben. So berichten Murphy u. Mitarb. von einer 27 Jahre alten 2.-Gravida, die im 3. Schwangerschaftsmonat zur ärztlichen Untersuchung kommt. Sie gibt an, seit 1 Jahr eine schmerzhafte Schwellung in der linken Seite der Vulva zu haben. Diese Schwellung sei schon bei der letzten Schwangerschaft vor 1 Jahr gewesen und als Zyste der Bartholinischen Drüse angesprochen worden. An dem Tumor selbst sei nichts geschehen.

Objektiv handelte es sich um einen linksseitigen Tumor der Bartholinischen Drüse von etwa 3×4 cm. Der Tumor war fest, aber beweglich. Es fanden sich keine Drüsenschwellungen im Inguinalbereich. Ein Teil des Tumors wurde entfernt und zur histologischen Diagnostik eingeschickt. Die Exzisionsstelle heilte primär. Histologisch wurde ein Adenokarzinom festgestellt.

Im 4. Schwangerschaftsmonat wurde eine Vulvektomie durchgeführt und 3 Wochen später eine Lymphadenektomie. Die Schwangerschaft verlief völlig normal. Durch Sectio wurde ein gesundes Kind nach Eintritt der Geburtswehen entwickelt.

Bemerkenswert für diesen Fall ist, daß trotz zweier Schwangerschaften der Ablauf der auch sonst äußerst langsam wachsenden Tumoren nicht gestört ist und auch nicht verschlechtert wird. Auf der anderen Seite ist jede der beiden Schwangerschaften normal zu Ende gegangen, trotzdem an der Mutter bei der 2. Gravidität ein erheblicher operativer Eingriff im Bereich der Genitalorgane vorgenommen wurde. Er hat die Schwangerschaft nicht beeinflußt. Diagnostisch gibt dieser Fall den Hinweis, auch bei jüngeren Patientinnen beim Auftreten von Tumorerscheinungen im Bereich der Bartholinischen Drüse stets an ein Karzinom zu denken. Eine Schwangerschaftsunterbrechung erscheint nicht erforderlich, da die lokale Therapie unbehindert erfolgen kann. Selbst eine Strahlennachbehandlung dürfte bei entsprechender Einstelltechnik und Abdeckung des Abdominalbereichs durchführbar sein.

6. Ovarialtumoren

a) Gutartige Geschwülste

Beim *gutartigen Ovarialtumor* in der Schwangerschaft (Tabelle 8) fällt die Überlegung einer möglichen Unterbrechung völlig fort. Bei einem solchen Zusammentreffen steht die Frage der Therapie und damit die operative Behandlung im Vordergrund. Der Zeitpunkt des Eingreifens ist entscheidend (Tabelle 9). Die Ansichten der Kliniker sind

Tabelle 8. Vorkommen von Ovarialtumoren in der Schwangerschaft und das prozentuale Verhältnis

Autor	Jahr	Geburtenzahl	Ovarialtumoren	‰
Martin	1899	32 148	8	0,24
v. Szathmary	1933	29 000	53	1,8
Rogge	1937	29 264	67	2,2
Fehling	1937	17 832	20	1,1
Fleischen		17 632	5	
Traut u. Kuder	1940	23 000	22	
Haas	1949	7 600	23	
Lewin	1954	22 000	21	0,9
Grimes u. Mitarb.	1954	15 071	185	
Gustafson u. Mitarb.	1954	100 000	45	
Probst	1955	33 702	28	0,8
Stech	1961	28 442	36	1,2
Levine u. Diamond	1961	54 750	22	
v. Varo	1964	22 750	30	1,3
Tawa	1964	50 495	62	
Frank u. Buttenberg	1964	20 746	34	
Krone u. Probst	1967	9 309	12	
		512 941	673	1,3
			762 : 1	

Tabelle 9. Zeitpunkt der Diagnose: Tumor in graviditate, bezogen auf 331 Fälle

Verfasser	Schwangerschafts-Monate			Tri-mester	Schwangerschafts-Monate			Tri-mester	Schwangerschafts-Monate			Tri-mester	Geburt	post partum	Zus.
	I.	II.	III.	1.	IV.	V.	VI.	2.	VII.	VIII.	IX.	3.			
Frank u. Buttenberg		16	4	20	1	4	1	6			1	1		3	30
Tawa				30				5				9		15	59
Grimes u. Mitarb.				145				7				4		29	185
Gustafson u. Mitarb.				22				10				4	7	2	45
Falk u. Bunkin		1		1	3			3		1	3	4		4	12
				218				31				22	7	53	331
				68,6				8,8				5,7	1,4	15,5	

sehr unterschiedlich (Tabelle 10). Es scheint erforderlich, folgende Überlegung anzustellen. Da 5–6% aller Ovarialtumoren bösartig sind, ist ein therapeutisches Handeln nach Erkennen des Tumors erforderlich. Die Diagnose Adnextumor in der Gravidität wurde in 68,6% einer größeren Sammelstatistik im 1. Trimester gestellt, so daß man die für die hormonelle Versorgung wichtige Frage der Lokalisation des Corpus luteum ohne Schwierigkeiten durch eine Laparoskopie klären kann. Wie vorhergehend schon ausführlich berichtet, liegt bei einer Operation in der Gravidität die Abortrate bei nur etwa 14%, und bei einer entsprechenden Korrektur ist die Häufigkeit der Fehlgeburten gleich denen bei exspektativem Verhalten und gleich der spontanen Abortrate ohne Tumoren.

Seit dem Jahre 1937 ist bei Operationen von Ovarialtumoren in der Schwangerschaft die Mortalitätsrate 0%.

b) Bösartige Tumoren

α) Ovarialkarzinome

Völlig anders in ihrer Bedeutung liegen die Verhältnisse beim Zusammentreffen von *Ovarialkarzinom* und Schwangerschaft.

Wenn man das Durchschnittsalter der Ovarialkarzinom-Patienten von 49,9 Jahren heranzieht (aus der Literatur wurden 48 Fälle zusammengestellt) zu einem Vergleich mit dem Durchschnittsalter von 29,4 Jahren der Patientinnen mit Ovarialkarzinom und gleichzeitiger Gravidität, so drängt sich der Gedanke auf, daß die Schwangerschaft doch etwas mit dem Ovarialkarzinom zu tun hatte, vor allen Dingen auch, wenn man berücksichtigt, daß in der Zeit zwischen 20 und 30 Jahren der Anteil der Ovarialkarzinome nur bei etwa 3,9% insgesamt liegt. Das Maximum der gleichzeitigen Erkrankung liegt 20 Jahre vor dem Haupterkrankungsalter der Ovarialkarzinome und später als das Maxi-

Tabelle 10. Fehldiagnosen bei 15 von 42 Fällen und Zeitpunkt ihrer Diagnosestellung (nach Gustafson u. Mitarb.)

Klinische Diagnose	Schwangerschaftszeit Woche	absolute Fallzahl	Fehldiagn. abs.	%	Operationsdiagnose	Zystengröße in cm
I. Trimester		22	6	28		
Extrauteringravidität	3.				Endometriosezyste	8
Extrauteringravidität	6.				Corpus-Luteum-Zyste	6
Extrauteringravidität	6.				Corpus-Luteum-Zyste	6
Extrauteringravidität	8.				Stielgedrehte Dermoidzyste	6
Extrauteringravidität	8.				Dermoidzyste	8
II. Trimester		10	2	20		
Appendizitis	20.				Gedrehte seröse Zyste	9
Bauchhöhlenschwangerschaft	20.					9
III. Trimester		4	4	100		
Appendizitis					Gedrehte Parovarialzyste	6
Plazentalösung					Rupturierte Endometriosezyste	8
Bauchhöhlenschwangerschaft					Pseudomucinzyste	20
Entbindung		4	2	50		
Querlage					Pseudomucinzyste	15
Zervikalfibroid					Doppelseitige Dermoidzyste	8
Wochenbett		2	1	50		
Appendizitischer Abszeß					Infizierte Parovarialzyste	7
		42	15	49,6		

mum der Fruchtbarkeitsspitze um 3–5 Jahre. In diesen jungen Jahren liegen die therapeutischen Ergebnisse der Ovarialkarzinom-Behandlung weitaus an der Spitze, wenn man sie auf die Altersgruppen verteilt.

Ein Vergleich zwischen den Heilungsergebnissen der unkomplizierten Ovarialkarzinom-Erkrankung und der Kombination mit einer Schwangerschaft ergibt Zahlen, die auch wieder die gegenteiligen Gedanken aufkommen lassen, daß eine Schwangerschaft günstigere Verhältnisse schafft für eine Heilung. Von 28 Patientinnen mit Gravidität überlebten 10 die 5-Jahresgrenze, also 33,3%. Damit ist wieder die Frage aufgeworfen, welche Therapie durchgeführt werden soll, wann sie beginnen soll, und ob man eine Schwangerschaftsunterbrechung vornehmen soll.

Die Diagnose wird in 2/3 der Fälle in den beiden ersten Dritteln der Schwangerschaft gestellt. Es wäre also durchaus möglich, einen therapeutischen Abort mit der Therapie einzuleiten. Es ist aber von anderen Tumorkombinationen bekannt, daß ein eingeleiteter Abort schlechtere Heilungschancen bietet, als das Austragen des Kindes. Nach den am vorliegenden Material erhobenen Ergebnissen zeigte sich, daß bei 12 therapeutischen Aborten nur 2 Frauen die Fünfjahresgrenze erlebten. Von 21 Frauen, bei denen die Schwangerschaft bis zum Ende ging und das Kind geboren wurde, kamen 8 Patientinnen bis an die Fünfjahresgrenze, und bei weiteren 8 Frauen wird in den Berichten erwähnt, daß sie leben bzw. noch unterhalb der Fünfjahresgrenze als gesund beobachtet wurden. Von den 21 Patientinnen wird nur von 5 angegeben, daß sie gestorben sind. In 70% der Fälle kamen lebende Kinder zur Welt.

Über das Schicksal der Kinder sind die Angaben bei 40 Fällen nur mit einer gewissen Vorsicht zu benutzen, da meistens von Spontangeburt oder Sectio gesprochen wird, ohne daß das Befinden der Kinder besonders erwähnt wird. Die Tabelle 11 zeigt, daß 67,5% der Kinder wohl gesund geboren wurden. Bei 30,0% der Fälle wurde ein therapeutischer Abort durchgeführt und 1mal =2,5% starb das Kind nach einer Sectio.

Tabelle 11. Schicksal von 40 Kindern, die von Müttern mit Ovarialkarzinomen geboren wurden

therapeut. Abort	Spontangeburt	Sectio	gestorben
12	16	11	1
30%	67,5%		2,5%

Bezogen auf die Anzahl der Schwangerschaften, läßt sich nur eine Zahl von 9 Patientinnen mit einer Fünfjahresheilung aus den in Tabelle 11 aufgeführten Fällen herauslesen. Danach haben 4 Patientinnen kein Kind, 2 Patientinnen 1 Schwangerschaft und 2 Frauen 3 Kinder geboren, nur 1 Frau hatte 4 Kinder. Die Prozentzahlen der Tabelle sind entsprechend zu werten.

Die Frage, ob durch Einleitung einer Fehlgeburt die Heilungsziffer erhöht würde, kann an Hand der wenigen Angaben nur mit Vorsicht aufgegriffen werden. Von den 12 Aborten wird nur bei 2 Patientinnen über eine Überlebenszeit von über 5 Jahren berichtet. Von den 21 Frauen, bei denen eine Spontangeburt erfolgte, oder das Kind durch Sectio entwickelt wurde, wird bei 8 über eine Fünfjahresüberlebenszeit berichtet, bei 8 wird über das Befinden angegeben: lebt, gut oder eine Zeit unter 5 Jahren Beobachtung. Von 35 Patientinnen, sind 20 weniger als 30 Jahre und 15 über 30 Jahre alt. Es handelt sich um ein Verhältnis von 4 : 3.

Bei Berücksichtigung der Fünfjahresüberlebenszeit, verteilt auf die Lebensalter, ergibt sich ein Verhältnis von 8 : 3, d. h. 8 Patientinnen überlebten die Fünfjahresgrenze mit einem Alter von 30 und jünger, während nur 3, die über 30 Jahre alt waren, die Fünfjahresgrenze überschritten. Das bedeutet, daß junge Patientinnen eine bessere Überlebenschance haben (wenn man die kleine Fallzahl dabei nicht in Rechnung stellt).

Man kann beim Ovarialkarzinom unter Berücksichtigung der vorliegenden Untersuchungen sagen, daß eine möglichst frühzeitige Operation unter Belassung der Schwangerschaft zu den bestmöglichen Ergebnissen führt. Ein therapeutischer Abort ist nicht angezeigt, auch ein Abwarten mit der Operation bei Tumordiagnose erscheint nicht gerechtfertigt.

Zu ähnlichen Ergebnissen kommen Betson und Golden. Sie stellen fest, daß ein Ovar von 6 cm Größe eine Klärung erforderlich macht. Feste Ovarialtumoren würden leichter maligne als zystische. Da diese Klärung oft nur sehr schwer herbeizuführen sei, müßte man durch Probelaparotomie eine Sicherung herbeiführen. Auch Stegmann ist der gleichen Ansicht, daß ohne Rücksicht auf die Schwangerschaft bei Diagnose eines Adnextumors eine Klärung durch Probelaparotomie herbeigeführt werden müßte. Stegmann gibt an, daß nach Klärung der Diagnose möglichst intra operationem der Tumor im Gesunden entfernt werden sollte, einschließlich des graviden Uterus. Die Heilungsaussichten schätzt Stegmann auf 10 bis 20%.

Auch McGowan ist der Meinung, daß ein Ovar, das größer als 6 cm ist, sofort einer Klärung zugeführt werden müßte. Dann seien nach histologischer Sicherstellung der Diagnose der Ovarialtumor und alle Metastasen zu entfernen. Auch wenn nur in einem Ovar das Karzinom nachgewiesen sei, müsse das andere mitentfernt werden, wegen der Tendenz der Metastasierung in beide Ovarien. Diese Therapie sei in jedem Stadium der Schwangerschaft indiziert. Mit der Bestrahlung und eventueller intraabdomineller Behandlung mit radioaktiven Substanzen sollte bis nach der Entbindung gewartet werden. McGowan kommt zu der ganz eindeutigen Feststellung, daß eine Interruptio keinen günstigen Einfluß auf die Prognose für die Mutter habe.

β) Krukenbergtumoren

Noch deutlicher als beim einfachen Karzinom des Ovars bei Gravidität stellt sich die Frage der Behandlung der Schwangerschaft bei einem *Krukenbergtumor*. Da bei dieser Tumorkombination die Diagnose zu fast 88% erst im II.–III. Drittel der Schwangerschaft gestellt wird, erscheint es von dieser Sicht aus gerechtfertigt, die Lebensfähigkeit des Kindes abzuwarten bis zum operativen Eingriff. Diese Einstellung wird unterstrichen durch die Tatsache, daß von den 30 bearbeiteten Fällen von keiner Mutter bekannt ist, daß sie über längere Zeit nach der Operation noch lebte. Selbst das Ergebnis für die Kinder mit nur 1/3 lebend ist äußerst schlecht.

Da man bei den Magenkarzinomkranken auch mit Erfolg in der Schwangerschaft operiert hat, wäre die Überlegung gerechtfertigt, ob nicht zuerst mit einer Operation des Magens begonnen und später im Anschluß an eine Sectio der Genitalbefund korrigiert wird.

c) Hormonbildende Tumoren

α) Arrhenoblastom

Bisher wurden nur wenige Fälle von gleichzeitigem Vorkommen eines Arrhenoblastoms mit Schwangerschaft veröffentlicht. Nimmt man die Fälle Eckmann und Meixner hinzu, so erhöht sich die von Simmer und Hillemanns gesammelte Fallzahl auf 9 Patientinnen, während bei weiteren 3 Fällen, die in der Tabelle 12 von den beiden Autoren gesammelt wurden, das Tumorvorkommen weit vor bzw. nach der Schwangerschaft beobachtet wurde. Ein weiterer Fall, der virilisierend in der Schwangerschaft auftrat, wird der Übersichtstabelle angefügt. Der von Loffredo und Mitarb. 1967 veröffentlichte Fall zeigt insofern eine Besonderheit, als er histologisch als Leydigscher Tumor erscheint, biochemisch dagegen die Eigenschaften eines Nebennierentumors darstellt. Die von Simmer und Hillemanns übernommene und erweiterte Tabelle 12 umfaßt 10 Patientinnen. Bei allen ist während der Schwangerschaft entweder der Primärtumor entdeckt worden, oder aber ein bereits operierter Tumor hat metastasiert.

Das Alter der Patientinnen liegt zwischen 17 und 37 Jahren. Post partum ist eine Patientin im Schockzustand gestorben, eine zweite 3 Monate nach der Operation im Leberkoma und eine dritte Patientin an Metastasen 7 Jahre später.

Über den Ausgang von 9 Schwangerschaften wird berichtet. 6 Kinder sind normal entwickelt, darunter 4 Frühgeburten. Bei 2 Mädchen findet sich eine Klitorishypertrophie. Bei einem Fall ist das Kind intrauterin abgestorben, bei einem anderen kam es post operationem zum Abort. Während alle Mütter als entscheidendes Symptom die Virilisierung mit ihren Erscheinungen aufwiesen, fand sich bei den Kindern, wie es in der Tabelle angegeben ist, bei zweien eine Klitorishypertrophie. Sonst waren keine Zeichen eines Einflusses des männlichen Hormons auf die Kinder nachzuweisen, eine Tatsache, die von Loffredo u. Mitarb. als überraschend bezeichnet wird. Zwei Möglichkeiten werden dafür diskutiert.

Es besteht die Möglichkeit, daß der androgene Einfluß so gering ist oder aber erst zu einem Zeitpunkt einsetzt, an dem die Embryonalzellen nicht mehr empfänglich sind. Zum anderen könnte die Plazenta eine Schranke bilden, die bestimmte Androgene inaktiviert. Dagegen sprechen — und für eine Plazentadurchgängigkeit für Testosteron — die Untersuchungen von Salhanik.

Tabelle 12. Arrhenoblastome und virilisierende Tumoren bei Gravidität (z. T. nach Simmer und Hillemanns)

Autoren	Patientin, Alter, Para	Anamnese	Gravidität		
			Symptome	Laparotomie	Sitz des Tumors und Größe
Xavier u. Junqueira, 1938	34 Jahre 4-Para	mit 26 Jahren rechtsseitige Adnexitis	Schwellung und Schmerzen im Leib. Virile Pubes	Mens V	rechtes Ovarium (torquiert) 9×5,5×4 cm
Brentnall, 1945	26 Jahre 1-Para	Appendektomie	Ab mens V tiefe Stimme, Hirsutismus, Akne und Klitorishypertrophie	37. Graviditätswoche	rechtes Ovarium (Tumor praevia) 9×7,5×5 cm
Dougherty u. Lund, 1950 Fall 2	32 Jahre 7-Para	o. B.	Schwellung und Schmerzen im Unterleib. Kein Hirsutismus, keine Virilisierung	8. Graviditätswoche	rechtes Ovarium, 12 cm im Durchmesser
Dougherty u. Lund, 1950	17 Jahre 1-Para	o. B.	Seit 2 Jahren Druck im linken Unterleib, seit 1 Jahr auch Schmerzen. Kein Hirsutismus, keine Virilisierung	32. Graviditätswoche	linkes Ovarium, 22×15×6,5 cm
Falk u. Mason, 1951	21 Jahre 1-Para	3 Monate vor Gravidität Entfernung eines virilisierenden Arrhenoblast. re.	Aszites, vergrößerter Leib. Schmerzen. Prägravider Hirsutismus, tiefe Stimme, Klitoris unverändert	12. Graviditätswoche	linkes Ovarium, 15×15 cm
Eckman, 1951	23 Jahre 1-Para	Arrhenoblastom (stark nekrotisch)	Hirsutismus, Klitorishypertrophie		
Meixner, 1957, 1958	21 Jahre 1-Para	Arrhenoblastom	Tiefe Stimme, Hirsutismus, Klitorishypertrophie		
Morris u. Scully, 1958	37 Jahre 1-Para	von 27 bis 34 Jahren Amenorrhoe. Danach regelmäßige Periode	Leichter Hirsutismus, Klitorishypertrophie, drohender Abort	Mens III	linkes Ovarium, 3 cm im Durchmesser
Simmer u. Hillemanns, 1961	21 Jahre 1-Para	2 Monate vor Gravid. Entfernung eines virilisierenden Arrhenoblastoms rechts	Etwas rauhe und tiefe Stimme, Frühgeburtsbestrebungen	34. Graviditätswoche	Bauchdeckenmetastase, 8×5×5 cm, Douglasmetastase 13×8×8 cm
Loffredo u. Mitarb., 1967	27 Jahre		Tiefe Stimme, Hirsutismus, seit 2 Monaten Hochdruck	V. Monat	mandarinengroßer Douglastumor, Op. rechtes Ovar

Eine Beeinflussung des Tumorwachstums durch die Schwangerschaft ist aus keiner Veröffentlichung herauszulesen. Wie die Tabelle 12 zeigt, sind die Größen der Tumoren nicht anders als bei Arrhenoblastomen außerhalb der Schwangerschaft. Die Ansicht von Meixner, immer beide Ovarien zu exstirpieren, erscheint, da es sich immer um junge Frauen, meistens noch mit Kinderwunsch handelt, nicht gerechtfertigt. Es hat sich gezeigt, daß in der Sammlung von 240 Fällen von Arrhenoblastomen (Pedowitz u. O'Brian) nur 8mal beide Seiten befallen waren.

Simmer und Hillemanns betonen, daß nur einseitig operiert werden sollte, mit der Einschränkung, daß, wenn der Tumor während der Operation rupturiert und Gewebe in die freie Bauchhöhle gelangt, radikal operiert und nachbestrahlt werden soll.

β) Brennertumor

Robert Schröder hat den *Brennertumor* wie folgt charakterisiert: „Unter den soliden fibromähnlichen Tumoren gibt es eine besondere Tumorart, die in derb-fibrösem Gewebe rundliche oder längliche Zellkomplexe aufweist. Die Zellen sind häufig plattenepithelähnlich oder geschichtet kubisch."

„Sie können auch uncharakteristisch rundspindelzellig sein und selbst schleimepithelähnlich werden."

Ullery und Boutselis sprechen vom Brennertumor als von einem gutartigen Fibroepitheliom des Ovars, dessen Ursprung unbekannt ist. Möglicherweise sind es Reste der Walthardschen Zellen oder embryonale Abortreste vom Urnierenepithel.

Eine Hormontätigkeit soll nach Ullery und Boutselis nicht vorhanden sein. Demgegenüber beschreiben Hamwi u. Mitarb. einen Brennertumor mit Testosteronproduktion. Diese Autoren sind der Meinung, daß es drei Typen von Brennertumoren gibt: solche die Androgene synthetisieren, andere mit Oestrogensynthese und solche, die keine biologisch aktiven Steroide aufbauen. Auch Farrar u. Mitarb. sind der Meinung, daß es aufgrund ihrer Kasuistik Fälle geben müßte, die Östrogen produzieren.

Die Mehrzahl der Brennertumoren ist gutartig. Von Reel wird ein bösartiger Brennertumor beschrieben. Es ist der elfte in der Literatur.

Meistens sind die Tumoren einseitig. In $^1/_3$ der Fälle sind sie vergesellschaftet mit Pseudomuzinzystomen.

Für die Fragestellung einer Kombination mit einer Schwangerschaft ist das Alter von entscheidender Bedeutung. In einer Arbeit sind 87 Fälle von Farrar u. Mitarb. aufgegliedert nach Altersgruppen. Unter diesen Patientinnen ist keine unter 25 Jahren, unter 40 Jahren sind es nur 6 Fälle. Erst vom 40. Lebensjahr ab bis zum 70. Jahr findet sich das Hauptvorkommen. Es ist allein aus diesem Grund verständlich, wenn die Kasuistik über Brennertumoren und Schwangerschaft äußerst gering ist. In der Tabelle 13 sind 6 Fälle aufgeführt.

Aus diesen wenigen Fällen, die im Hinblick auf die insgesamt etwa 400 veröffentlichten Brennertumoren 1% ausmachen, lassen sich irgendwelche Schlußfolgerungen nicht ableiten. Es ist festzustellen, daß es auch noch Brennertumoren unterhalb von 25 Jahren gibt. Soweit es vermerkt ist, läßt sich ein Einfluß des Tumors auf die Schwangerschaft nicht ableiten. Daß die beiden jüngsten bisher veröffentlichten Fälle mit einer Schwangerschaft vergesellschaftet sind, könnte den Gedanken aufkommen lassen, ob nicht eine Schwangerschaft fördernd auf das Wachstum eines Brennertumors wirkt.

Die *Therapie* bestand bei allen Fällen in der Exstirpation des Tumors. Einmal wurde gleichzeitig eine Interruptio vorgenommen, einmal kam es zum Abort und in 3 Fällen wurden normale Kinder geboren, 1mal spontan, 2mal durch Sectio.

7. Uterussarkom

McFarlane berichtet über 42 Fälle von Uterussarkomen bei einem Patientengut von

Tabelle 13. Zusammentreffen von Brennertumor und Gravidität

Verfasser Jahr	Alter	Symptome	Tumor-Behandlung	Pathol. Befunde	Geburtshilfl. Verlauf	Mütterliches Ergehen
Novak, 1940		Schmerzen	Tumorexstirpation im 4. Monat	Brennertumor		
Novak, 1940		Blutungen aus der Scheide	Abd. supravaginale und beide Adnexe	Brennertumor	Interruptio	
Siegel, 1940		Toxämie	Exstirpation des Tumors	Brennertumor	Sectio zum Termin	Mutter und Kind wohlauf
Rogers, 1943		Scheidenblutung	12. Woche lokale Exstirpation	Brennertumor	Normale Schwangerschaft	
Morris u. Scully, 1958	24	Virilisation	Laparotomie	Brennertumor	5. Monat Abort	gesund
Hamwi u. Mitarb., 1963	21	Männl. Haarwachstum im 3. Monat der 1. Grav., tiefe Stimme, Klitoriswachstum, Hypertension	Laparotomie, Exstirpation beider Ovarien	Brennertumor	Sectio, Mädchen normal	gesund

52 322 gynäkologischen Patientinnen. D. h. unter den gynäkologischen Patientinnen fanden sich 0,08% mit Uterussarkomen. Die absolute Heilungsziffer der Sarkome betrug 29,6%. Gegenüber diesen Ziffern war die absolute Heilung der Sarkompatientinnen bei Thornton u. Mitarb. nur 8%.

Bei der Seltenheit des Vorkommens eines Uterussarkoms ist auch das Zusammentreffen mit einer Schwangerschaft eine Rarität.

Tabelle 14. Uterus- und Portiosarkome mit bestehender Gravidität

Lfd. Nr.	Verfasser Jahr	Alter	Anzahl d. Kinder	Schwang.-Monat	Symptome
1.	Stutzer, 1947	24	Ø	2.	Blutung bei Verdacht auf Myo
2.	Ragina u. Kasprzak, 1964	26	Ø	4.	Tumor re. Uterusseite, 4–5 Monate Op.
3.	Kratochwil u. Schaller, 1969	28	1 1mal EU 4mal Ab.	9.	Uterusruptur
4.	Wolfe u. Seckinger, 1969	35	6	3.	Blutung
5.	Besserer, 1955	28	2	6. Monat p. p.	Blutung, Portiosarkom
6.	Besserer, 1955	35	6	Geburt	Blutung, Portiosarkom

Die in der Tabelle 14 aufgeführten Fälle sind wahrscheinlich nicht die einzigen, aber es werden nur wenig mehr veröffentlicht worden sein.

Man sieht, daß das Alter zwischen 29 und 35 Jahren liegt. Bei den beiden ersten Fällen handelt es sich um Erstschwangere, bei den anderen um Mehrgebärende mit 2mal 6 Kindern und 1mal insgesamt 6 Schwangerschaften.

Im Vordergrund der Symptomatik steht die Blutung. Therapeutisch wurde in allen Fällen operativ vorgegangen, z. T. mit Röntgennachbestrahlung. Von den Schwangerschaften wurden 4 ausgetragen, wobei 3 Kinder überlebten und 1 Kind bei der Uterusruptur starb.

Von den Müttern ist 1 am Sarkom gestorben, bei 3 Patientinnen wurde angegeben, daß sie leben, bei 2 weiteren Frauen ist der Ausgang ungewiß.

Geburt	Kind		Mutter				Therapie
	lebt	gest.	lebt	gest.	5 Jahre Überl.-Zeit	Beob.-Zeit	
Abort mens 2	—	—		+		6 Monate	supravag. Uterusamp. und Rö.-Nachbestrahlung
Sectio	lebt 3350–52	—	3 Jahre			3 Jahre	Op. und Sectio
Lap. Uterusexst.	+	—	unbek.			?	Op. und Rö.
Abort	—	—	?			?	Uterusexstirpation
—	lebt vor 1/2 Jahre	—	4			4	Vag. rad.
normale Entbindung	lebt	—	lebt				Vag. rad.

B. Extragenitale Tumoren und Schwangerschaft

1. Hirntumoren

Bei den Krebstodesfällen der Frau nehmen die Tumoren des Zentralnervensystems nur 0,9% ein (nach K. H. Bauer). Das Zusammentreffen mit einer Schwangerschaft ist extrem selten. In der Weltliteratur wurden bisher etwa 160 Fälle beschrieben. Außer einzelnen kasuistischen Mitteilungen sind größere Zusammenfassungen und Berichte von Kloss, Rand und Andler, Kempers und Miller erschienen und als größte Arbeit mit 97 Fällen die von Tarnow. Über Einzelfälle berichteten Klees, Melzer und Resky, Lang und Haering sowie Boshes und McBeath.

Entscheidend für den Verlauf der Erkrankung, so wird betont, ist die Diagnose gut- oder bösartig.

Über die Häufigkeit des Vorkommens von Hirntumoren hat Zülch eine Einteilung gegeben. Er fand unter 4000 Hirntumoren:

1. Neuroepitheliale Tumoren	52,7%
2. Mesodermale Tumoren	22,5%
3. Ektodermale Tumoren	9,9%
4. Mißbildungstumoren	1,9%
5. Gefäßtumoren, metastatische Tumoren, unklassifizierte Tumoren	13,0%

Aufgrund seiner Untersuchungen an 97 Hirntumorfällen, kombiniert mit einer Schwangerschaft, kommt Tarnow zu dem Ergebnis, daß der Verlauf der Schwangerschaft entscheidend abhängig ist einmal von der histologischen Klassifizierung des Tumors und vor allen Dingen aber auch vom Sitz des Tumors im Gehirn. Bei der Einteilung hat sich herausgestellt, daß es am zweckmäßigsten ist, supra- und infratentorielle Tumoren zu unterscheiden. In einer tabellarischen Übersicht zeigt Tarnow, daß von 61 Patientinnen mit einem supratentoriellen Tumor 45 Schwangerschaft, Geburt und Wochenbett überstehen und nur 16 sterben. Von 36 infratentoriellen Tumoren starben 18 und 18 überlebten.

Die Aufzeichnungen von Tarnow zeigen, daß zwar Meningeome, Astrozytome, Oligodentrogliome, Zylindrome und Hypophysentumoren in 19 Fällen Drucksteigerungssymptome aufwiesen, daß aberSchwangerschaft, Geburt und Wochenbett von allen Patientinnen gut überstanden wurden. Demgegenüber verursachen Plexuspapillome, Glioblastome, Abszesse und metastatische Geschwülste neben einer Drucksteigerung auch Einklemmungserscheinungen. Von diesen Patientinnen sind 16 gestorben.

Bei den infratentoriellen Tumoren ist das Verhältnis von Drucksteigerung mit Einklemmung mehr als doppelt so hoch gegenüber einfacher Drucksteigerung. 18 Patientinnen starben in der Schwangerschaft oder im Wochenbett.

Lang und Haering betonen, daß durch eine Schwangerschaft ein gesteigertes Wachstum eines Hirntumors nicht bewiesen sei. Auch ein Wachstum eines Hypophysentumors ist nicht nachzuweisen (Zülch).

Die Symptome bei Hirntumoren in der Schwangerschaft sind in der Hauptsache bedingt wahrscheinlich durch die erhöhte allgemeine Ödemneigung, die dann sekundär zu einer Steigerung der Hirndruckerscheinungen führt. Daneben finden sich aber auch starke Kopfschmerzen und Augensymptome wie z. B. Anosmie, Hemianopsie, Protrusio bulbi und Stauungspupille. Neben diesen Erscheinungen treten auch manchmal Krampfanfälle auf und des öfteren Erbrechen und Schwindelneigung. Andere Patientinnen leiden unter kurzdauernden Absencen ohne Krämpfe, manche stürzen hin, manche berichten lediglich über Kribbeln in Armen oder Beinen, über Ohrenklingen und allgemeine Übelkeit. Zu betonen ist, daß die Beschwerden, wie die Patientinnen angeben, von einer Schwangerschaft zur nächsten an Stärke zunehmen können.

Bei der Differentialdiagnose steht im Vordergrund die Schwangerschaftsspätgestose. Es wird oft eine Eklampsie angenommen, ferner muß an eine Subarachnoidalblutung gedacht werden.

Aus der Lokalisation und dem histologischen Charakter der Tumoren ergeben sich einige Besonderheiten, die vor allen Dingen von Tarnow sehr eingehend besprochen werden.

Unter 15 Frauen mit Meningeomen fanden sich 6, die schon vor der Gravidität ihre Beschwerden hatten. 7 Patientinnen dagegen hatten die ersten Anzeichen ihres Hirntumors erst während der Schwangerschaft.

Unter 14 Astrozytomfällen bildeten sich die ersten Symptome bei 6 Fällen vor der Gravidität, bei 6 anderen während und bei 2 erst nach der Schwangerschaft aus. 5 dieser Patientinnen hatten Hirndruckerscheinungen, von denen 3 während der Gravidität operiert wurden und dann auch die Schwangerschaft überstanden.

Unter 14 Kleinhirnbrückenwinkeltumoren überstand 1 Frau die Geburt nicht.

In 9 Fällen von Glioblastomen fanden sich 7 Fälle supratentoriell und 2 infratentoriell. Die beiden letzten und 4 weitere starben während der Schwangerschaft oder unter der Geburt.

Tarnow hat 8 Hypophysentumoren gesammelt. Als für den Geburtshelfer wichtiges Ergebnis gilt wohl die Folgerung, daß ein Hypophysentumor keinen Einfluß auf Gravidität und Geburt hat, wogegen nach Angaben einiger Autoren eine Schwangerschaft das pathologische Wachstum einer Hypophyse auslösen kann.

Als Symptom bei Hypophysentumoren überwiegen die Sehstörungen, die manchmal nach erfolgter Geburt wieder zurückgehen können. Demgegenüber besteht aber auch die Möglichkeit, daß es zu einer fortschreitenden Sehnervenatrophie und zu vollständigem Erblinden kommt.

Die Prognose bei Hirntumoren ist weder für die Mutter noch für die Kinder schlecht. Sowohl bei Kämpers und Müller wie auch bei Tarnow überleben mehr als 60% der Kinder Schwangerschaft und Geburt, und auch von den Müttern überlebten über $^{2}/_{3}$ der Fälle Schwangerschaft, Geburt und Wochenbett.

Ist ein Hirntumor festgestellt und lokalisiert, ergeben sich ganz spezielle Fragen (Lang und Haering):

Soll der Hirntumor entfernt werden?

Ist eine Schwangerschaftsunterbrechung indiziert?

Wie soll die Geburt geleitet werden?

Die in der Literatur niedergelegten Schlußfolgerungen gehen dahin, daß bei gutartigen Hirntumoren und supratentoriellem Sitz therapeutisch eine abwartende Haltung eingenommen werden sollte.

Bei der Diagnosestellung ist es erforderlich, alle modernen Verfahren anzuwenden, so EEG und Röntgenkontrastuntersuchungen. Diese beiden Methoden sind auch bei Schwangeren anzuwenden, jedoch sollte vorher eine Nierenschädigung ausgeschlossen werden.

Die Überlebensaussichten für Mutter und Kind sind gut. Verschlechtert sich das klinische Bild, so soll auch bei bestehender Schwangerschaft operiert werden. Allerdings soll, je näher der Geburtstermin liegt, die abwartende Haltung bevorzugt werden. Dabei sind ständige neurologische Kontrollen und solche des Augenhintergrundes erforderlich.

Bei der Geburtsleitung wird unter Entwässerung eine Ruhigstellung mit Atosil-

Megaphen angestrebt und nach Möglichkeit eine Beckenausgangszange (Naujoks) durchgeführt, um das Mitpressen der Patientin zu verhindern. Die Beendigung der Geburt durch eine Sectio ist wegen der lang anhaltenden Narkose nicht sehr zweckmäßig.

Bei infratentoriellen Tumoren, so z. B. bei Kleinhirnbrückenwinkeltumoren, soll nur dann eine Operation vorgenommen werden, wenn der Hirndruck zunimmt. Allerdings muß bei plötzlichem Auftreten eines solchen Ereignisses zur Rettung des Kindes dann evtl. auch eine Schnittentbindung durchgeführt werden.

Sollte ein bösartiger Tumor diagnostiziert worden sein, so ist — entgegen den vorher zitierten Fällen — eine Schwangerschaftsunterbrechung in den ersten Monaten angezeigt. Bei schon fortgeschrittener Gravidität soll nach Möglichkeit die Entscheidung über eine evtl. zu beendigende Schwangerschaft der Ansicht der Mutter und evtl. auch der Entscheidung der Mutter überlassen bleiben (Tarnow, Lang u. Haering).

Bei Hypophysentumoren ist die Frage der rechtzeitigen Operation, evtl. auch während der Schwangerschaft, zu prüfen, da die Gefahr der zunehmenden Sehnervenschädigung ausgeschaltet werden muß.

Selbstverständlich ist es, daß die Entbindung nur stationär vorgenommen werden soll, da besonders in der zweiten Schwangerschaftshälfte, während der Geburt und im Wochenbett die Gefahren für die Mutter am größten sind. In diesen Zeiten, und besonders auch beim Mitpressen ist eine erhöhte Neigung zu Ödemen und eine dadurch bedingte Verstärkung des intrakraniellen Druckes vorhanden. Von Lang und Haering wird besonders die Methode der Vakuumextraktion hervorgehoben, da sie entgegen einer Zangenoperation ohne Narkose ablaufen kann.

Traff demonstriert 18 Fälle von Astrozytomen und fand, daß eine Schwangerschaft offensichtlich keinen Einfluß auf das Zellwachstum habe. Wenn man bei *Hirntumoren* zu einem Abort und Sterilisation rate, so zeige dieser Vorschlag, daß solche Maßnahmen eigentlich als wenig therapeutisch zu bezeichnen sind. Besonders hingewiesen wird auf die Steigerung der intrakraniellen und intraspinalen Symptome bei einer Schwangerschaft. Es hat sich im allgemeinen gezeigt, daß abwartend im Hinblick auf die Schwangerschaft bei supratentoriellen Tumoren gehandelt werden sollte, wobei bei Verschlimmerung des Zustandes selbstverständlich operiert werden müßte. Bei bösartigen Tumoren soll auf jeden Fall sofort operiert werden; zu Beginn der Schwangerschaft käme eine Interruptio in Frage.

2. Parotistumoren — Nasopharyngealraum

Für die Mütter liegen die Überlebensaussichten bei folgenden Werten: Von den 21 Fällen wurde bei 20 eine Angabe gemacht. Ganz allgemein wurde bei 15 gesagt: sie leben, bei 5 Patientinnen: sie sind gestorben. D. h. nach der Entbindung leben noch 75% der Mütter.

Wenn man die Fünfjahresüberlebenszeit berücksichtigt, leben von den 20 Patientinnen 6 noch nach 5 Jahren, d. h. prozentual sind es 33%.

Diese Zahlen sind selbstverständlich mit einer großen Zurückhaltung zu gebrauchen.

In seinem Handbuchartikel über die Malignome des Nasenrachenraumes hat Albrecht über die therapeutischen Ergebnisse der Weltliteratur berichtet. Von Godtfredsen wurde bis 1944 eine Fünfjahresüberlebenszeit von 15% errechnet, bis 1959 kam Albrecht auf 15,8%. Die Mayoklinik gab 1958 eine Ziffer von 17% an bei einer beobachteten Fallzahl von 88. Andere Untersucher, so nach Albrecht, sprechen von einer Fünfjahresüberlebenszeit von 24,3% (Cenci), und Vaeth schreibt 1960 von 28,3%.

Ein Vergleich dieser ohne Schwangerschaft erreichten Ergebnisse mit der oben errechneten Fünfjahresüberlebenszeit bei malignen

Tumoren des Nasopharyngealraumes von 33% bei 20 beobachteten Patientinnen mit gleichzeitig bestehender Schwangerschaft ist wegen der unterschiedlichen Beobachtungen nur sehr schwer möglich. Auffallend ist aber, daß die Ergebnisse nicht schlechter sind als ohne Schwangerschaft.

Von den Tumoren im Nasen-Rachen- und Kiefer-Bereich wurden mit einer Schwangerschaft vergesellschaftet folgende beschrieben: Ober- und Unterkieferkarzinome, Riesenzellsarkome, Sarkome der Wange und der Epipharynx, Karzinome der Zunge und der Parotis sowie der Tränendrüsen.

Das Alter der 21 aufgeführten Patientinnen (Tabelle 15) liegt zwischen 19 und 46 Jahren. Das Durchschnittsalter beträgt 28,4 Jahre. Die Kinderzahl der Frauen lag zwischen 1 und 11. Allerdings muß gesagt werden, daß außer der 46jährigen Patientin mit 11 Kindern alle anderen nur 1 bzw. 2 Kinder haben. Die durchschnittliche Kinderzahl liegt bei 2,3. Läßt man die 11 Kinder der 46jährigen Patientin aus, so erhält man einen Durchschnitt von 1,5. Diese Zahl ist insofern etwas bemerkenswert, als sie unter dem Durchschnitt der Kinderzahl bei Tumor und Gravidität von 3,0 liegt. Auch bei Ausschluß dieser 46jährigen Patientin von der Altersberechnung kommt man auf einen niedrigeren Wert eines Durchschnittsalters von 27,7 Jahren. Man müßte daraus schließen, daß Tumoren des Nasen-Rachen-Kiefer-Bereiches bei jüngeren Frauen auftreten, die nicht eine wie bei anderen Tumoren übliche überdurchschnittliche Kinderzahl haben. Inwieweit das auch bei größeren Zahlen zu belegen ist, muß die Zukunft zeigen.

Bemerkenswert an dieser kasuistischen Zusammenstellung ist auch die Tatsache, daß 6 von den beobachteten Fällen schon Jahre vor der Gravidität ihr Tumorleiden behandelt bekommen hatten und dann nach 1½ bis zu 11 Jahren später eine Schwangerschaft austrugen. Bei einer Patientin war in der Schwangerschaft ein Rezidiv eines vor 11 Jahren behandelten Sarkoms der rechten Wange aufgetreten. In 13 Fällen wurde die Diagnose während der Gravidität gestellt. Von den 21 Schwangerschaften wurden 3 durch eine Interruptio beendet, 13mal kam es zu einer Spontangeburt. Die Tumorbehandlung erfolgte durch Operation, Radium und Röntgenbestrahlung.

Das Ergebnis für die Kinder lag bei 9 Lebendgeborenen von 12 Patientinnen, bei denen eine Angabe gemacht worden war, d. h. in 75% der Fälle ist ein lebendes Kind zur Welt gekommen.

3. Schilddrüsenkarzinom

Naturgemäß ist die Literatur darüber nicht sehr umfangreich. Man unterscheidet zwischen Patientinnen, die nach einer Erkrankung an Schilddrüsenkarzinom schwanger werden, und solchen, die während einer Schwangerschaft ein Schilddrüsenkarzinom haben.

So berichtet Breese über 725 Fälle von Schilddrüsenkarzinom aus den Jahren 1937 bis 1961 aus den 6 größten Krankenhäusern in Portland, Oregon. 217 davon wurden bei Frauen in gebärfähigem Alter beobachtet. Hiervon wiederum hatten 82=38,8% Metastasen zur Zeit der Beobachtung. 128, d. h. 59%, waren ein Carc. papillare, und 64=29,6% boten histologisch das Bild von Follikelzellkarzinomen. 18=8,3% waren gemischte Tumoren und 7=3,1% indifferenziert.

Von den bearbeiteten 217 Schilddrüsenkarzinomen waren 31 Nullipara und 25 nicht verheiratet. 45 hatten eine nicht genau faßbare gynäkologische Anamnese.

Unter den 131 Frauen, über die berichtet wird, waren 16 schwanger zur Zeit der Diagnosestellung und der Behandlung. 71 Patientinnen hatten eine Schwangerschaft vor dem Zeitpunkt der Diagnose gehabt. Von den 131 Frauen wußten 44 zur Zeit einer oder auch mehrerer Schwangerschaften, daß sie eine Schilddrüsengeschwulst hatten.

Tabelle 15. Tumoren im Nasen-, Rachen- und Kieferbereich mit bestehender Schwangerschaft

Lfd. Nr.	Autor, Jahre	Art und Lokalisation des Tumors	Alter	Gravida	Diagnose	
					vor Grav.	in Grav.
1.	Smith, 1937	Nasopharyngealepithel	29	1	2 Jahre	
2.	Smith, 1937	Parotiskarzinom	22	2		7. Monat
3.	Smith, 1937	Adenokarzinom re. Parotis	30	1	1½ Jahre	
4.	Smith, 1937	Zungenkarzinom	30	2		3. Monat
5.	Becker u. Meier (Fall 7), 1957	Sarkom re. Wange	34		11 Jahre	Rezidiv
6.	Becker u. Meier (Fall 9), 1957	Epipharynx-Sarkom	46	11	2 Jahre	
7.	Betson u. Golden, 1961	Adenokarzinom Unterkieferdrüse	19	1		
8.	Betson u. Golden, 1961	Adenokarzinom Tränendrüse	20	1		
9.	Cade, 1964	Karzinom Speicheldrüse				
10.	Cade, 1964	Karzinom Speicheldrüse				
11.	Cade, 1964	Karzinom Speicheldrüse				
12.	Cade, 1964	Zungenkarzinom				während
13.	Cade, 1964	Zungenkarzinom				während
14.	Cade, 1964	Zungenkarzinom				während
15.	Cade, 1964	Schleimhautkarzinom Nasopharynx				während
16.	Cade, 1964	Schleimhautkarzinom Nasopharynx				während
17.	Cade, 1964	Schleimhautkarzinom Nasopharynx				während
18.	Claren u. Mall-Haefeli, 1965	Osteochondro-Sarkom Oberkiefer	32	2	1 Jahr	jetzt 2. Grav. III.
19.	Mendoza (Fall 11), 1968	Plattenepithelkarzinom Kehlkopf	22	2		6. Monat
20.	Mendoza (Fall 18), 1968	Basalzellenkarzinom re. Oberkiefer	27	2	1 Monat	
21.	McGowan, 1969	Riesenzellsarkom re. Mandibula	30	1	2 Wochen nach Geburt	

Trotzdem wurden diese Tumoren meistens mehr als 6 Monate später diagnostiziert und behandelt. Es wird dabei vom Verfasser die Frage gestellt, ob auf dieses Verhalten hin nicht die große Zahl von 38,8% der Patienten mit bereits vorhandenen Metastasen zurückzuführen ist. Hier liegt eine große Möglichkeit, prophylaktisch einzugreifen. 14 Fälle hatten eine normale Entbindung mit gesunden Kindern. Nach einer Thyroidektomie kam es zu einem drohenden Abort und später zu einer Spontangeburt mit normalem Kind. In einem anderen Fall ereignete sich eine Fehlgeburt 3 Wochen nach der Thyroidektomie. Die Abrasio ergab, daß es sich um einen inkompletten Abort zur Zeit der

Entbindung		Behandlung	Kind	Ausgang für Mutter	
	Abort				
	Abort	Op. u. Rö.	—	lebt 15 Monate	
spontan		2 Monate nach Geburt Ra. u. Rö.	lebt	lebt 2½ Jahre	
spontan	2. Entbdg. Abort	Excisio/in Grav. Rö.	lebt	gestorben 3 Jahre p. p.	
	Strahlen-Abort	Op. u. Ra.	—	gestorben 1 Jahr p. ab.	
spontan		schnelle Elektronen	lebt	wird behandelt	
spontan		Testoviron-Behandlung	lebt	lebt, ohne Komplik.	
spontan		nach Geburt Op. u. Rö.	lebt	lebt	
spontan		sofort Op. u. Rö.	lebt	lebt	
spontan				lebt 7 Jahre p. p.	
				gestorben 2 Jahre p. p.	
				gestorben 2 Jahre p. p.	
				lebt 9 Jahre p. p.	
				lebt 4 Jahre p. p.	keine Verschlimmerung während der Gravidität
normal				gestorben 3 Jahre p. p.	
normal				lebt 22 Jahre p. p.	
normal				lebt	
?				?	
	Interruptio		—	lebt nach 12 Jahren	
spontan		Op. u. Rö. in Gravidität	lebt	lebt nach 8 Jahren	
spontan		Oberkieferresektion u. Co.	lebt	lebt nach 3 Jahren mit Lungenmetastasen	
spontan		Op. u. Rö.	lebt	lebt nach 5 Jahren	nach 1 Jahr p. op. II. Entbindung

Thyroidektomie gehandelt hat. 34 Patientinnen hatten nach der Behandlung eines Schilddrüsenkarzinoms eine oder mehrere Schwangerschaften. Bei diesen Patientinnen wurden keine Umstände bekannt, wonach ein Einfluß der Schwangerschaft auf den Tumor stattgefunden hätte. Die Therapie war unterschiedlich. In keinem Fall wurden radioaktive Stoffe angewandt. Die Entbindungen waren normal. Auch die Kinder entwickelten sich gesund. Die durchschnittliche Überlebenszeit der Patientinnen lag bei 6,3 Jahren.

Von Radwoll und Winship wird über 175 Patientinnen in gebärfähigem Alter berichtet, die ein Schilddrüsenkarzinom hatten.

60 davon hatten eine oder mehrere Schwangerschaften. Von diesen 60 hatten 38 das Karzinom vor ihrer Schwangerschaft, 22 hatten es gleichzeitig mit der Schwangerschaft. Von den 38 Patientinnen wurden die meisten operiert — Thyroidektomie ohne oder mit Neck Dissection und Nachbestrahlung, manche erhielten Radiojod. Trotz erforderlicher Behandlung von Metastasen lag der Zeitraum zwischen Behandlung—Gravidität bei 2–8 Jahren.

Während oder nach der Schwangerschaft hat sich keine Metastase oder ein Rezidiv entwickelt bei einer längsten Beobachtungszeit bis zu 24 Jahren.

Bei den 22 Patientinnen, die ihr Karzinom bzw. ein Rezidiv oder eine Metastase während der Schwangerschaft hatten, wurde die Behandlung sehr verschiedenartig durchgeführt, z. T. wegen ausgedehnter Metastasen oder anderer Faktoren. Das Ergebnis z. B. der Radiojod-Therapie war sehr unterschiedlich. Während bei 2 Patientinnen die Lungenmetastasen verschwanden und bei einer weiteren eine Rekalzifizierung von Knochenmetastasen eintrat, war bei 4 anderen Patientinnen kein Erfolg bei den Lungenmetastasen zu sehen.

Im ganzen trugen die Patientinnen insgesamt 54 Schwangerschaften aus. Die Autoren berichten, daß in keinem Fall ein Einfluß der Schwangerschaft auf das Schilddrüsenkarzinom festzustellen gewesen ist. Das Karzinom behielt auch während der Schwangerschaft seinen Charakter, d. h. es blieb entweder stationär oder es behielt sein fortschreitendes Wachstum bei.

Die durch Schwangerschaft komplizierten Fälle eines Schilddrüsenkarzinoms zeigen auf, welche einmaligen Möglichkeiten dem Geburtshelfer gegeben sind, bei seinen ständigen Untersuchungen von Patientinnen in gebärfähigem Alter auf das Vorkommen von Schilddrüsentumoren zu achten. Vor allem sollten Lymphknoten am Hals und Nacken stets als metastaseverdächtig genau untersucht werden. Die Behandlung, die hauptsächlich von der Chirurgie beherrscht wird, sollte während der Schwangerschaft nicht mit radioaktivem ^{131}J durchgeführt werden.

Bei 2 von Russel, Rose und Starr veröffentlichten Fällen, bei denen in der Schwangerschaft mit ^{131}J behandelt wurde, starb 1 Kind mit 3 Wochen. Bei der Sektion dieses Kindes konnte bei der Autopsie Schilddrüsengewebe nicht nachgewiesen werden.

Ein zweiter Fall wurde täglich mit 90 mg Thyroidextrakt behandelt. Das Kind war zur Berichtszeit $4^1/_2$ Monate. Ein weiterer Fall wurde von Hamill, Jarman und Wynne beschrieben. Ohne über die Schwangerschaft unterrichtet zu sein, behandelte man die Patientin mit 77 mCi ^{131}J, als sie im 3. Monat war. Die normal geborene Frühgeburt von $4^1/_2$ Pfund hatte keine Zeichen eines Kretinismus. Mit dem 83. Tag wurde Thyroidextrakt gegeben, da sich allmählich ein Hypothyroidismus entwickelt hatte. Diese über 20 Monate durchgeführte Therapie hatte zur Folge, daß wiederholt Krämpfe auftraten, die zwar unter entsprechender Medikation unter Kontrolle gebracht wurden.

Die Erfahrungen zeigen, daß man vor einer Radiojodtherapie stets eine Schwangerschaft ausschließen sollte.

Da die Prognose des behandelten *Schilddrüsenkarzinoms* seit der Einführung der zusätzlichen ^{131}J-Behandlung ausgesprochen günstig ist, muß vor allen Dingen die Bestrebung der Frühdiagnose vorherrschen. Die Möglichkeit dazu besteht in der konsequenten Schwangerenvorsorge. In den Berichten verschiedener Autoren (Breese, Betson u. Golden, Cade, Boronow, McGowan) wird besonders herausgestellt, daß man bei keiner der Patientinnen mit Schilddrüsenkarzinom und Schwangerschaft einen Effekt der Schwangerschaft auf den Krebs hätte feststellen können, genausowenig wie umgekehrt ein Einfluß des Karzinoms auf die Schwangerschaft. Während Friedmann bei Gegenwart eines Karzinoms einen therapeutischen Abort fordert und gleichzeitig bis zu

3–5 Jahren nach der Behandlung ebenfalls Schwangerschaftsunterbrechungen, ist Boronow aufgrund vergleichender Untersuchungen anderer Meinung. Boronow sagt, daß ein Abort wahrscheinlich keine therapeutische Maßnahme darstelle. Betson und Golden weisen an ihrem eigenen Material nach, daß in der Schwangerschaft das Schilddrüsenkarzinom nur langsam wächst, und sie sind der Ansicht, daß die Therapie auch während der Schwangerschaft zu erfolgen habe. Eine Interruption wird nicht vorgenommen.

4. Mammakarzinom

Das Zusammentreffen von Schwangerschaft und Mammakarzinom ist keine solche Seltenheit, wie immer betont wird, selbst wenn man die bekannten Verhältniszahlen berücksichtigt, gemäß denen z. B. 3 Mammakarzinome auf 10 000 Entbindungen entfallen, oder wo 2,8 Schwangerschaften unter 100 Brustkrebskranken zu finden sind.

Angesichts dieser Zahlen sollte der Prophylaxe wesentlich mehr Beachtung geschenkt werden. Die vorbeugenden Maßnahmen — schriftliche und mündliche Aufklärung und Massenpropaganda —, die heutzutage im Rahmen einer routinemäßigen Schwangerenvorsorge und Krebsberatung so oft gefordert werden, müßten vor allen Dingen immer wieder die Einbeziehung der Brust verlangen, da durch frühzeitige Erkennung eine erhebliche Verbesserung der Heilungsaussichten zu erreichen wäre.

Die von vielen Ärzten als Krebsvorsorge geforderte routinemäßige Röntgenuntersuchung der Brust (Mammographie) würdc mit Sicherheit weitere Erfolge bringen.

Das Erkrankungsalter Mammakarzinom und Gravidität ist in Abb. 1 dargestellt. Die ersten beiden Kurven geben die altersspezifische Fruchtbarkeitsverteilung von Lebendgeborenen pro 1000 Frauen für die Jahre 1950 und 1967 an. Diese Jahrgänge stellen etwa das in Veröffentlichungen behandelte Patientengut dar. Die beiden Diagramme,

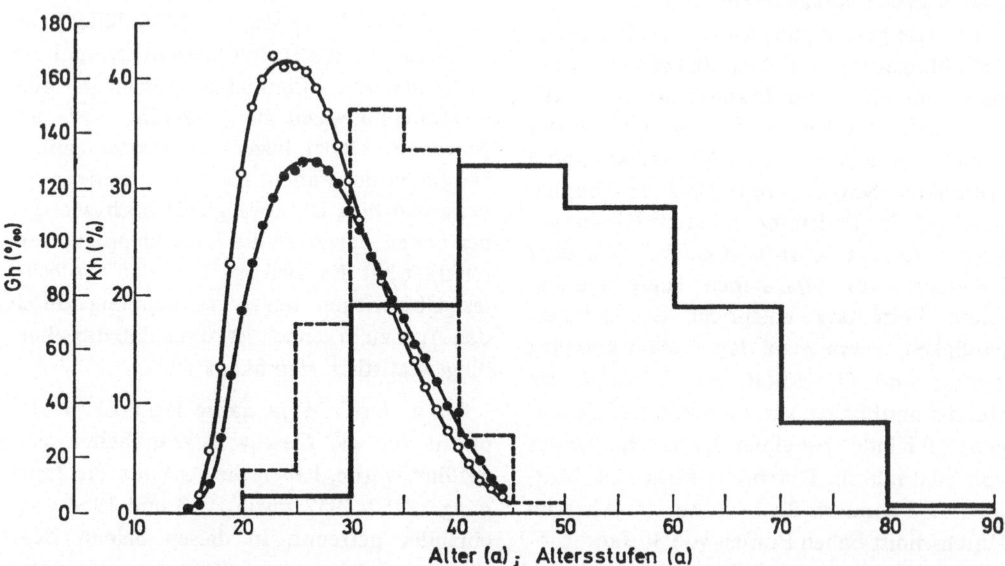

Abb. 1. Altersspezifische Fruchtbarkeitsverteilung. Lebendgeborene pro 1000 Frauen für die Jahre 1950 (—·—·—·—) und 1967 (○—○—○—○). (Nach Angaben des Statistischen Bundesamtes, persönl. Mitteilung.) Prozentuale Häufigkeitsverteilung auf Altersstufen von Mammakarzinom (————) und Mammakarzinom und Gravidität (— — — — —)
(Gh (‰) = Geburten pro Tausend), (Kh (%) = Karzinome pro Hundert)

die im gleichen Alterszeitraum aufgezeichnet sind wie die beiden Kurven, zeigen das Vorkommen der Mammakarzinome im Zehnjahresdiagramm und das Vorkommen von Mammakarzinom und Schwangerschaft im Fünfjahresdiagramm.

Das in Prozentzahlen ausgedrückte Diagramm Mammakarzinom und Gravidität zeigt im Vergleich zu den in tausend gezeichneten Kurven der Lebendgeborenen, daß eine gewisse Parallelität vorhanden ist. Der Gipfelpunkt des Vorkommens von Mammakarzinom und Gravidität liegt bei 33,9 Jahren, d. h. um etwa 9 Jahre zum Alter hin verschoben von der Spitze der Fruchtbarkeit des Jahres 1967, die bei 24,5 Jahren liegt.

In gleicher Weise liegt dieses Diagramm etwa parallel, aber in der Spitze mit etwa 17,2 Jahren früher gegenüber dem Zehnjahresdiagramm der Mammakarzinome, deren Durchschnittsgipfel bei 51,1 Jahren ist. Der Abstieg des Diagramms Mammakarzinom und Gravidität läuft ebenfalls fast parallel zu den beiden Kurven der altersspezifischen Fruchtbarkeitsverteilung.

Es wäre gewagt, aus diesem Verhalten die Schlußfolgerung zu ziehen, daß etwa Schwangere eher zu einem Mammakarzinom neigen. Anders verhält es sich dagegen mit der Anzahl der Kinder bei an Mammakarzinom erkrankten Schwangeren. Nach Holleb haben 91% der Patientinnen bereits Kinder geboren: 73% 1–3, 16% 4–6 und 2% über 7 Kinder. Nur 9% haben keine Kinder. Diese Verteilung entspricht der Kinderhäufigkeit, wenn man den Gesamtkomplex Tumor und Gravidität berücksichtigt. Im Durchschnitt haben karzinomkranke Schwangere 3,0 Kinder bei einem Durchschnittsalter von 30,0 Jahren. Durchschnittlich sind Mütter mit 3 Kindern 30,59 Jahre alt. Aber im Durchschnitt haben Frauen von 30 Jahren — in dem zu untersuchenden Zeitbereich —, wie es Tabelle 61 zeigt, 1,488–1,600 Kinder.

Es ist also sicher, daß beim Zusammentreffen von Mammakarzinom und Gravidität zu 91% Frauen betroffen werden, die Kinder geboren haben. Dafür eine Begründung zu finden, ist sehr schwer.

Auch heute noch ist die Verschleppungszeit, sei es durch den Patienten oder aber durch den Arzt, ein nicht zu unterschätzender, belastender Faktor. Wie bei jedem Karzinom, so ist auch beim Mammakarzinom die Früherkennung ein entscheidender Gesichtspunkt für den Erfolg der Therapie.

Unter Verschleppungszeit versteht man die Zeit, die vom ersten Auftreten der Symptome, bzw. dem Erkennen der Geschwulst durch die Patientin, bis zur Einleitung einer zweckmäßigen Therapie vergeht. Von Verschleppungszeit spricht man bei der Patientin dann, wenn sie länger als 3 Monate wartet, ehe sie einen Arzt aufsucht. Beim Arzt spricht man dann von Verschleppungszeit, wenn er 4 Monate wartet, bis er eine Therapie einleitet.

Ficke und Reissig haben von verschiedenen Autoren aus 3 Kliniken die Verschleppungszeit zu finden versucht. Dabei stellte sich heraus, daß in fast allen Kliniken — einmal handelte es sich um 1454 Fälle, beim zweitenmal um 301 und beim drittenmal um 170 Fälle von Mammakarzinomen — eine Verschleppungszeit bei ungefähr 60% gegeben ist. Dabei liegen die Prozentzahlen, bei denen der Patient für die Verschleppung verantwortlich ist, etwa gleich hoch wie die, bei denen der Arzt die Verschleppung verschuldet hat. Es wird erwähnt, daß ein leichtes Überwiegen der Verschleppung durch den Arzt zu erkennen ist, ohne daß das allerdings statistisch signifikant sei.

Da in der DDR im Jahre 1953 die Meldepflicht für die Geschwulstkrankheiten eingeführt wurde, haben die Autoren die Jahrgänge 1950–1952 sowie 1953 und 1954 voneinander getrennt. In diesen beiden Zeiträumen, in denen zuerst keine und später eine Meldepflicht bestand, ist auffallend und statistisch gesichert, daß die Verschleppungszeit durch den Patienten gleichbleibt, während der Arztanteil zurückgeht.

Einige Autoren, so Miller u. Pendergrass, Kaae, Bloom u. Kreyber, haben über eine Beziehung zwischen Verschleppungszeit und Therapieerfolg berichtet. Sie konnten feststellen, daß bei einer niedrigen Verschleppungszeit eine hohe Heilungsziffer zu erreichen ist, während das Verhältnis auch umgekehrt den Tatsachen entspricht. Allerdings sind darüber die Meinungen nicht einheitlich.

Ficke und Reißig gehen noch der Frage nach, inwieweit im Hinblick auf die Gruppierung nach Steinthal eine Beziehung zur Verschleppungszeit herzustellen ist. Auch hier kommen sie zu dem Schluß, daß bei den Stadien III und IV nach Steinthal die Verschleppungszeit um ein Mehrfaches höher liegt als bei den Stadien I und II, und daß in gleicher Weise die Heilungsziffern bei den Stadien III und IV erheblich schlechter sind als bei den Stadien I und II.

Bezüglich der Lokalisation des Tumors innerhalb der Brust kamen die Verfasser zu dem Schluß, daß die längsten Verschleppungszeiten bei den Tumoren zu finden waren, die im unteren inneren Quadranten liegen. Diese Tatsache ist deshalb besonders bedeutungsvoll, da gerade hier die Lymphknotenverbindungen sehr intensiv sind.

Westberg hat die vom ersten Symptom bis zur Konsultation des Arztes verstreichende Zeit und in einer zweiten Tabelle das Intervall zwischen dem ersten Symptom und der Operation tabellarisch dargestellt. Die Aufgliederung geschah nach der Stadieneinteilung von Steinthal. Auch wenn es sich nicht um signifikante Zahlen handelt, *so war das Ergebnis doch so, daß wahrscheinlich die Schwangeren und Wöchnerinnen länger warten, bis sie zum Arzt gehen,* und daß in gleicher Weise auch die Wartezeit bis zur Operation verlängert ist.

Während die Verzögerung beim Steinthal I im ersten und zweiten Drittel der Schwangerschaft bei 2 Monaten liegt, sind es im dritten Drittel schon 6 Monate. Beim Steinthal II finden sich je zwei Monate für jedes Drittel. Beim Steinthal III beträgt die Verschleppungszeit 7 Monate. Nach Bunkert und Peters wurde von 150 Fällen bei nur 10 schwangeren Patientinnen in einem Zeitraum von weniger als 1 Monat die Diagnose gestellt.

Interessant und nicht unwichtig sind Untersuchungen, die kürzlich von Keßler angestellt wurden, die sich auf das Stillverhalten der Patientinnen mit einem Mammakarzinom beziehen. Keßler untersuchte 2 Patientinnengruppen, eine Gruppe mit 144 Frauen mit einem Brustkrebs und eine Gruppe von 124 Frauen ohne Brustkarzinom. Unter Berücksichtigung des Stillverhaltens konnte folgendes festgestellt werden: Von den Brustkrebskranken stillten nur 29,1% ihre Kinder normal, während es in der Kontrollgruppe 70,9% waren. Die mittlere Stillzeit lag bei den Krebspatientinnen bei 7,2 Wochen, bei der Kontrollgruppe bei 15,3 Wochen. Abgepumpt hatten die Krebspatientinnen nur in 5,2 Tagen, ihre gesunden Mitpatientinnen dagegen 17 Tage lang.

Für die Prognose der Behandlung des Brustkrebses bei schwangeren Patientinnen wird immer wieder die Frage des therapeutischen Aborts sowie der Einfluß der Kastration untersucht.

Adair hatte bei einer Gruppe von 48 Patientinnen, darunter 23 mit einem Abort und 25 ohne Fehlgeburt, beobachtet, daß eine gewisse bessere Heilung bei den Abort-Patientinnen vorlag. Dieser ziemlich isolierten Meinung stehen andere gegenüber, wie z. B. Westberg und Whight, die über ein größeres Krankengut verfügen, daß man weder von einem günstigen noch von einem ungünstigen Einfluß sprechen kann. Andere Autoren, wie z. B. von Mikulicz-Radecki, halten eine Interruptio bis zum 7. Monat für möglich oder aber glauben, daß der Zeitpunkt der Schwangerschaftsunterbrechung spätestens bis zum 3. Monat festgelegt werden müßte.

Auch die Durchführung einer Kastration hat, wie Bunkert und Peters sagen, kein eindeutiges Ergebnis erbracht. Vielmehr wird angeregt, sich statt dessen auf die Methoden der Zusatzbehandlung, wie die Adrenalektomie, die Hypophysektomie oder eine Hormonbehandlung, zu beschränken.

Welche Therapie soll nun beim Brustkrebs in der Schwangerschaft angewandt werden? Die meisten Autoren sind der Auffassung, nach der Diagnosestellung sofort zu behandeln; andere glauben, daß man es erst zur Spontangeburt kommen lassen sollte, um dann schließlich mit der Behandlung zu beginnen.

Grundsätzlich ist die Therapie bei einem Mammakarzinom, das durch Schwangerschaft kompliziert wird, genauso wie außerhalb einer Schwangerschaft.

Die besten Ergebnisse finden sich bei der Kombinationsbehandlung Chirurgie und Bestrahlung. Westberg berichtet, daß bei Steinthal I und Schwangerschaft in 92% der Fälle eine Ablatio mammae und Ausräumung der Drüsen vorgenommen wurde. Beim Steinthal II wurden 98,3% der Patientinnen so behandelt und beim Steinthal III waren es 78,3%.

Inoperabel waren, wie Holleb und Farrow berichten, von 283 Patientinnen 73, ihr Tod trat in einem Zeitraum ein, der zwischen 1 Monat und 3,7 Jahren lag.

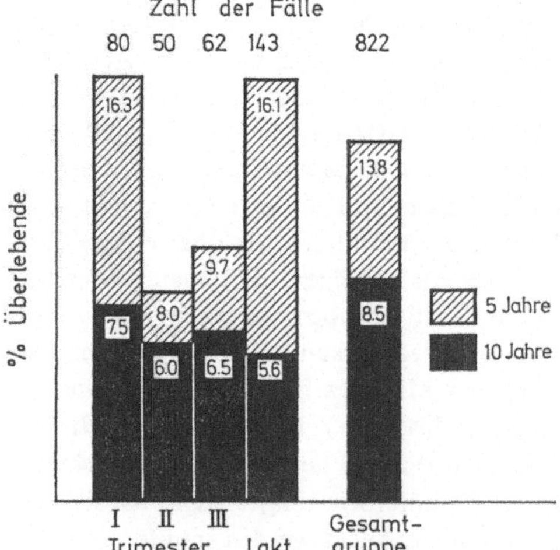

Abb. 2. Darstellung der Fünf- und Zehnjahresüberlebenszeit bei Mammakarzinom und Schwangerschaft, aufgeteilt nach den einzelnen Schwangerschaftstrimestern (nach Wight)

Für die Art der Therapie ausschlaggebend sind die Erfolgsquoten. Auch beim Mammakarzinom und Schwangerschaft scheint es so zu sein wie bei anderen Tumoren, daß nicht nur die früh einsetzende Behandlung für das Ergebnis entscheidend ist, sondern daß auch der Zeitpunkt innerhalb der Schwangerschaft, in dem mit der Behandlung begonnen wird, einen sehr wesentlichen Faktor ausmacht.

Eine sehr eindrucksvolle Darstellung der Heilungsergebnisse gibt Whight wieder. Die Ergebnisse entsprechen etwa den Erfolgszahlen von Westberg.

Aus dieser Abbildung ist zu ersehen, daß die besten Überlebenschancen zu erreichen sind bei Behandlungsbeginn zu Anfang der Schwangerschaft und in der Stillperiode. Die Überlebensaussichten bei Behandlungsbeginn im 2. und 3. Trimester der Schwangerschaft sind dagegen entscheidend geringer.

Nach einer Aufstellung von Bunkert und Peters liegt die Fünfjahresüberlebenszeit für Patientinnen mit einem Brustkrebs vor oder während der Schwangerschaft (Gruppe A) bei 40%, für Patientinnen, bei denen das Brustkarzinom erst während der Stillzeit behandelt wurde (Gruppe B) bei 35,7%, und bei Patientinnen, die früher einmal vor dem Brustkarzinom eine Schwangerschaft hatten (Gruppe C) bei 80%.

Gruppe A	40,0%
Gruppe B	35,7%
Gruppe C	80,0%

Fünfjahresüberlebenszeit: 47,4%

Schlüsselt man bei der umstehend erwähnten Gruppe A von Bunkert und Peters die Heilungsquote von 40% auf — im Hinblick auf den Behandlungsbeginn innerhalb und nach der Schwangerschaft —, so ergibt sich folgende Übersicht:

Stadium der Gravidität:	*Fünfjahresheilung:*
1. Trimester	33,3%
2. Trimester	33,3%
3. Trimester	23,1%
post partum	64,3%
zusammen:	40,0%

Daraus ergibt sich eine Gesamt-Fünfjahresüberlebenszeit von 47,4%. Ähnliche Zahlenergebnisse zeigt auch eine Abbildung von Whight, in der die Fälle mit und ohne Axillardrüsenbeteiligung getrennt sind. Bei Aufschlüsselung nach diesen Gesichtspunkten wird der Heilungsunterschied noch deutlicher.

Große Sammelstatistiken, wie sie von Westberg, Harrington und Whight angelegt wurden, wurden zusammengestellt und miteinander verglichen. Wenn man die Zahlen der 3 Autoren zusammenzählt, erhält man ein Ergebnis, das eine gute Grundlage bildet. Es handelt sich um 165 Fälle.

Für die Patientinnen, bei denen die Behandlung vor der Schwangerschaft einsetzte, errechnen sich für die Fünfjahresüberlebenszeit 94,4%, für die Zehnjahresüberlebenszeit 81,8%. Beginnt die Therapie erst während der Schwangerschaft, so finden sich folgende Zahlen: Fünfjahresüberlebenszeit 66,8%, Zehnjahresüberlebenszeit 45,2%. In der Tabelle 16 sind diese Zahlen zusammengestellt.

Bei allen 3 Autoren finden sich die besten Ergebnisse, wenn die Behandlung des Karzinoms schon vor der Schwangerschaft angefangen wurde. Zu diesem Zeitpunkt sind auch die Zahlen entscheidend besser, bei denen ein Karzinom mit Metastasen vorhanden war.

Wird das Karzinom nach Eintritt der Schwangerschaft behandelt, so reduzieren sich die Heilungsaussichten um fast 30% ohne Metastasen und um 40–50% mit Metastasen.

Damit stellt sich die Frage: Hat die Schwangerschaft einen Einfluß auf den Ablauf der Erkrankung an einem Mammakarzinom? Diese Frage stellt sich besonders deshalb, da Genitalorgane und Brustdrüse über die Geschlechtshormone in einem unmittelbaren funktionellen Zusammenhang stehen. Durch die Einwirkung der Hormone in der Gravidität kommt es zu einem starken Wachstum des spezifischen Drüsengewebes. Wie stark z. B. der Einfluß des Follikelhormons sein kann, geht aus den Beobachtungen bei der Hormonbehandlung des Prostatakrebses hervor, unter der sich bei Männern die Brustdrüse nicht nur vergrößert, sondern sogar Karzinome beobachtet werden. Da die Schwangerschaft schon unter physiologischen Verhältnissen einen Einfluß auf das Brustdrüsengewebe ausübt, ist die Schlußfolgerung, daß sie dies auch auf das Karzinomgewebe der Mamma tut, nicht von der Hand zu weisen. Cade ist daher der Meinung, daß man die Verschlimmerung des Leidens, die durch den enormen Östrogeneinfluß während der Gravidität zu beobachten ist, nicht ignorieren dürfe, vor allem wenn man den Rückgang beobachte, der sich auf eine Ovarektomie oder Hypophysektomie einstelle. Über diese Abhängig-

Tabelle 16. Fünf- und Zehnjahresüberlebenszeit nach Zahlenangaben von Westberg, Harrington und Wight bei Mammakarzinom-Patientinnen vor und während einer Schwangerschaft

Beginn der Mammakarzinom-behandlung	Überlebenszeit			
	ohne Metastasen		mit Metastasen	
	5 Jahre	10 Jahre	5 Jahre	10 Jahre
vor Gravidität	94,4%	81,8%	46,06%	36,1%
während Gravidität	66,8%	45,2%	7,6%	6,3%

keit des Mammatumors vom Östrogeneffekt schreibt Lewison folgendes:

1. Bei Kastraten ist der Brustdrüsenkrebs unbekannt.
2. Wenn der Beginn der Menopause zwischen dem Anfang der Erkrankung und der Metastasenbildung liegt, ist die Überlebenszeit merkbar verlängert.
3. In der Prämenopause verabreichte Östrogene beschleunigen häufig die Erkrankung.

Diese Thesen werden z. B. dadurch angegriffen, daß man durch Bestimmung des Östrogengehaltes im Urin zeigen kann, daß keine Differenz besteht zwischen Frauen mit oder ohne Brustkrebs im Prämenopausealter. Lewison glaubt aber auch, daß der Tumorrückgang weniger abhängig ist vom Östrogengehalt als vielmehr von der Änderung der Hormonsituation in der Menopause, die von Pituitaria und Nebennieren bestimmt wird. Die Frage, ob die Schwangerschaft bei einem Mammakarzinom beendet werden soll, wird unterschiedlich beantwortet. Greenhill, Reid, Eastmann u. Hellmann, Westberg, Randal, Austin u. Schmitz sind der Meinung, daß eine Interruptio keinen therapeutischen Effekt zeige. Hesseltine und Loth teilen diese Ansicht und sind gegen eine Schwangerschaftsunterbrechung. Cade schlägt vor, daß in den ersten 5 Monaten die Schwangerschaft zu unterbrechen sei. Vom 6. Monat an sollte man abwarten und dann durch Sectio entbinden. Eine Kastration sollte nur bei metastasierendem Mammakarzinom erfolgen. Nach einer Mammakarzinombehandlung sollten 5 Jahre bis zum nächsten Kind gewartet werden. Boronow hält eine prophylaktische Kastration im Prämenopausealter für angezeigt, obgleich eindeutige Beweise für die Richtigkeit einer solchen Maßnahme noch fehlen. Er meint, bis zum Beweis könne man es der persönlichen Erfahrung des Arztes überlassen, wie er sich im Einzelfall verhält. Über die spezielle Art der Behandlung zitiert Stevenson die an 487 Fällen gewonnenen Erkenntnisse der Autoren Kade und Johansen (1959). Die beiden Autoren hatten ihre Fälle in fast gleichgroße Gruppen eingeteilt. In der ersten Gruppe fanden sich die Patienten, bei denen eine einfache Mastektomie und Röntgenbestrahlung durchgeführt wurde. In der zweiten Gruppe waren jene Frauen, die radikaloperiert wurden mit Ausräumung der parasternalen und supraklavikularen Lymphknotengruppen. In beiden Gruppen war die Fünfjahresüberlebenszeit gleich (37%). Auch die Zahl für die Kombination mit einer Schwangerschaft war gleich.

Die Beantwortung der wichtigen und entscheidenden Fragestellung über die Auswir-

Tabelle 17. Fünfjahresüberlebensrate bei Mammakarzinom und Gravidität bei 636 Fällen ohne und mit Metastasen und absolute und prozentuale Aufteilung der Fallzahl

	Fünfjahresüberlebensrate		Fallzahl	
	ohne Metastasen	mit Metastasen	ohne Metastasen	mit Metastasen
Berger u. Mitarb., 1972	65 %	7–10%		
White, 1956	72,8%	6,3%	11	16
White, 1955	64,5%	59 %	194	268
Bunker u. Peters, 1963	68,8%	19,5%	16	46
Miller, 1962	46,7%	16,7%	15	30
Byrd u. Mitarb., 1962	100 %	28 %	11	19
Summe	69,7%	25,9%	257	379
	47,8%		40%	60%
			636	

kung des Zusammentreffens von Mammakarzinom und Schwangerschaft kann nur erfolgen, wenn man die vorliegende Literatur möglichst umfangreich zusammenstellt, da der einzelne Arzt nicht über ausreichendes Material verfügt.

Soweit eine Schlußfolgerung aus klinischer Sicht erfolgen soll, muß sie möglichst vergleichbare Grundlagen haben. Dazu scheint die Fünfjahresüberlebenszeit ein feststehender Begriff zu sein, der als Grundlage dienen kann.

Aus der Tabelle 17 ist als ein wichtiges Ergebnis herauszulesen, daß bei Patientinnen mit Mammakarzinom bei Gravidität die Fälle mit Metastasen um 20% höher liegen als ohne Metastasen.

Wenn man die Überlebensraten einzelner Autoren zusammenstellt, wie es in der Tabelle geschehen ist, erhält man bei 636 Fällen Zahlen für die Fünfjahresüberlebenszeit bei Mammakarzinom und Schwangerschaft ohne Metastasen mit 69,7% gegenüber mit Metastasen von 25,9%. Beide Zahlen zusammengenommen ergeben eine Fünfjahresüberlebenszeit von *47,8%*.

Stellt man dieser Zahl die Fünfjahresüberlebenszeit beim unkomplizierten Mammakarzinom gegenüber, so liegt das Ergebnis z. B. nach Shimkin mit 58,0% — für diese Untersuchungszeit — mit 10% über der obigen Zahl.

Daraus müßte man den Schluß ziehen, daß das Mammakarzinom bei Schwangerschaft einen schlechteren Verlauf hat.

Ist diese Annahme richtig?

Vergleicht man, wie es in Tabelle 18 geschehen ist, die Fünfjahresüberlebenszeiten für Mammakarzinom ohne Gravidität und Mammakarzinom mit Gravidität, beide aufgeteilt nach Fällen ohne und mit Metastasen, dann liegt ohne Metastasen eine Differenz von 4,1% zugunsten der Mammakarzinome in Kombination mit einer Schwangerschaft vor. Mit Metastasen findet sich ein Unterschied von 12% zuungunsten der Kombination mit einer Schwangerschaft.

Tabelle 18. Fünfjahresüberlebenszeit bei Patientinnen mit Mammakarzinom ohne und mit Gravidität, aufgegliedert ohne und mit Metastasen

Mammakarzinom	Fünfjahres-überlebenszeit		Summe
	ohne Metastasen	mit Metastasen	
Robinson, 1965; *ohne* Gravidität	65,6%	37,9%	51,7%
1955–1963; 636 Fälle *mit* Gravidität	69,7%	25,9%	47,8%

Das heißt bei Fällen ohne Metastasen ist die Fünfjahresüberlebenszeit bei Mammakarzinom und Schwangerschaft besser als bei Fällen ohne Gravidität, bei Patientinnen mit Metastasen findet sich bei den unkomplizierten Fällen eine um 12% bessere Heilung. Bei diesem Material hat die Summe der Ergebnisse ohne und mit Metastasen eine Differenz von 3,9% zugunsten der Fälle ohne Gravidität. Diese Differenz ist ausschließlich bedingt durch die schlechteren Ergebnisse der Patientinnen mit Metastasen bei Gravidität, die bei den Schwangeren mit 20% überwiegen.

Wenn man nun bei 141 Fällen von Mammakarzinom und Schwangerschaft eine Aufteilung nach den Stadien nach Steinthal vornimmt (Tabelle 19), dann sieht man, daß die Gruppe Steinthal I mit nur 28,3% vertreten ist, während die Gruppen II–IV 71,7% der Fallzahl ausmachen. Diese Verteilung, vorwiegend auf die bereits mit Metastasen diagnostizierten und behandelten Fälle, ist ausschlaggebend für die Gesamtbeurteilung der Frage des Einflusses der Schwangerschaft auf das Mammakarzinom.

Vergleicht man die Fünfjahresüberlebenszeit bei den einzelnen Stadien nach Steinthal bei 101 Patientinnen mit und bei 723 Patientinnen ohne Gravidität miteinander, wie es die Tabelle 20 zeigt, so findet sich bei dieser Aufstellung — zeitlich aus den Jahren

Tabelle 19. Aufteilung von 141 Patientinnen mit Mammakarzinom auf die Stadien nach Steinthal bei gleichzeitig bestehender Schwangerschaft

Steinthal	Fallzahlen			Summe	%
	Rissanen, 1968	Bunker u. Peters, 1963	Early u. Mitarb, 1969		
I	5	16	19	40	28,3
II	10	18	19	47	33,3
III	13	22	4	39	27,6
IV	5	6	4	15	10,8
Summe	33	62	46	141	100

1965, 1968 und 1969 — in den Stadien I–III eine bessere Überlebenszahl bei den schwangeren Patientinnen als bei den nichtschwangeren. Das Gesamtergebnis zeigt ein wenn auch ganz geringes, aber doch etwas besseres Heilungsergebnis mit 50,6% gegenüber 47,9% für die schwangeren Patientinnen.

Tabelle 20. Fünfjahresüberlebenszeit in Abhängigkeit von der Stadieneinteilung nach Steinthal bei 101 Patientinnen von Mammakarzinom und Schwangerschaft und 723 Frauen mit Mammakarzinom ohne Gravidität

	Mammakarzinom Fünfjahresüberlebenszeit	
	mit Gravidität	ohne Gravidität
Fallzahl	101	723 unter 35 Jahren
Steinthal I	74,4%	73,4%
II	53,9%	22,5%
III	23,4%	0 %
IV	0 %	0 %
Gesamt-Fünfjahres-überlebenszeit	50,6%	47,9%

Das Entscheidende bei dieser tabellarischen Aufstellung ist aber die Tatsache, daß es sich bei den 723 Fällen von Mammakarzinom ohne Gravidität nur um Patientinnen handelt, die jünger als 35 Jahre sind, d. h. diese Patientinnen liegen ausschließlich — wie es das erste Diagramm gezeigt hat — in dem Altersbereich, in dem der größte Teil der Frauen mit Mammakarzinom bei Gravidität zu finden ist.

Man darf bei dieser Gegenüberstellung sagen, daß sie die beste Vergleichsmöglichkeit darstellt, da sie gleiche Altersverhältnisse aufweist und damit ein adäquates Material beinhaltet.

Bei diesem Vergleich könnte man durchaus den Schluß ziehen, daß die Schwangerschaft eher ein besseres Ergebnis zeitigt als ein Mammakarzinom im gleichen Altersabschnitt ohne Schwangerschaft.

Wie bei anderen Karzinomarten ist die Aufgliederung des Mammakarzinoms mit Schwangerschaft in Stadieneinteilungen und gleiche Altersstufen für die Beurteilung eines eventuellen Einflusses der Schwangerschaft auf den Tumor von entscheidender Bedeutung.

Wenn man die Zahlen zusammenstellt: 1851 Patientinnen mit Mammakarzinom ohne Schwangerschaft und 737 Mammakarzinome mit Gravidität, so ergeben die Fünfjahresüberlebenszahlen, wie die Tabelle 21 angibt, ohne Gravidität 49,8% und mit Gravidität 49,2%.

Das heißt, daß entscheidende Unterschiede in den Fünfjahresüberlebenszeiten nicht bestehen.

Tabelle 21. Fünfjahresüberlebenszeit bei Patientinnen mit Mammakarzinom ohne und mit Schwangerschaft

Autor	Fünfjahresüberlebenszeit Mammakarzinom		
	ohne Gravidität	mit Gravidität	
Robinson, 1965	51,7%	47,8%	Sammelstatistik 1955–1963, 636 Fälle
Earley u. Mitarb., 1969	47,9% (unter 35 Jahren)	50,6%	Sammelstatistik 1965–1968, 101 Fälle
Summe	49,8%	49,2%	
Fallzahl	1851	737	

Die Schlußfolgerung muß lauten, daß die Schwangerschaft keinen Einfluß auf den Verlauf des Mammakarzinoms hat. Wenn man die Ergebnisse nach Alter und Ausbreitungsstadien differenziert, ist dieses Resultat sicher.

5. Bronchialkarzinom

Veröffentlichungen des Zusammentreffens Bronchialkarzinom Schwangerschaft sind in der Tabelle 22 aufgeführt. Danach liegt die Altersverteilung der Bronchialkarzinome mit Schwangerschaft zwischen dem 32. und 45. Lebensjahr. Von den 8 Fällen sind 3 Patientinnen 39 und 1 Patientin 45 Jahre alt.

Die 5 Mütter, bei denen eine Kinderzahl angegeben wurde, haben 2, 4, 5, 7 und 8 Graviditäten durchgemacht.

Mit Ausnahme des einen Falles von Wagner aus dem Jahre 1930, bei dem im 4. Monat eine Unterbrechung vorgenommen wurde, handelt es sich bei den anderen Geburten um Spontanentbindungen, 2 Frühgeburten und eine Einleitung in der 38. Woche. Für die Kinder war das Ergebnis in allen Fällen: bei der Geburt ein lebendes Kind. Einmal ist dieses 2 Stunden nach der Geburt gestorben. 5 Kinder wurden später noch gesund beobachtet.

Für die Mütter war der Erkrankungsausgang sehr schlecht. In den 4 Fällen, bei denen eine Angabe vorliegt, starben alle 4 Mütter spätestens bis zum 9. Monat post partum.

Irgendwelche Schlußfolgerungen über den Einfluß der Gravidität auf das Wachstum des Bronchialkarzinoms lassen sich nicht ziehen. Es ist aber interessant, daß in 2 Fällen in der Plazenta Tumormetastasen gefunden wurden.

In der Literatur wird die Kasuistik weniger unter dem Gesichtspunkt des Zusammentreffens von Tumor und Gravidität behandelt als vielmehr die Frage zu klären versucht, ob während einer Schwangerschaft eine Teilresektion der Lungen vorgenommen werden könnte. In den meisten Fällen handelt es sich um tuberkulöse Patienten.

In einer Übersichtsarbeit mit 25 Beobachtungen kommen Folsome und Kuntze zu folgendem Ergebnis. Eine Behandlung der Lungentuberkulose mittels großer Thoraxchirurgie vor oder während der Schwangerschaft ist möglich, ohne daß die Schwangerschaft unterbrochen werden müßte. Die thoraxchirurgischen Maßnahmen bedeuten keine Indikation für einen therapeutischen Abort. Der Ablauf der Geburt und die Prognose für das Kind sind nicht anders als für die Patientinnen, die die gleiche Erkrankung ohne chirurgische Maßnahme durchmachen. Es hat den Anschein, als ob die Lungenresektion eine wesentlich günstigere Maßnahme im Hinblick auf das mütterliche Wohl-

Tabelle 22. Bronchialkarzinome, vergesellschaftet mit Schwangerschaft

Lfd. Nr.	Autor, Jahr	Schwangere					Mutter		Kind
		Alter	Grav.	Erkrankung	Therapie	Entbindung	Plazenta	Ausgang	
1.	Wagner, 1930	39	4	Bronchial-tumor, Hilus-tumor?	Isaninblau-Injektionen	Interruptio mens IV	tiefblau verfärbt	unbekannt	gestorben
2.	De Giorgi, 1946	45	8	Bronchial-karzinom diff. Metast.	ϕ	Frühgeburt		gestorben nach 40 Tagen	gestorben nach 2 Std
3.	Barr, 1953	39	7	re. Bronchial-karzinom, Met. bd. Ova-rien, Leber	währ. Grav. kein Pankreas, Niere, Wirbel	spontan	Plazenta-metastasen	gestorben 3 Monate p. p.	gesund nach 3 Jahren
4.	Martella, 1955	33	2	Bronchial-karzinom im 7. Monat festgestellt	Pneumektomie währ. Grav.	Grav. normal beendet, Spontangeburt			lebt
5.	Hesketh, 1962			re. Bronchial-karzinom im 4. Monat entdeckt		Frühgeburt	Plazenta-metastasen histologisch nachgewiesen		gesund
6.	Ferrario u. Nurdane, 1964	32		Bronchial-karzinom, Sakralmet. und LWS	bestrahlt, bestrahlt vor Grav.	spontan		gestorben 9 Monate p. p.	gesund 2450 g
7.	Jones, 1969	39	5	re. Bronchial-karzinom	inop. Pleura-metastasen	Einleitung 38. Woche normal	Plazenta	gestorben 8 Monate nach Entbindung	gesund nach 6 Monaten
8.	Long, Wester, Willson u. Rosemond, 1950	40	1	vor 3 Jahren Adeno-karzinom der Lunge	Lungenresek-tion rechts	normal	—	lebt	lebt 3629 g

ergehen bei einer folgenden Schwangerschaft darstellt. Daß nach einer Lungenresektion ohne größere Schwierigkeiten eine normale Schwangerschaft mit anschließender normaler Entbindung ablaufen kann, geht aus einer Beobachtung hervor, über die Long, Wester, Willson u. Rosemond berichten.

Die 40jährige Erstpara hatte vor 3 Jahren wegen eines Adenokarzinoms der rechten Lunge eine Pneumektomie durchgemacht. Die Schwangerschaft verlief normal, und das Kind war ausgetragen und ist gesund. Die Autoren untersuchten die Kreislauf- und Atemverhältnisse und kamen zu dem Schluß, daß eine Patientin nach einer Pneumektomie mit einer extrem niedrigen respiratorischen Reserve in der Lage ist, eine normale Schwangerschaft und Geburt auszutragen. Die Last der Schwangerschaft verändert nicht die respiratorische Funktion in signifikanter Weise.

Zusammenfassend ist zu sagen, daß sehr wahrscheinlich kein Einfluß der Schwangerschaft auf das Bronchialkarzinom vorliegt. Die Ergebnisse der sehr spärlichen Literatur geben in Zusammenhang mit Vergleichsmaßnahmen bei der Tuberkulose für die Therapie keinen Hinweis, daß man die Gravidität unterbrechen und mit der Therapie warten sollte. Vielmehr hat die Pneumektomie während der Schwangerschaft einen normalen postoperativen Verlauf bei der Patientin zur Folge gehabt.

Der Ausgang der Karzinomerkrankung für die Mutter ist nicht zu beeinflussen gewesen. Für die Kinder ist die Prognose gut.

6. Magenkarzinom

Das histologische Bild des Magenkarzinoms ist das des Adenokarzinoms. Es läßt sich in Malignitätsgrade einteilen, dabei sind prozentual die höheren Malignitätsgrade in der Überzahl. Nach Angaben von Zuckschwerdt und Lindenschmidt liegt die Prozentzahl beim Malignitätsgrad 1 bei 3%, Grad 2 bei 20%, 3. Grades bei 38% und 4. Grades bei 39%.

Sowohl die metastatische Ausbreitung als auch die klinische Mortalität postoperativ ließen sich auf die Grade beziehen. Aus dem Handbuchartikel der beiden Autoren ist zu entnehmen, daß bei den Malignitätsgraden 1 und 2 in 24% Metastasen aufzufinden waren, während bei den Graden 3 und 4 62% gezählt wurden. Die Mortalität beim 1. Grad betrug 7,5%, Grad 2 12,1%, Grad 3 17,8% und Grad 4 18,3%. In die gleiche Abhängigkeitsrichtung fielen die Zahlen für die Überlebenszeiten. Die Fünfjahresheilung für Patienten der Gruppe 3 lag etwa bei 30%, für die der Gruppe 4 nur bei 23%.

Nach den Angaben von K. H. Bauer wird die Fünfjahresüberlebenszeit bei Magenkarzinomkranken mit 20,2% angegeben. Neueste Zahlen von W. H. Remine aus der Mayo-Klinik besagen, daß von 4586 Patienten, die in der Zeit von 1907 bis 1955 wegen eines Magenkarzinoms operiert wurden, 975 zehn Jahre und länger nach der Operation lebten (21,2%). Diese Zahlen, gegenübergestellt einer entsprechenden Altersgruppe von gesunden Männern und Frauen, ergaben keine nennenswerten Unterschiede.

Das Durchschnittsalter, wie es K. H. Bauer für den Magenkrebs angibt, liegt bei 54,8 Jahren. Die Sterblichkeit für das Magenkarzinom der Frau liegt in den Lebensjahren 30–39 bei 2,4%, bei 40–49 Jahren bei 10%, im Zeitraum von 50–59 Jahren bei 35%. Es zeigt sich, daß ein steiler Anstieg zwischen dem 40. und 50. Lebensjahr zu verzeichnen ist.

Die Anamnese beim Magenkarzinom geht oft über Jahre, in denen über völlig uncharakteristische Magenbeschwerden geklagt wird. Dazu gesellen sich die Angaben über Appetitlosigkeit, Leistungsminderung, Gewichtsabnahme. So gibt Lindenschmidt an, daß von 50 Patienten 45 eine durchschnittliche Beschwerdendauer von 40,5–51 Monaten angaben. Die Zeit bis zur endgültigen Diagnose lag bei etwa $3^1/_2$ Jahren.

Zu den Spätsymptomen gehören Druck im Oberbauch und oft Schmerzen, dazu kommen Schluckbeschwerden und Erbrechen.

Typische Beschwerden fehlen genauso, wie es keine speziellen Laboratoriumswerte gibt. Allerdings wird in 69% der Fälle eine Anazidität beschrieben. Lindenschmidt gibt die Prozentzahlen von Ochsner und Blalock über die Beschwerden wieder:

Gewichtsabnahme	90%
Schmerz	83%
Übelkeit	58%
Schwäche	55%
Anorexie	52%
Erbrechen	47%
Palpationsbefund	47%

Die Röntgenuntersuchung hat in den fortgeschrittenen Stadien zum großen Teil eine klare Diagnose ergeben. In den Frühfällen müssen neben biologischen Vergleichsuntersuchungen wohl auch Wiederholungen der Untersuchungen durchgeführt werden.

Die verschiedenen Operationsmethoden und deren typische Anwendung aus einer speziellen Indikation heraus sind spezifisch chirurgische Maßnahmen, die in diesem Zusammenhang nicht erörtert werden sollen.

Die Ergebnisse der operativen Behandlung werden den Angaben von Zuckschwerdt und Lindenschmidt entnommen. Danach hat Winkelbauer über statistische Ergebnisse an 400 Magenkarzinomkranken berichtet. Die Operabilitätsquote lag bei 89%.

Die absolute Leistungszahl für die Fünfjahresüberlebenszeit betrug 20%, bei einer Dreijahresüberlebenszeit lag sie bei 24%.

Bei den vorliegenden Untersuchungen wurden nur Fälle berücksichtigt und in die Aufstellung aufgenommen, in denen ausreichende klinische Daten veröffentlicht waren. Alle nur kursorisch aufgeführten Fälle wurden nicht registriert. Weiterhin sind in diesem Kapitel alle Patientinnen mit Magenkarzinom zur Untersuchung herangezogen, auch solche mit sog. Krukenbergtumoren. Es ist daher möglich, daß hier im Kapitel Ovarialkarzinome/Krukenbergtumoren einzelne Fälle dort wie hier aufgeführt sind.

Für die klinische und statistische Auswertung wurden 84 kasuistische Mitteilungen der folgenden Autoren berücksichtigt (Jahr, Autor, Fallzahl):

1875: Hempel (1 Fall), 1881: Ahlfeld (1 Fall), 1883: Sänger (1 Fall), 1884: Kehrer (1 Fall), 1901: Kropeit (1 Fall), Grube (1 Fall), 1902: Wagner (1 Fall), 1902: Römer (1 Fall), 1903: Fellner (1 Fall), 1904: Glockner (1 Fall), Polano (2 Fälle), 1905: Couvelaire (1 Fall), 1907: Burdinsky (1 Fall), 1908: Olshausen (1 Fall), 1909: Gobiet (1 Fall), Sitzenfrey (1 Fall), v. Zaborszky (1 Fall), 1912: Fuchs (1 Fall), Lindstedt (5 Fälle), Hall (1 Fall), 1916: Foulkrod (1 Fall), 1920: Frankl (1 Fall), 1922: v. Dongen (1 Fall), 1923: Tarolt (1 Fall), 1924: Stuber u. Brandess (1 Fall), 1924: Schmidt (2 Fälle), 1925: Massazza (1 Fall), 1926: Shaw (1 Fall), 1927: Gauthier u. Villards (1 Fall), Bell (1 Fall), 1928: Guiroy u. Jakob (1 Fall), 1929: Cordua (1 Fall), Cova (1 Fall), 1930: Rhenter u. Lyonnet (1 Fall), Enzer (1 Fall), 1931: Bräunig (1 Fall), 1932: Schepetinsley (1 Fall), 1933: Puppel (1 Fall), Dietzmann (1 Fall), Esau (1 Fall), 1934: Gröne (1 Fall), 1935: Schockaert (1 Fall), 1936: Pistofidis (1 Fall), 1938: Frank (1 Fall), Hagstrom (1 Fall), Giovanni (1 Fall), Margottini (1 Fall), 1939: Smith (2 Fälle), Viana (1 Fall), 1940: Cattaneo (1 Fall), Horta, Barbosa u. Mitarb. (1 Fall), Mankin (5 Fälle), 1942: Robecchi (1 Fall), 1948: Wilde (1 Fall), Matyas (1 Fall), 1949: de Goya u. Sampaio (1 Fall), Maikapar-Choldina (1 Fall), 1950: Reynolds (1 Fall), Bender (1 Fall), Siegmund (2 Fälle), 1951: Niesert (1 Fall), Faustiniak (1 Fall), 1952: Dalseth (2 Fälle), 1953: Burke (1 Fall), 1958: Anischenko u. Ratner (3 Fälle), Goraz (1 Fall), Sander u. Lewin (1 Fall), 1960: Dellepiane u. Mitarb. (1 Fall), 1964: Görner (1 Fall).

Aus vielen Arbeiten geht hervor, daß sicher nicht alle Fälle von gleichzeitigem Vorkommen von Tumor und Gravidität veröffentlicht werden. Es ist daher das zahlenmäßige Bild nicht als absolut richtig zu betrachten.

Das Vorkommen von Gravidität und Magenkarzinom erstreckt sich über den ganzen Zeitraum vom 20.–44. Lebensjahr. Eine Spitze liegt um das 29. Jahr, und eine gleichmäßige Verteilung findet sich bis zum 39. Jahr. Diese Verteilung wird bei der kleinen Zahl etwas klarer, wenn man die Zehnjahresperioden nimmt. Dabei wird dann deutlicher, daß im 4./5. Lebensjahrzehnt etwa doppelt so viel Fälle beobachtet wurden wie im 2./3. Jahrzehnt. Das würde bedeuten, daß das gleichzeitige Vorkommen von Magenkarzinom und Schwangerschaft in diesen Fällen abhängig sein könnte vom Magenkarzinom, d. h. daß magenkarzinomkranke Frauen durchaus noch fertil sein können. Auch die gleichzeitige Beteiligung von Magen und Ovarien am karzinomatösen Prozeß läßt keinen unterschiedlichen Befund erkennen, wie eine Aufschlüsselung zeigt. Nach Görner sollen in etwa 4–10% aller magenkrebskranken Frauen Ovarialmetastasen gefunden werden, woraus Görner schließt, daß es sich dabei um wesentlich weniger Metastasen handelt als bei schwangeren Frauen, ein Grund anzunehmen, daß die Schwangerschaft eine Ovarialabsiedlung begünstigen würde. Im vorliegenden Material sind die Zahlen etwa gleich, so daß daraus Schlüsse schwierig sind.

Aus einer anderen Aufstellung geht hervor, daß bei 80 Beobachtungen von Magenkarzinom und Schwangerschaft in 65% die Diagnose während der Gravidität gestellt wurde. Vorwiegend geschah dies im II. und III. Drittel bei 59%. In 25% kam es zur Diagnose nach der Geburt und nur bei 10% wurde der Tumor schon vor der Schwangerschaft festgestellt. Diese Tatsache der Diagnosestellung in 65% während der Schwangerschaft und dabei besonders zu 59% in der zweiten Schwangerschaftshälfte, ist besonders wichtig für die abschließende Betrachtung über die Frage der Einstellung zur Therapie.

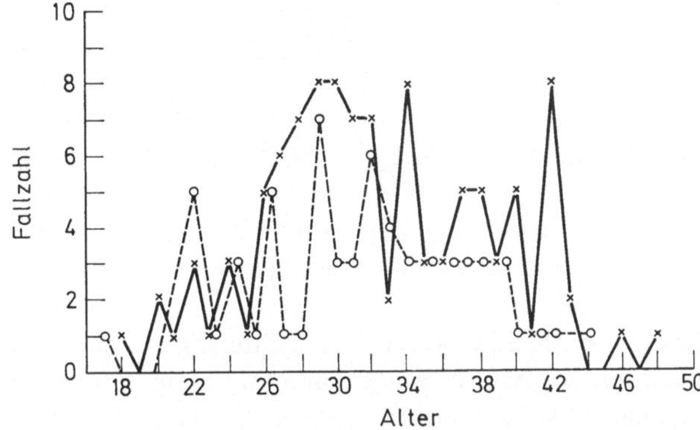

Abb. 3. Anzahl und Altersverteilung von 78 Magenkarzinompatientinnen (○– – – –○) und 107 Rektum- und Kolonkarzinompatientinnen (×————×) mit gleichzeitig bestehender Schwangerschaft

Die Art der Entbindung bei Schwangeren mit einem Magenkarzinom ist in 46=64,7% der Fälle eine Spontangeburt und bei 8% eine Sectio. 6 Frauen starben unentbunden und in 11 Fällen wurde ein therapeutischer Abort eingeleitet bzw. bei der Uterusexstirpation die Schwangerschaft mit entfernt. So weit angegeben, sind die Patientinnen, bei denen eine therapeutische Interruptio ausgeführt wurde, alle gestorben.

Die Anzahl der Schwangerschaften bei Müttern mit Magenkarzinom liegt zwischen 1 und 10. Mehr als die Hälfte der Mütter haben 1–3 Schwangerschaften durchgemacht, wobei die Frage Magenkarzinom mit oder ohne Ovarialmetastasen dahingehend beantwortet werden muß, daß im Verhältnis zur Zahl bei beiden Gruppen fast die gleichen Schwangerschaftszahlen zu beobachten waren. Die entscheidenden Daten für die Beurteilung des ganzen Problems Tumor und Gravidität ist die Frage nach dem Erfolg der

Tabelle 23. Das Schicksal von 68 schwangeren Patientinnen mit Magenkarzinom

Pat. *lebten* n. 7 Jahren n. 1 Jahr n. 9 Jahren n. 5 Mon. p. op.	gestorben in der Gravidität	gestorben nach der Geburt						
		24 Std	1 Wo.	4 Wo.	3 Mon.	6 Mon.	12 Mo.	mehr
4 (5,8%)	6	6	10	12	9	7	10	4
	64 (94,2%)							

therapeutischen Bemühungen für Kind und Mutter.

Wie die Auszählung zeigt, sind 30% der Kinder totgeboren, während 70% lebend zur Welt kamen.

Die toten Kinder waren von Müttern geboren, die sowohl ein Magenkarzinom ohne wie mit Ovarialmetastase aufwiesen. Das gleiche gilt für die Mütter mit lebenden Kindern, dieserhalb eine Beziehung herzustellen ist nicht möglich. Es sind auch nicht in diese Zahlen die therapeutischen Schwangerschaftsunterbrechungen einbezogen. Dieses relativ günstige Bild, das sich nur auf die geborenen Kinder bezieht, bekommt aber ein anderes Aussehen, wenn man die Totgeborenen und die nichtausgetragenen Schwangerschaften mit berechnet. In diesem Fall sinkt die Quote der Lebendgeborenen auf 46% und die der Totgeborenen und nicht beendeten Schwangerschaften auf 54%.

Gegenüber dem Schicksal der Kinder ist der Verlauf der Erkrankung bei den Müttern geradezu erschütternd (Tabelle 23). Absolut ausgedrückt überlebten die Geburt des Kindes zwischen 5 Monaten und 9 Jahren nur 4 Patientinnen. Dabei muß erwähnt werden, daß nur 2 Frauen die Fünfjahresgrenze überschritten, d. h. in Prozenten ausgedrückt 2,9%. Von den beiden anderen Frauen wird lediglich gesagt, daß sie nach 5 Monaten bzw. 1 Jahr noch gesund beobachtet wurden. Damit ist die Zahl 4 Lebende = 5,8% auch nur mit Zurückhaltung zu gebrauchen.

Demgegenüber steht die Zahl von 64 Verstorbenen oder 94,2% sicher fest.

Aber auch diese Zahlen muß man einer Korrektur unterziehen, da die Kasuistik einen Zeitraum von 1874–1970 umfaßt. Bei einer Aufteilung der Beobachtungszeiten in zwei Abschnitte, z. B. die Jahre bis 1945 und die Zeit nach 1945, sind in der Tabelle 24 für diese Zeiträume die Überlebenszeiten für Mutter und Kind aufgezeichnet. Die Prozentzahlen müssen selbstverständlich bei der kleinen Zahl mit besonderer Vorsicht betrachtet werden. Das Entscheidende ist aber der deutliche Unterschied der Ergebnisse beider Abschnitte. Für die Mutter bessert sich die Überlebenszeit um 20%, wobei davon 2/3 Fünfjahresüberlebenszeiten beobachtet wurden. Bei den lebendgeborenen Kindern ändert sich die Zahl im zweiten Zeitraum auf 90% gegenüber 67% in der Berichtszeit bis 1945. Tote Kinder wurden nur in 10 der Fälle geboren.

Eine Aufteilung nach Magenkarzinom und Magenkarzinom und Ovarialmetastase zeigt,

Tabelle 24. Überlebenszeiten für Mutter und Kind bei Schwangerschaft mit Magenkarzinom

	lebt	%	gest.	%	Fünfjahresheilung
Mutter					
–1945	1	0,5	49	99,5	
1946–1970	3	20	12	80	2
Kind					
–1945	21	67	9	33	
1946–1970	10	90	1	10	

daß die 4 Überlebenden keine Ovarialmetastasen hatten. Sonst kann kein eindeutiger Unterschied im Verlauf der Erkrankung mit oder ohne Ovarialmetastasen bei gleichzeitiger Schwangerschaft festgestellt werden.

Bei einer zusammenfassenden Betrachtung der vorliegenden Untersuchungen ist zu sagen, daß der klinische Verlauf bei einer Magenkarzinomkranken, die gleichzeitig schwanger ist, gegenüber einer Nichtschwangeren entscheidend schlechter ist. Die Fertilität einer magenkarzinomkranken Frau ist nicht gestört. Die Frage, ob die Schwangerschaft einen Einfluß auf das Magenkarzinom hat, ist mit Sicherheit nicht mit den vorliegenden klinischen Daten zu beantworten. Wenn man berücksichtigt, daß die Fünfjahresüberlebenszeit bei Magenkarzinomkranken mit Schwangerschaft, wie vorher ausgeführt, bei etwa 20% liegt, ist zum mindesten die Annahme berechtigt, daß magenkarzinomkranke Schwangere keine Aussicht auf eine Überlebenschance haben, schon gar nicht, wenn auch noch Ovarialmetastasen hinzukommen. Insofern ist schon ein Einfluß der Schwangerschaft zu verzeichnen. Nach den Zahlen der Tabelle 23 ist aber nicht unbedingt zu sagen, daß etwa die Phase post partum besonders ungünstig sei. Allerdings sind alle Patientinnen, bei denen ein therapeutischer Abort durchgeführt wurde, spätestens 14 Tage post abortum gestorben. Daraus wäre zu folgern, daß die Unterbrechung der Schwangerschaft keinen Erfolg verspricht.

Welche Schlußfolgerungen ergeben sich aus den Untersuchungen? Auch bei dieser Erkrankung wird deutlich, daß die Entscheidung Mutter oder Kind gar nicht so im Vordergrund steht, da man in 95% damit rechnen muß, daß das Schicksal der Mutter besiegelt ist. Wenn man die Schwangerschaft vor Lebensfähigkeit des Kindes beendet, vernichtet man vorweg auch das Leben des Kindes, ohne eine auch nur annähernd günstige Aussicht für die Mutter damit erreichen zu können. Im Gegenteil, nach den klinischen Berichten sind alle Mütter bei therapeutischer Unterbrechung der Schwangerschaft in kurzer Zeit gestorben. Wenn man die Schwangerschaft bestehen läßt und es zu einer Spontangeburt kommt, ist in 70% der Fälle mit einem lebenden Kind zu rechnen. Selbst die Magenoperation in graviditate hat zu einem lebenden Kind durch spätere Spontangeburt geführt. Die Voraussetzung für die Einstellung zur Therapie scheint eine exakte Diagnosestellung zu sein. Diese sollte auch in der Gravidität mit allen zur Verfügung stehenden Mitteln vorangetrieben werden. Vor allen Dingen wäre die Frage der Metastasierung besonders in die Ovarien von Wichtigkeit.

Wenn es sich herausstellt, daß — so weit zu erkennen — nur der Magen befallen ist, kann eine Magenresektion auch in graviditate in Frage kommen. Der Gedanke, bei fortgeschrittenem Karzinom die Mutter retten zu wollen, läßt sich durch ausreichende statistische Arbeiten als nicht möglich darstellen.

Der Gedanke, das Kind zu retten, wird entscheidend durch die Ergebnisse der neueren therapeutischen Erfolge in den Vordergrund geschoben. 90% der Kinder kamen in der Zeit nach 1945 lebend zur Welt. Demgegenüber steht die mütterliche Fünfjahresüberlebenszeit von 2 Frauen bei 15 beobachteten Fällen, bzw. 20 seit 1945.

7. Dickdarm- und Mastdarmkarzinom

Das gleichzeitige Vorkommen eines Kolonkarzinom mit einer Schwangerschaft soll durch eine eigene Beobachtung eingeleitet werden, insbesondere auch deshalb, weil bisher nur 1 Fall von Einsel und Cooks beschrieben wurde, bei dem ein Karzinom der linken Flexur gleichzeitig mit einer Schwangerschaft vergesellschaftet war.

H. Kl. (Kr.Bl. Nr. 411/1960) 40 Jahre, IV. Grav. wird mit kräftigen Wehen aufgenommen.

Es kommt ½ Std später zur Spontangeburt eines lebensfrischen Mädchens (Gewicht 3100 g, Länge 52 cm, Kopfumfang 34 cm). Die Plazenta

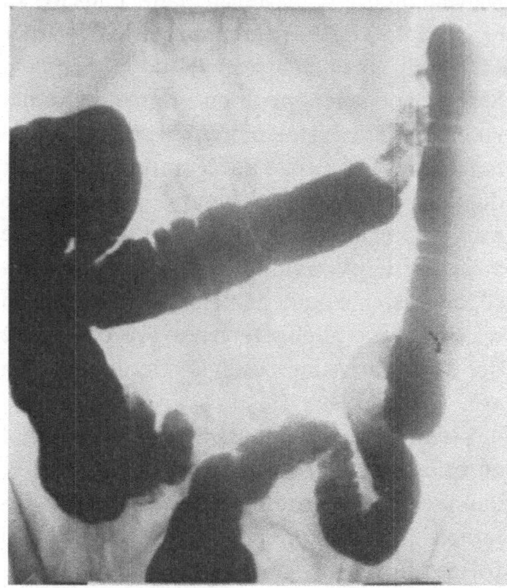

Abb. 5. Coloncarcinom im Bereich der linken Flexur. Aufnahme 10 Tage nach einer Geburt

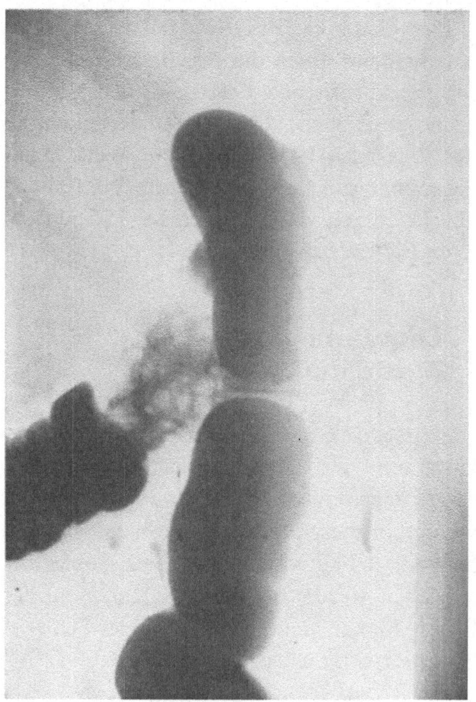

Abb. 6. Der gleiche Befund wie Abb. 5

war unauffällig, kein Anhalt für metastatische Veränderungen. Schon bei der ersten Untersuchung wird links im Epigastrium ein faustgroßer, beweglicher Tumor festgestellt. Am 14. Tag p.p. wird ein Kontrasteinlauf durchgeführt, der im Bereich der linken Flexur eine Stenose des Transversum zeigt. Anamnestisch gibt die Patientin an, mehrmals eine Magenschleimhautentzündung gehabt zu haben. Irgendwelche sonstigen Beschwerden während der Schwangerschaft hatte die Patientin nicht.

Die BKS betrug 28/47. Das Blutbild war normal, der Hb-Gehalt nach der Entbindung 72% (Abb. 5 u. 6). Der Verdacht auf Vorliegen eines Neoplasma des Dickdarms wird geäußert und die Patientin auf die Chirurgische Abteilung verlegt.

4 Wochen post partum wird bei einer Probelaparotomie die Diagnose Transversumkarzinom bestätigt, wobei sich ausgedehnte Metastasen bereits in der Leber befanden. Postoperativ wird die Patientin bei relativ gutem Allgemeinbefinden entlassen. 4 Wochen nach der Entlassung bekam die Patientin heftige Schmerzen im linken Oberbauch, die sich kolikartig wiederholten. Es kamen hinzu: Appetitlosigkeit, Stuhlbeschwerden, Gewichtsabnahme und schließlich Erbrechen. Mit diesen Symptomen wurde die Patientin 7 Monate später in kachektischem Zustand wieder aufgenommen. Unter dem Zeichen allgemeinen Tumorverfalls starb die Patientin 8 Monate post partum.

Die Frage: wie häufig kommt ein Rektumkarzinom — und in der Mehrzahl der beschriebenen Fälle handelt es sich um solche — mit einer Schwangerschaft zusammen vor, ist naturgemäß bei dem auch auf der ganzen Welt nur sehr spärlich veröffentlichten Material schwer zu sagen. McLean u. Mitarb. haben eine Umfrage an die Mitglieder der Michigan Society of Obstetricians and Gynecologists gerichtet und kamen zu dem Ergebnis, daß man mit einem Vorkommen von 1 Rektumkarzinom auf 50 000 Schwangerschaften rechnen kann.

Die 119 statistisch erfaßten Fälle stammen aus folgenden Arbeiten (Jahr, Autor, Fallzahl):

1837: Cruveilhier (1 Fall), 1843: Lever (1 Fall), 1878: Potter (1 Fall), 1879: Hicks (1 Fall), 1879: Hermann (1 Fall), Kaltenbach (1 Fall), 1889: Polk (1 Fall), 1890: Löhlein (1 Fall), 1893: Zweifel (1 Fall), Freund (1 Fall), 1894: Jordan (1 Fall), 1895: Duncan (1 Fall),

1897: Riddet (1 Fall), 1899: Holzapfel (1 Fall), Heinecke (1 Fall), McVie (1 Fall), 1900: Kürstner (1 Fall), Petersen (1 Fall), Heussner (1 Fall), Küstner (1 Fall), 1901: Baldy (1 Fall), 1902: Endelmann (1 Fall), Rosia (1 Fall), 1903: Semmelink (1 Fall), Russel (1 Fall), 1905: Smits (1 Fall), Nijhoff (1 Fall), Frank (1 Fall), Kielberg (1 Fall), 1906: Demelin u. Condert (1 Fall), 1908: Kynoch (1 Fall), 1909: Clemenz (1 Fall), 1910: Commendeur (1 Fall), 1917: Rosner (1 Fall), 1923: Heil (1 Fall), 1925: Maunsell (2 Fälle), 1926: Katz u. Kaspar (9 Fälle), 1928: Delbez (1 Fall), Evers (1 Fall), 1930: Katz (3 Fälle), 1939: Ducuing u. Guilhim (1 Fall), 1940: Mankin (1 Fall), Der Brucke (2 Fälle), 1941: Mayo u. Hunt (1 Fall), 1945: Finn u. Lord (1 Fall), Banner, Hunt u. Dixon (6 Fälle), Banner u. Mitarb. (3 Fälle), 1947: Swartley u. Mitarb. (1 Fall), Bacon u. Rowe (1 Fall), 1949: Sadugor (1 Fall), Putzky u. Mitarb. (1 Fall), 1950: Schlemenson u. Mitarb. (1 Fall), 1952: Jennings (1 Fall), Berio u. Mitarb. (2 Fälle), 1954: Waters u. Fennimore (1 Fall), 1955: McLean u. Mitarb. (4 Fälle), 1956: Hesseltine u. Loth (1 Fall), 1957: Marcus u. Mitarb. (1 Fall), Einsel u. Cocks (1 Fall), Warren (9 Fälle), 1961: Sibert u. Mitarb. (1 Fall), Lauterwein (1 Fall), 1962: O'Leary u. Bepko (1 Fall), Stevenson (1 Fall), 1963: Barber u. Brunschwig (2 Fälle), 1964: Cade (1 Fall), 1965: Chastrusse u. Mitarb. (1 Fall), Zilahi u. Mitarb. (1 Fall), 1967: O'Leary u. Mitarb. (17 Fälle), 1968: Longuet u. Mitarb. (1 Fall), Mendoza (1 Fall), 1970: Verhagen (1 Fall).

Die Altersverteilung der Fälle zeigt, daß vom 18.–48. Lebensjahr eine Erkrankung von Darmkarzinom und Schwangerschaft vorkommt. Ein Gipfel des Zusammentreffens liegt zwischen 26 und 36 Jahren, ein weiteres vermehrtes Vorkommen ist anschließend in der Zeit vom 36.–42. Jahr (s. Abb. 3).

Bei den zusammengestellten 117 Beobachtungen liegen die Rektumkarzinome mit 102 Fällen weitaus an der Spitze (Tabelle 25). Es folgen 4 Fälle des Colon ascendens u. re. Flexur u. Zökum, 1 Karzinom des Transversum, 2 Fälle der linken Flexur und des Descendens sowie 8 Patientinnen mit einem Sigmoidkarzinom.

Die Beschwerden, die die Patientinnen angaben, entsprechen im wesentlichen auch den Symptomen bei einem Darmkarzinom, wie

Tabelle 25. Anteil der einzelnen Lokalisationen eines Dickdarmkarzinoms bei gleichzeitig bestehender Schwangerschaft

Rektum	Zökum und Kolon ascendens m. Flexus	Transversum	Descendens u. li. Flexus	Sigmoid
102	4	1	2	8
87,1%	3,4%	0,9	1,8%	6,8%

sie von den Patientinnen ohne Schwangerschaft angegeben werden. Neben Darmblutungen, Leibkrämpfen, Durchfällen wie Obstipation klagten die Patientinnen auch über Schmerzen und Erbrechen. Ein Rektumtumor war auch in vielen Fällen als ein Geburtshindernis erkannt worden.

Der Zeitpunkt, an dem die schwangeren Frauen mit einem Kolon- oder Rektumkarzinom zur Beobachtung kamen, ist bei 113 Fällen in 18,6% im 1. Trimester, in 29,2% im 2. und in 52,2% im 3. Trimester. Mit zunehmender Schwangerschaftsdauer werden die Beschwerden mehr in den Vordergrund gerückt, und die Patientinnen kommen zur Behandlung und zur Diagnose.

Anteilmäßig nehmen die Patientinnen den Hauptteil ein, die 1–3 Kinder haben, wobei 3 Kinder fast in 1/3 der Fälle geboren wurden.

Die Frage, welche Entbindungsart beim gleichzeitigen Vorkommen von Schwangerschaft und Dickdarm-Rektum-Karzinom gewählt wurde, ist wichtig für die Ergebnisse im Hinblick auf Leben und Tod von Mutter oder Kind.

Von 104 Schwangeren mit einem Dickdarmkarzinom wurden 40 Kinder = 38,4% durch Spontangeburt zur Welt gebracht. 44 = 42,3% wurden durch Sectio entwickelt, darunter in 15 Fällen mit gleichzeitiger Exstirpation des Uterus. 4 Patientinnen starben unentbunden und bei 9 Frauen wurde ein therapeutischer Abort eingeleitet. 3 Kinder wurden durch Forzeps, 3 durch Extraktion geboren.

Entscheidend wichtig für das Verhalten des Geburtshelfers ist u. a. das Ergebnis seiner geburtshilflichen Hilfeleistungen. Soweit es die Beurteilung der Zahlen zuläßt, ergibt sich für die einzelne Methode folgende Übersicht.

Bei den 38,4% Spontangeburten starb die Hälfte der Mütter und die Hälfte blieb am Leben. Demgegenüber war für die Kinder das Ergebnis günstiger. 19 Kinder überlebten die Geburt, 9 d. h. 1/3 starben.

Von 29 Schnittentbindungen starben 12 Frauen und 16 überlebten. 26 durch Sectio entwickelte Kinder kamen lebend zur Welt und nur 2 starben. Bei den weiteren 15 Schnittentbindungen mit gleichzeitiger Exstirpation des Uterus überlebten 7 Frauen und 4 starben. Von den Kindern überlebten 7 und 4 starben.

Als Schlußfolgerung für das therapeutische Handeln läßt sich unter Berücksichtigung der kleinen Zahl sagen, daß für die Mutter die günstigere Entbindungsmethode die Schnittentbindung ist. Sie bietet die bessere Aussicht auf ein Überleben. Bei der Spontangeburt sind die Aussichten zu gleichen Teilen. Deutlicher liegen die Verhältnisse bei den Kindern. Hier ist bei der Schnittentbindung ein entscheidender Vorteil zu sehen. In fast 93% der Fälle überleben die Kinder die Sectio. Bei den Spontangeburten liegen die Verhältnisse nicht so günstig. Fast 1/3 der Kinder sterben bei der Geburt.

Als Ergebnis dieser Untersuchungen erscheint für Mutter wie Kind am günstigsten zu sein, die Schwangerschaft durch eine Sectio zu beenden.

Wenn man für die Kinder den Ausgang übersieht, ergibt sich für 96 Fälle ein Überleben in 64,5%, tote Kinder waren in 21,8% und nicht Entbundene 13,7% der Fälle zu beobachten.

Da diese statistische Übersicht einen Zeitraum von 1837–1970 umfaßt, wurde eine Zeitunterteilung vorgenommen. Für die Jahre 1837–1945 waren die Zahlen bei lebenden Kindern 66%, es starben in diesem Zeitraum 34%. Für den Zeitabschnitt von 1946 bis 1970 wurden in 71% lebende Kinder geboren und in 29% tote Kinder.

Die Berechnungen für die Überlebenschancen der Mütter sind wie folgt:

56,2% der Mütter überlebten die Erkrankung eines Dickdarm- und Rektum-Karzinoms bei Schwangerschaft, berechnet von der Geburt an. Darunter war die Fünfjahresüberlebenszeit in 19,5% gegeben.

Gestorben sind 43,8% der Mütter längstens in einem Zeitintervall bis zu 1 Jahr nach der Entbindung.

Gliedert man auch hier die große Zeitspanne auf, so ergibt sich eine mütterliche Mortalität für den Zeitraum 1837–1945 von 65,6% bei 34,4% Überlebenden. Demgegenüber liegt die Überlebenszeit für den Zeitraum von 1946–1970 bei 71,1% gegenüber einer Sterberate von 28,9% (Tabelle 26).

Tabelle 26. Schicksal von 106 Schwangeren mit Kolon- und Rektumkarzinom, aufgeteilt nach Beobachtungsjahren 1837–1945 und 1946–1970

	lebt	gestorben	
1837–1945	24 (44,4%)	30 (65,6%)	54
1946–1970	37 (71,1%)	15 (28,9%)	52
über 5 Jahre	18 (34,6%)		

Für die Beurteilung des Einflusses der Gravidität auf das Tumorwachstum und den Erkrankungsablauf ist die Fünfjahresüberlebenszeit entscheidend. Sie liegt in diesem Zeitraum bei 34,6% und damit fast doppelt so hoch wie für die Gesamtzeit berechnet, und ebenfalls entscheidend besser als es in der Allgemeinstatistik angegeben wird.

Versucht man, für die Zeit von 1946–1970 herauszufinden (Tabelle 27), ob der Einfluß des Zeitpunktes der Diagnosestellung zu erkennen ist, so sieht man, daß im ersten Drittel der Schwangerschaft wie im zweiten und dritten Drittel die Überlebenszahl der Mütter fast gleich ist. Demgegenüber werden

Abb. 4. Altersspezifische Fruchtbarkeitsverteilung. Lebendgeborene pro 1000 Frauen in Abhängigkeit vom Alter für die Jahre 1950 (□) und 1967 (○) * nach Angaben des Statistischen Bundesamtes

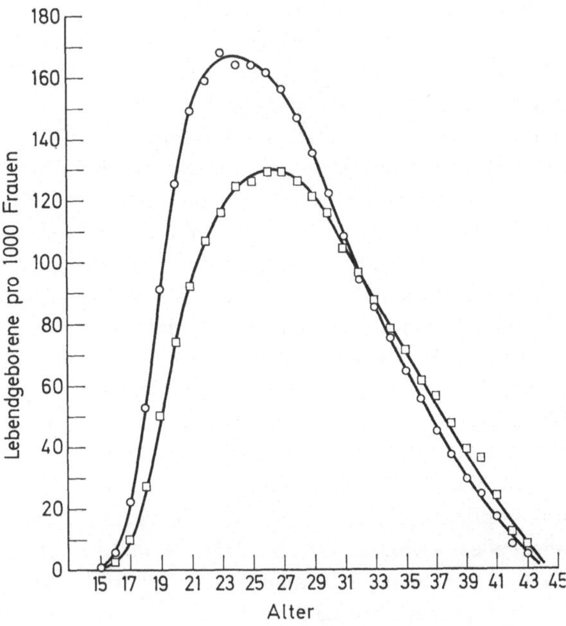

4mal mehr mütterliche Todesfälle verzeichnet, wenn die Diagnose erst im 3. Drittel der Schwangerschaft erfolgte. Für das Kind scheint es von Nutzen zu sein, wenn die Diagnose bzw. Behandlung erst im II. und III. Trimester beginnt.

Eine vergleichende Zusammenfassung im Hinblick auf das Alter der Patientinnen

Tabelle 27. Ausgang der Schwangerschaft für Mutter und Kind nach Aufteilung der Diagnosestellung in den Schwangerschaftsdritteln für die Zeit von 1946–1970 und Aufzeichnung der für diese Zeiten resultierten Fünfjahresheilungen bei Kolon- und Rektumkarzinomen

Ausgang der Schwangerschaft	bei Diagnose im		
	I.	II.	III. Trimenon
Mutter lebt	11	12	11
Mutter tot	2	4	9
Kind lebt	5	10	14
Kind tot		2	3
Mutter lebt über 5 Jahre	6	7	5

würde die Frage zu beantworten versuchen, ob ein Einfluß der Schwangerschaft auf das Wachstum des Darmkrebses vorliegt oder umgekehrt, ob der Darmkrebs leichter bei schwangeren Frauen auftritt.

Ein Vergleich der Alterskurven zeigt, daß unkompliziert der Gipfel der Erkrankung an Rektumkarzinomen bei 50–60 Jahren liegt. Bei Vergesellschaftung mit einer Schwangerschaft findet sich der zahlenmäßige Höhepunkt der Erkrankung zwischen dem 26. und 34. Lebensjahr. Der erste Gipfel um das 28. Lebensjahr liegt im Bereich der auch natürlicherseits vorhandenen Fruchtbarkeitsspitze. Man müßte danach sagen, daß das Zusammentreffen von Schwangerschaft und Darmkrebs unabhängig ist von einem gegenseitigen Einfluß, daß der vermehrte zahlenmäßige Anteil um die Endzwanziger Jahre dem natürlichen Geburtenrhythmus entspricht. Wenn eine Schwangerschaft anfälliger wäre für die Entstehung eines Dickdarmkrebses, müßte ein Anstieg der Erkrankung bis zum 40.–45. Lebensjahr zu erwarten sein. Dies ist aber nicht der Fall.

Bezüglich der Verteilung der Dickdarmkrebse auf die einzelnen Abschnitte erscheint ein Vergleich mit den statistischen Zahlen anderer Autoren (Horsley u. Rowe, Keddie u. Hargreaves, Kern u. Böttcher) wegen des zu geringen Zahlenmaterials nicht angebracht. Es kommt aber auch nach der Übersicht zum Ausdruck, daß das Rektumkarzinom weit im Vordergrund steht. Mit erheblichem Abstand folgt das Sigmoidkarzinom.

Die Fertilität der Patientin mit einem Darmkarzinom ist nicht herabgesetzt. 1 Kind haben nur etwa 10% der Frauen, alle anderen haben 2 und mehr Kinder. Es bleibt die entscheidende Frage: Hat die Schwangerschaft einen Einfluß in guter oder schlechter Hinsicht auf das Wachstum des Kolon-Rektum-Karzinoms? Der maßgebliche Wert dürfte hier die Fünfjahresheilung sein. Bei unkomplizierten Fällen liegt sie, wie vorher angegeben, zwischen 20 und 25%. Kompliziert durch eine Schwangerschaft ist die Fünfjahresüberlebenszeit 19,5%, d. h. sie liegt an der unteren Grenze. Nun ist bei dieser Zahl aber zu berücksichtigen, daß sie einen Zeitraum von 130 Jahren umfaßt.

Berechnet man die Fünfjahresheilung für Kolon- und Rektum-Karzinome nur für die Zeit von 1946–1970, so kommt man auf einen Wert von 34,6%. Und damit liegt die Heilungsziffer um fast 10% höher als bei den unkomplizierten Fällen. Geht man nur von dieser Zahl aus, so liegt ein günstiger Einfluß der Schwangerschaft auf den Ausgang der Karzinomerkrankung der Mutter vor.

Die Ansichten über die Behandlung der Patientin mit Dickdarm- und Rektum-Karzinom bei gleichzeitiger Schwangerschaft werden z. B. von McLean u. Mitarb. so präzisiert: Vor der 20. Schwangerschaftswoche soll eine Behandlung ohne Rücksicht auf die Schwangerschaft erfolgen. Zwischen der 20. und 27. Woche Hysterektomie mit anschließender operativer Tumorbehandlung. Nach der 27. Woche Sectio mit Resektion des Tumors. In allen Zeiten der Schwangerschaft, bei Obstruktion oder Perforation oder Blutung eines Rektum-Ca. Behandlung ohne Rücksicht auf die Schwangerschaft.

O'Leary, Pratt und Symmonds sind der Meinung, daß die Schwangerschaft den Ablauf der Krebserkrankung im Dickdarmbereich nicht beeinflußt. Die Überlebenschance der Patientin ist abhängig vom Ausbreitungsgrad der Geschwulst. Daher ist die frühzeitige Diagnose für das weitere Schicksal entscheidend. Auch diese Autoren glauben, daß die Methode der Wahl nach der 33. Woche die Schnittentbindung mit anschließender Tumorentfernung ist. Sollte der Tumorprozeß in den ersten beiden Trimestern entdeckt sein, so müßte unter Erhaltung der Schwangerschaft die Operation durchgeführt werden.

Wie in der Tabelle 27 in der letzten Spalte ermittelt wurde, scheint die Fünfjahresüberlebenszeit nicht abhängig zu sein von der Diagnosestellung im Ablauf der Schwangerschaft und speziell aufgeteilt nach den 3 Trimestern. Es scheint vielmehr so zu sein, daß andere Faktoren als die Schwangerschaft für den Ablauf der Krebserkrankung verantwortlich zu machen sind.

Verteilt man die 19 Patientinnen mit einer Fünfjahresheilung auf einzelne Lebensalterabschnitte, so ergibt sich, wie die Tabelle 28 zeigt, ein Überwiegen der Frauen unter 30 Jahre gegenüber denen von über 30 und über 40 Jahre. Auch unter Berücksichtigung der kleinen Zahl dürfte dieses Ergebnis so zu deuten sein.

Tabelle 28. Verteilung der Fünfjahresheilung bei Kolon- und Rektumkarzinomen und Schwangerschaft auf die Lebensalter bei 19 Patientinnen (Durchschnittsalter 32,4 Jahre)

Alter	–25	26–30	31–35	36–40	41–45	Summe
	2	8	5	3	1	19
	52,7%		42,1%		5,2%	

Zusammenfassung: Für die Karzinome des *Magen-Darm-Kanals* empfiehlt Heiss wegen der schlechten Prognose die grundsätzliche Schwangerschaftsunterbrechung.

Demgegenüber sagt Mankin, daß bei einer Bewertung der verschiedenen Stadien der Schwangerschaft und Nachgeburtsperiode auf die Neubildungen des Magen-Darm-Kanals verlangt werden müsse, daß die spezifische Wirkung der Schwangerschaft nachgewiesen wäre. Peller und Stöhr (zit. n. Mankin) kommen zu dem Schluß, daß es nicht möglich ist, über die Wirkung des Geschwulstwachstums auf die Gravidität etwas zu sagen. Mankin glaubt aufgrund der Analyse der vorliegenden Literatur sagen zu können, daß die Schwangerschaft das Geschwulstwachstum nicht anregt, eher es hemmt, daß aber die Nachgeburtsperiode eine Beschleunigung des Geschwulstwachstums bewirkt.

Wenn man die vorliegenden Untersuchungen durchgeht und die für den Enderfolg allein maßgebenden Zahlen der Fünfjahresüberlebenszeit vergleicht, dann läßt sich feststellen, daß seit 1945 diese Zahlen mit 20% gleich sind, d. h. bei einer sofort einsetzenden Therapie, die ohne Rücksicht auf die Schwangerschaft auch in der Schwangerschaft durchgeführt wird, sind die Heilungsergebnisse gleich. Man kann dann unmöglich von einem Einfluß der Schwangerschaft auf das Tumorwachstum des Magenkarzinoms sprechen, weder in begünstigender noch in negativer Hinsicht. Wie in der Literatur festgelegt, sind Magenresektionen auch in der Gravidität erfolgt. Eine Interruptio ist nicht angezeigt. Zu dieser Ansicht kommt auch Boronow, wenn er sagt, daß ein Abort keinen therapeutischen Effekt hat.

In der 1940 von Mankin veröffentlichten Arbeit wird das bis dahin vorliegende Literaturmaterial eingehend gewürdigt. Die Abhandlung des Kapitels *Rektumkarzinom* und Schwangerschaft ist sehr eingehend. Besonders betont wird auch hier die unterschiedliche Wirkung von Schwangerschaft und Nachgeburtsperiode. Die zitierten Autoren (Katz u. Kasper, Häusner, Rossa, A. Meyer, Weibel, Schweizer, Hochenegg) sind einhellig der Meinung, daß „sich die Bösartigkeit der Tumorzellen unter dem Einfluß der Schwangerschaft nicht erweisen läßt". Und weiter sagen Katz und Kasper (zit. n. Mankin): „Die Operabilität des *Mastdarmkarzinoms* im Zusammenhang mit einer Schwangerschaft ist eine auffallend hohe. Die primären Operationserfolge sind in den Beobachtungen der Klinik Hochenegg ausgezeichnete, aber auch Dauerheilung kommt zum mindesten im selben Ausmaß in Fällen von Rektumkarzinomen ohne diese Kombination vor."

Gerade im Hinblick auf die Einwirkung der Schwangerschaft auf das Tumorwachstum weist Mankin auf folgenden Vergleich hin. Zu damaliger Zeit wurden die besseren Heilungsergebnisse bei der Kombination Kollumkarzinom und Schwangerschaft nicht auf den günstigen Einfluß der Schwangerschaft zurückgeführt, vielmehr auf die angebliche frühe Erfassung der Erkrankung in der Gravidität.

Auf das Rektumkarzinom bezogen müßte man geradezu umgekehrt argumentieren. Gerade das Rektumkarzinom wird in der Schwangerschaft wegen seiner ganz allgemeinen Symptomatik — Obstipation, Tenesmus, Schmerzen, Schleim und Blut im Stuhl — sehr spät erkannt. Trotz dieses späten Erkennens sind die Ergebnisse bei der Kombination Rektumkarzinom und Schwangerschaft besser, zum mindesten aber gleichgut gegenüber der einfachen Erkrankung am Rektumkarzinom. Mankin ist der gleichen Meinung wie die Autoren der Klinik Hochenegg, daß der radikale Eingriff beim Rektumkarzinom notwendig sei, ohne Beendigung der Schwangerschaft.

Diese vor Jahrzehnten geäußerte Ansicht teilen auch die Autoren neuerer Übersichten. Betson und Golden geben an, daß vor der 20. Woche die Operation des Darmkarzinoms ohne Rücksicht auf die Schwangerschaft erfolgen sollte. Die Entbindung auf vaginalem Wege sollte so lange angestrebt werden, wie nicht geburtshilfliche Kontraindikationen beständen — etwa Wegverlegung. Dabei sei die Gefahr der Tumorzellverschleppung nicht größer als bei den erforderlichen diagnostischen Maßnahmen. Die Autoren betonen auch, daß bei der Diagnostik die Schwangerschaft in den Hintergrund zu treten habe. Im dritten Trimester oder nahe dem Geburtstermin sei die Geburt einzuleiten, wonach dann sofort die abdomino-perineale Resektion innerhalb von 2 Wochen zu folgen habe.

O'Leary und Bepko kommen zu der Schlußfolgerung, daß in den beiden ersten Dritteln der Schwangerschaft das Rektumkarzinom so behandelt werden sollte, als bestünde die Schwangerschaft nicht. Im letzten Drittel sollte die Mutter durch Sectio entbunden und dann die Darmoperation angeschlossen werden, wenn die Patientin in einem guten Zustand ist. Ein therapeutischer Abort wird von Boronow nicht für günstig gehalten. Auch Cade kommt zu dem Schluß, daß eine abdomino-perineale Resektion des Rektums im 4. Schwangerschaftsmonat nicht einen Abort auslösen müßte. Die Schwangerschaft kann bis zu Ende gehen. Auch könnte eine Frau, bei der die Exzision des Rektums wegen eines Krebses erfolgt sei, noch wiederholt eine erfolgreiche Schwangerschaft austragen.

Die vorhergehenden Untersuchungen über die Fünfjahresüberlebenszeit bei Rektumkarzinom und Schwangerschaft zeigen ab 1945 einen prozentualen Anteil von 34,6% gegenüber 24,8% bei Rektumkarzinomen ohne Gravidität, d. h. es sind 10% bessere Ergebnisse bei Rektumkarzinom und gleichzeitiger Schwangerschaft zu erwarten. Aus diesen klaren Zahlen muß man den Schluß ziehen, daß die Schwangerschaft einen günstigen Einfluß auf das Rektum-Dickdarm-Karzinom hat, ein Befund, der schon vor 30 Jahren von Mankin betont wurde. Und es kann auch aus unseren Untersuchungen abgelesen werden, daß die Erkennung des Tumors zu über 52% erst im III. Drittel der Schwangerschaft erfolgte. Wie es in der Literatur festgelegt war, so kann man bestätigen, daß die in 42,3% erfolgte Schnittentbindung die besten Ergebnisse für Mutter und Kind hatte. Wenn man die Fünfjahresüberlebenszeit berücksichtigt, so ist eine Differenzierung im Hinblick auf den Zeitpunkt der Diagnose und eine daraus resultierende Heilungsaussicht so zu interpretieren, daß aus den vorliegenden Zahlen keine Unterschiede gemacht werden können.

8. Leberkarzinom

Das gleichzeitige Zusammentreffen von Leberkarzinom und Schwangerschaft ist aus mehreren Gründen sehr selten. Einmal beträgt das Vorkommen von primären Leberkarzinomen insgesamt nur 0,18–1,13% eines Sektionsgutes, das in seiner Zusammensetzung abhängig ist von der geographischen Lage. Zum anderen liegt in unseren Breiten das durchschnittliche Erkrankungsalter bei etwa 61 Jahren, und schließlich ist die Beteiligung der Frauen am primären Leberkarzinom mit etwa 17,2% entscheidend weniger als bei den Männern mit 82,8%.

In der Tabelle 29 sind die bisher veröffentlichten Fälle von Leberkarzinom und Schwangerschaft aufgezeichnet. Der Fall von Debrunner u. Mitarb. soll im folgenden kasuistisch dargestellt werden.

Eine 34jährige Erstpara in der 32. Schwangerschaftswoche wird wegen Ikterus aufgenommen. Da sie als Krankenschwester angeblich mit Hepatitispatienten zusammengekommen ist, wird eine Virushepatitis angenommen. Einen Tag später kollabiert die Patientin, es wird transfundiert und die Frau in die Baseler Medizinische Universitätsklinik verlegt. Bei der Aufnahme war die Patientin bewußtlos, RR nicht meßbar, starker Ikterus, Leber druckempfindlich, Hb 10 g-%. Die eingeleitete Therapie konnte die schwerkranke Patientin, die 2 Std nach der Aufnahme ad exitum kam, nicht aus ihrem Schock herausbringen. Die Sectio in

Tabelle 29. Leberkarzinom vergesellschaftet mit Schwangerschaft

Lfd. Nr.	Autor, Jahr	Patientin			klinische Erscheinungen	Entbindung	Kind	Mutter		
		Alter	Grav.	mens						
1.	Markus, 1910		4	9	bewußtlos, 4mal eklampt. Anfall	Sectio vaginalis	lebt, n. 12 Std gest.	p. op. n. 6 Std gest.	Leberkarzinom und Ovar. Melanosarkom und Plazentametastasen	
2.	Roddie, 1957	43	13	7	Leibschmerzen, Dyspnoe, Gelbsucht, Tumor re. Seite, Leberruptur	Sectio	lebt, 1800 g	gest. 14 Std p. op.	Primäres Leberkarzinom	Chinesin
3.	Yen, 1964	38	5	8	Präeklampsie, Leibschmerzen, Schock, Anämie	Sectio caes. Blut i. Abd. Leberruptur	lebt, 2 Tage p. p. gest.	gest. 3 Tage p. op.	Hepatom	Guamanesin
4.	Kim u. Lin, 1965	27	5	7	Tumor re. Seite p. part. festgestellt, Probelap., histol. Leberzellkarzinom	normal	lebt	lebt 1 Jahr p. op.	3 Wo. p. part. Lobektomie re. Leberlappen	Negerin
5.	Debrunner, Scheidegger u. Thölen, 1969	34	1	8	Ikterus, 3 Tage ante mortem Kollaps, Bewußtlosigkeit	Sectio in mortua	gest., mazeriert	gest.	histol.: Hepatozelluläres Karzinom	

mortua brachte ein mazeriertes Kind zur Welt (Werte sind nicht angegeben). Die histologische Diagnose lautete: Hepatozelluläres Karzinom mit multiplen Metastasen in Lymphknoten.

Die hervorstechenden Symptome bei den Patientinnen mit Schwangerschaft bei Leberkarzinom sind vor allem der plötzlich auftretende Leibschmerz, oft lokalisiert im rechten Oberbauch, später übergehend auf den ganzen Leib mit Abwehrspannung, ferner die sehr stark auftretende Gelbsucht. Die Krankenhausaufnahme erfolgte meistens in einem erheblichen Schockzustand und einer erkennbaren Anämie. Die Größenzunahme der Leber ist nicht in allen Fällen sofort erkennbar, meistens aber wurde die Leber als sich vergrößernd erkannt, was trotz des „akuten Abdomens" zu tasten ist.

Das Vorkommen einer infektiösen Hepatitis in der Gravidität ist sehr selten und wird in 0,067% der Graviditäten berichtet. Über den Einfluß einer Gravidität auf den Verlauf der Virushepatitis sind die Ansichten nicht einheitlich.

Eine Erklärung für die Schwere der Schockerscheinungen geben Debrunner u. Mitarb. Einmal halten sie die Sequestierung von Plasma und Erythrozyten in der Leber, die zur Hauptsache aus Knoten des Leberkarzinoms besteht, für ausschlaggebend. Zum anderen sehen sie den Ausfall der Leber für die Entgiftungsprozesse für sehr stark einwirkend. Diese Ansicht wird durch Tierversuche bestätigt, die zeigen konnten, daß leberexstirpierte Hunde im Schockzustand ad exitum kommen.

Der akut auftretende bedrohliche Zustand bedingt optimale diagnostische wie therapeutische Maßnahmen. Trotzdem sieht man an den wenigen Fällen, daß für die Mutter der Ausgang in 4 von 5 Fällen tödlich war. Nur bei 1 Patientin konnte trotz des histologisch nachgewiesenen Karzinoms eine Beobachtungszeit von 1 Jahr erreicht werden.

Die Frage des Einflusses der Schwangerschaft auf das Leberkarzinom ist kaum zu beantworten. Es scheint so, daß der Verlauf der Karzinomerkrankung noch foudroyanter ist als ohne Schwangerschaft. Ob die möglicherweise vermehrte Durchblutung der Leber beeinflussend ist, muß unbeantwortet bleiben.

Daß andererseits durch die Rupturmöglichkeit der Leber in der Schwangerschaft ein Einfluß auf das Kind gegeben ist, könnte aus der Tatsache genommen werden, daß mit Ausnahme von einem Kind, das noch gesund nach 1 Jahr beobachtet wurde, die anderen Kinder spätestens am 3. Tag post partum ad exitum kamen. Ein Kind war mazeriert, die 3 anderen wohl so geschädigt, daß sie nicht lange überlebten.

Wenn man den schlechten Ausgang für die Kinder auf die Leberruptur zurückführen will, so läßt ein Blick in die darüber handelnde Literatur folgendes sagen. Seit der ersten Beschreibung einer Leberruptur in der Schwangerschaft im Jahre 1844 wurden etwa 17 Fälle veröffentlicht. Davon hatten bis auf 2 Fälle alle eine Toxämie. Die Ruptur trat in den meisten Fällen während der Gravidität auf, nur in Einzelfällen nach der Entbindung (Dodson u. O'Leary). Die meisten Schwangerschaften endeten unentbunden, und die Kinder waren tot. Es läßt sich aus diesen Veröffentlichungen eine Antwort auf obige Frage nicht geben.

9. Nierentumoren

In der Zeit von 1930–1969 wurden insgesamt 12 Patientinnen beschrieben, die bei gleichzeitig bestehender Schwangerschaft ein Nierenkarzinom hatten. Bei diesen Karzinomen handelte es sich ausschließlich um Grawitzsche Hypernephrome. Das Alter der Frauen lag zwischen 19 und 40 Jahren. Bei 2 Müttern handelte es sich um Erstschwangere, bei den 5 anderen um Mehrfachschwangere (Tabelle 30).

Die Schwangerschaftszeit, in der die Diagnose des Nierenkarzinoms gestellt wurde, war in etwa der Hälfte der Fälle in der ersten Hälfte der Schwangerschaft. Bei 4 anderen Frauen wurde der Tumor erst am Ende der Gravidität bzw. nach der Geburt erkannt.

Die Diagnose wurde in den meisten Fällen aufgrund eines oder gar aller klassischen Symptome gestellt. In einigen Fällen stand der Schmerz auf der befallenen Seite im Vordergrund, sehr oft verbunden mit einer erheblichen Schwellung im Flanken- und Nierenbereich. Einzelne Patientinnen kamen mit Blutungen ins Krankenhaus, so daß an eine Placenta praevia oder ähnliches gedacht wurde. Dabei stellte sich dann bei der eingehenden Untersuchung, einschließlich der Spekulumeinstellung, heraus, daß die Blutung aus der Urethra kam. Bei der dann durchgeführten Zystoskopie konnte der Verdacht einer Blutung aus oder in die Blase bestätigt werden. Oft auch brachte die Zystoskopie dann den Seitenbefall der Blutungsursache. Eine eingehende urologische Untersuchung führte in den meisten Fällen zur Klärung, wobei auch während der Gravidität ein Ausscheidungs- oder retrogrades Pyelogramm angefertigt wurde.

Nach Klärung der Diagnose wurde die Therapie in allen Fällen sofort angeschlossen. Sie bestand in allen Fällen in einer Nephrektomie. Bei 6 von den 10 Fällen wurde während der Schwangerschaft operiert und in 1 Fall auch während der Gravidität vorbestrahlt.

Bei einem anderen Fall wurde nach einem therapeutischen Abort nachbestrahlt. Die Entbindungsmethode war 4mal eine Sectio, 2mal ein Forzeps, und 4mal erfolgte eine Spontangeburt.

Bei allen 11 Entbindungen wurden lebensfähige Kinder geboren, d. h. jede Schwangerschaft, die belassen wurde, führte zu einem Kind.

Das Schicksal der Mütter, auf Schwangerschaft und Geburt bezogen, zeigt, daß alle nierenkarzinomkranken Mütter den Geburtstermin erreichen. Berichtet wird in 2 Fällen über den Tod 3 bzw. 5 Wochen post partum. Bei einer dieser Patientinnen waren bei der Diagnosestellung schon Metastasen erkannt worden. Der Patientin war ein therapeutischer Abort vorgeschlagen worden, den sie aber ablehnte.

Bei den Fällen, in denen die Patientinnen nachbeobachtet wurden, wird von Überlebenszeiten bis zu 5 Jahren berichtet.

4 Patientinnen lebten länger als 2 Jahre nach der Geburt.

Bevor die zusammenfassenden Fragen besprochen werden, muß eine Fragestellung geklärt werden, die in unmittelbarem Zusammenhang mit der Therapie des Nierentumors steht.

Soll während der Schwangerschaft operiert werden, und zweitens: soll man einer einseitig nephrektomierten Frau noch zu einer Schwangerschaft raten?

Da die Fünfjahresheilungsrate bei Wilms-Tumoren 50–60% beträgt, muß damit gerechnet werden, daß mehrere solcher Frauen Schwangerschaften austragen. Dabei scheint die Frage der Genschädigung durch die applizierte Röntgenbestrahlung von geringer Bedeutung zu sein.

Über die Frage der Schwangerschaft bei nephrektomierten Patientinnen gibt es mehrere Untersuchungen. Als erste haben Shepherd (1890) und Hartmann (1912) das vorliegende Material gesammelt und festgestellt, daß die Prognose für die Mutter gut ist. Das Gesamtvorkommen von nephrektomierten Patientinnen gegenüber normalen Schwangeren liegt bei einem Prozentsatz von 0,5‰ bis 0,95‰ (Felding, Nobili, Finotti) mit einem Durchschnittsalter von 23,8 Jahren. Die Zeit zwischen der Nierenentfernung und der Schwangerschaft beträgt 2—18 Jahre (Felding). Felding sammelte 36 Fälle von Schwangerschaften nach Nephrektomie. Die mütterliche Mortalität betrug 0, die kindliche gereinigte Mortalität lag bei 3,4%, d. h. 2 Kinder von 55 starben. 7 von den 36 Patientinnen hatten einen Abort. In 2 Fällen entwickelte sich eine präeklamptische Tox-

Tabelle 30. Nierentumoren bei Schwangerschaft

Lfd. Nr.	Autor, Jahr	Tumor	Alter	Para	Grav.	Diagnosestellung Gravidität vor	in
1.	Kneise, 1930	Hypernephrom	20	—	—		9. Monat
2.	Kulitzky, 1939	Hypernephrom	35		IV.		5. Monat
3.	Henriksen u. Spense, 1937	Hypernephrom	40		V.		3. Monat
4.	Hoffmann 1939	Hypernephrom	31		I.		
5.	Kitt u. Melik, 1942	Papilläres Adenokarzinom	21		?		?
6.	Lash, 1945	Clear-cell.-Adenokarzinom	30		II.		nach Grav.
7.	Jones u. Price, 1949	Granulosazell-Adenokarzinom	30		?		3. Monat
8.	Waddington, 1956	Clear-cell.-Adenokarzinom	27		I.		am Ende d. Schw.
9.	Smith u. Niles, 1957	Nierenzellkarzinom	31		IV.		5 Tage post part.
10.	Chesley, 1969	Papilläres Adenokarzinom	19		II.		3. Monat
11.	Stevensen, 1962	Anaplastisches Nierenkarzinom	23		I.		post part.
12.	Ruckhäberle u. Mitarb., 1971	Nierentumor, Ca. adenomatosum solidum	33		VIII.		8. Monat

ämie. Eine Elampsie wurde nicht beobachtet.

Gleichgerichtete Untersuchungen stellten Bürger, Krauss und Stietzel an. An der Leipziger Frauenklinik wurden von 1954–1966 29 Frauen entbunden, bei denen eine Nephrektomie voraufgegangen war. Unter diesen 29 Patientinnen fand sich nur 1mal die Indikation Nierentumor. Nach der Nephrektomie wurden 16mal 1 Kind, 9mal 2 Kinder und 4mal 3 Kinder geboren. Von den 46 Schwangerschaften wurden 40 spontan entbunden, 1 durch Sectio, 4 Schwangerschaftsunterbrechungen und 1 Spontangeburt. Alle Kinder wurden lebend geboren. Von den Müttern starb 1 im Spätwochenbett an Nierenversagen. Bei 52% entwickelte sich eine Präeklampsie.

Sehr eingehende Nachuntersuchungen bei 8 Patientinnen zeigten weitgehend normale Nierenbefunde.

Die Verfasser sind der Meinung, daß trotz dieser günstigen Laborwerte die Einschränkung der Nierenleistungsbreite groß ist. Sie fordern daher eine sehr sorgfältige Überwachung der Schwangeren von Beginn der Gravidität an. Bei Auftreten von pathologischen Befunden sollte zu einer Interruptio geraten werden.

Diese Überlegungen stehen in gewissem Sinne auch bei der Diagnose Nierenkarzinom in der Schwangerschaft im Vordergrund.

Entscheidend für den Erfolg einer Karzinombehandlung ist neben der Früherkennung die sofort einsetzende Behandlung.

Entbindung	Abort	Behandlung	Ausgang für Kind	Mutter	
spontan 3 Tage n. Nephrektomie		Nephrektomie im 9. Schwang.-Monat	lebt	Gewichtsverlust	
?		Nephrektomie im 5. Schwang.-Monat	lebt	lebt, gesund nach 5 Jahren	
Sectio		3. Monat Bestrahlung, 5. Monat Nephrektomie	1540 g, lebt	lebt, nach 9 Monaten	
Sectio		Nephrektomie im 4. Monat	2130 g, lebt	lebt, nach 21 Monaten	
Tiefe Zange		Nephrektomie $4^{1}/_{2}$ Monate post partum	lebt	lebt, nach 2 Jahren gesund	
Sectio		Nephrektomie 35 Tage post partum	lebt	lebt, gesund	
	2 Monate post operat.	Nephrektomie im 3. Monat		lebt, nach 9 Monaten	
Sectio		Nephrektomie 6 Tage post partum	lebt	lebt, gesund nach 34 Monaten	
Zange aus Beckenmitte		Nephrektomie 5 Tage post partum	lebt	gestorben, 5 Wochen post part.	
spontan		Nephrektomie li. im 6. Monat/Metastasen	lebt	gestorben, 3 Wochen post part.	therap. Abort v. Pat. verweigert
spontan		Nephrektomie rechts	lebt	lebt, gesund nach 2 Jahren	2. Spontangeburt 1 Jahr post op.
spontan		Operation, Nachbestr.	lebt	lebt, nach 6 Monaten	

Hartmann hat über 35 Nephrektomien bei Schwangeren berichtet. Nur bei 3 Patientinnen trat ein Abort auf. Für die Schwangerschaft besteht also bei der Nierenoperation keine große Gefahr.

Auch bei den Nierenkarzinomoperationen in der Schwangerschaft wurde diese normal ausgetragen.

Man muß bei aller Vorsicht im Hinblick auf die geringe Fallzahl wohl den Schluß ziehen, die Schwangerschaft bestehen zu lassen und sofort zu operieren. Der kindliche und mütterliche Ausgang bei den beschriebenen Fällen dürfte diese Einstellung rechtfertigen.

Zusammenfassung: Die Literatur über die malignen Tumoren der *Niere* ist sehr spärlich. Boronow spricht von 17 Fällen. Wir haben 11 zusammenstellen können. Allgemein ist man auch bei diesem Tumor der Meinung, sofort nach Klärung der Diagnose die Therapie einzuleiten. Diese besteht auch während der Gravidität in einer radikalen Nephrektomie (Boronow). Alle Autoren sind der Ansicht, daß der Verlauf der Erkrankung von einer Schwangerschaft nicht beeinflußt wird. Bei der Röntgennachbestrahlung sollte man sich nach dem Alter der Schwangerschaft richten (Betson u. Golden). Vor der 20. Schwangerschaftswoche soll die Bestrahlung ohne Rücksicht auf die Schwangerschaft durchgeführt werden. Nach der 20. Woche sollte die Lebensfähigkeit des Kindes abgewartet und dann nach einer

Tabelle 31. Zeitpunkt der Nephrektomie bei Schwangeren mit Nierenkarzinom

Nephrektomie			Nephrektomie und Bestrahlung
in Schwangerschaft	nach Schwangerschaft		
3. Monat – 2mal	5. Tag	– 1mal	2mal Bestrahlung während der Schwangerschaft
4. Monat – 1mal	6. Tag	– 1mal	
5. Monat – 2mal	35. Tag	– 1mal	
6. Monat – 1mal	$4^1/_2$ Monate	– 1mal	

Schnittentbindung die Röntgenbestrahlung angeschlossen werden.

Aus der eigenen Aufstellung geht hervor, daß der Ausgang für die Kinder sehr günstig ist mit 10 lebenden Kindern bei 10 Entbindungen. Von den 11 Müttern überlebten 9 die Schwangerschaft. Auch bei diesen Zahlen besteht die allgemeine Ansicht über Nierenkarzinom bei Schwangerschaft zu Recht, daß kein Einfluß vorliegt, und die Therapie ohne Interruptio sofort beginnen sollte.

Tabelle 32. Geburtsbeendigung bei Müttern mit Nierenkarzinomen

Spontangeburt	Forzeps	Sectio	artef. Abort	Zusammen
4	2	4	1	11

Tabelle 33. Schicksal der Kinder von Müttern mit Nierenkarzinom

therapeut. Abort	Kind gestorben	Kind lebt
1	—	10

Tabelle 34. Überlebenszeit von 10 Müttern mit Nierenkarzinom

gestorben post part.	Überlebenszeit in Jahren							
	$^1/_2$	$^3/_4$	1	2	3	4	5	Su.
2	1	2	3	3	1		1	10

10. Phäochromozytom

1927 berichteten zum erstenmal Oberling und Jung über ein Phäochromozytom in der Schwangerschaft. Sie sprachen von einem „choc obstétrical". Ihre Frage lautete: „Kann eine Entbindung einen tödlichen Choc auslösen?" Dieser „Choc obstétrical" war vorher schon mehrfach beschrieben worden (Riviere 1924, Schickele 1924, Wallich 1920).

Bei dem Fall von Oberling und Jung handelte es sich um eine 28jährige Patientin, die vorher niemals krank gewesen war. Sie ging zum Arzt, um sich während ihrer 2. Schwangerschaft vorzustellen. Es wurde ein RR von 250/190 gemessen und eine starke Albuminurie mit granulierten Zylindern im Sediment festgestellt. Nach der sofortigen klinischen Einweisung wurden Ödeme an beiden Beinen und 10‰ Albumin gefunden. In den nächsten 5 Tagen schwankte der Blutdruck bis 170/125. Am 5. Tage kam es zur Spontangeburt. Nach 2 Std trat ein hochgradiger Kreislaufkollaps ein, der trotz aller damaligen Möglichkeiten nicht zu beheben war. Eine stille Uterusruptur konnte ausgeschlossen werden. 6 Std nach der Entbindung starb die Patientin. Bei der Sektion wurde ein Phäochromozytom links festgestellt und eine Herzhypertrophie. Die Autoren folgern aus diesem Fall, daß die Paragangliome der Nebenniere eine Hypertension als klinisches Symptom zur Folge haben.

Bei Durchsicht der Kasuistik ergibt sich stets die fast gleiche Krankengeschichte.

In der Anamnese erscheinen oft typische Anfälle von Schwächegefühl mit Schwindel, Kopfweh und Zittern, Sehstörungen. Beobachtet ein Arzt einen solchen Anfall, wird ein Blutdruck über 200–250 systolisch gemessen. Der Anfall dauert oft nur kurz, tritt aber nach einer Zeit erneut auf. Schwangere Patientinnen gehen zum Arzt und werden wegen hohen Blutdrucks und der Albuminurie als Präeklampsie behandelt. Blutdruckkrisen treten in der Schwangerschaft oft bedrohlich auf, besonders post partum. Es kann zu einem Sistieren der Krisen über lange Zeit kommen. In einer eventuellen neuen Schwangerschaft werden erneut Blutdruckerhöhungen festgestellt, oft muß wegen lebensbedrohlicher Zustände für Mutter wie Kind eine Schnittentbindung durchgeführt werden. Dabei oder danach ist es in vielen Fällen zu ganz außergewöhnliche Blutdruckveränderungen gekommen.

Der Zeitpunkt der Diagnosestellung rechnet sich nach Blair wie folgt aus:

vor der Geburt	17,6%
nach der Geburt	39,2%
nach dem Tode der Mutter	37,2%
z. Z. der Sectio	5,9%

Die Verteilung der Symptome hat Blair vorgenommen. Aus der wiedergegebenen Übersicht erkennt man, daß Kopfschmerzanfälle, Schwitzen, Herzjagen weit an der Spitze liegen. Ein Teil der Patientinnen spricht nur von Schwindel, Schwäche und Schmerzen.

Tabelle 35. Auftreten der Symptome beim Phäochromozytom

Symptom	%
Kopfschmerz	70,6
Schweißausbruch	37,3
Herzjagen	35,3
Schwindel	15,6
Schmerzen	13,7
Schwäche	9,8
Kurzatmigkeit	9,8

Bei den obigen Befunden liegt die Albuminurie mit 35,3%, die Blutzuckererhöhung mit 23,5% und die Retinopathie mit 17,6% im Vordergrund.

Das Durchschnittsalter errechnete Blair mit 29,7 Jahren, zwischen 21–40 Jahren.

Unter 51 Patientinnen mit Schwangerschaft und Phäochromozytom waren 31 Mehrgebärende und 16 Erstgebärende (4 ohne Angabe). Die rechte Nebenniere war in 49% befallen, die linke in 41%, der Rest verteilte sich auf die Paraganglien.

Interessant ist die Aufstellung von Blair über die Entbindungsmethoden im Verhältnis zum mütterlichen Tod.

In 37,3% der Fälle erfolgte eine Spontangeburt, dabei war die mütterliche Mortalität 26,3%. In 19,6% erfolgte eine Sectio, davon starben 40%. In 9,8% wurde durch Forzeps entbunden. Von diesen 5 Patientinnen starben 3.

Als *Indikationen für die Schnittentbindung* standen im Vordergrund Präeklampsie, Mißverhältnis, voraufgegangener Kaiserschnitt, Blutung.

Unter den 51 Patientinnen war eine Gesamtmortalität von 47%. Korrigiert man die Zahl, da 3 Patientinnen nicht direkt im Zusammenhang mit der Schwangerschaft starben, so reduziert sich die Zahl auf 41,2%. Nach einer Spontangeburt starben innerhalb von 3 Tagen 29,2%. 33,3% starben innerhalb von 16 Std nach einer Operation. Weitere Ursachen waren Blutungen in das Phäochromozytom, Lungenödem, Schock, Gehirnblutung. 61,2% der Kinder leben, in 16,3% traten Aborte ein.

Die von Blair angegebenen Werte kann man durch größere Zahlen bestätigen. Die Tabelle 36 gibt das Schicksal von Müttern mit einem Phäochromozytom und ihren Neugeborenen wieder:

Betrachtet man die oben angegebenen Einzelheiten, so kommt man zu folgenden Ergebnissen.

Tabelle 36. Schicksal von Müttern mit Phäochromozytom und deren Neugeborenen

Autor	Anzahl der Fälle	Mütter leben		gestorben		Kinder	
		op. vor Entb.	op. nach Entb.	vor Entbindung	nach	leben	gestorben
Walker	68	8	27	12	21	35	21
Mastboom	1		1			1	
Daume u. Mohr	1				1	?	
Evans	2		2			2	
Klein	1				1	1	
Scheele u. Kyank	2		1		1		2
Thiery u. Mitarb.	1		1			1	
zusammen	76	8	32	12	24	40	23
%		52,0		47,9		65	35

Ein Phäochromozytom tritt oft erst mit einer Schwangerschaft in Erscheinung. Erst die Gravidität löst die ersten Symptome aus.

Die geschilderten Symptome sollten auch bei der Schwangerenvorsorge den Gedanken an ein Phäochromozytom aufkommen lassen. Die klinische Diagnose kann durch zahlreiche Methoden auch während der Schwangerschaft gesichert werden.

Die *Therapie* besteht grundsätzlich in der operativen Entfernung des Tumors. Diese Therapie kann eine vollständige Heilung erzielen.

Welchen Weg die Behandlung einzuschlagen hat, läßt sich nur aufgrund der Erfolgszahlen andeuten, ohne als eine Mußindikation zu gelten. Bei den Patientinnen, die leben, erfolgte die Operation in 70% nach der Entbindung. Die gleichzeitige operative Entbindung und Tumorentfernung bringt die große Gefahr der Kreislaufentgleisung. Auch die Entfernung des Tumors bei Diagnosestellung während der Schwangerschaft bedeutet besonders für das Kind eine große Gefahr. Ebenso ist das konservative Abwarten mit der Operation bis nach der Entbindung durch adrenergische Schockzustände erheblichen Risiken unterworfen.

Beim *Phäochromozytom* wird oft erst durch eine Schwangerschaft die Symptomatik ausgelöst und die Diagnose gestellt. Die Therapie ist ausschließlich operativ, wobei die besten Ergebnisse für die Mutter wie das Kind die Operation post partum war. Die große Gefahr bei der Behandlung ist immer die Kreislaufentgleisung. Die Einleitung eines Abortes erscheint nicht angebracht.

11. Malignes Melanom (m. M.)

Nach statistischen Untersuchungen (Greifelt) tritt das m. M. in der Schwangerschaft etwa doppelt so häufig auf wie das Mammakarzinom. Dabei wird die Frage generell gestellt: Wie häufig ist das Vorkommen des m. M. in der Schwangerschaft? Pack und Scharnagel beobachteten unter 1050 m. M.-Patientinnen 32 Patientinnen, bei denen eine Schwangerschaft bewiesen war. Nach den gleichen Autoren beobachtete Cosgrove 3 Erkrankungen an malignen Melanomen bei 122 000 Schwangerschaften. Nach Bron finden sich 2,6 m. M. auf 100 000 Einwohner.

Nach den Durchschnittszahlen des Erkrankungsalters bekommt man den Eindruck, als wäre ein Zusammentreffen von Schwangerschaft und malignem Melanom kaum möglich. Demgegenüber läßt eine graphische Aufzeichnung von George, Forstner und Pack die Verhältnisse sehr deutlich erkennen.

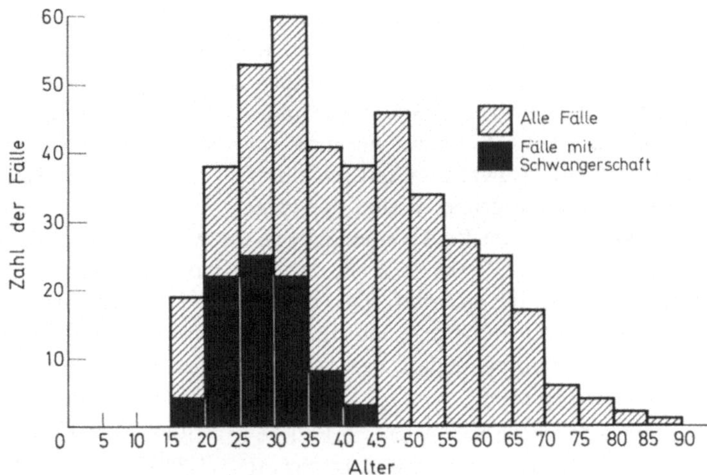

Abb. 7. Graphische Darstellung der Altersverteilung der malignen Melanome sowie der malignen Melanome kombiniert mit Schwangerschaft (nach George u. Mitarb.)

Diese graphische Darstellung zeigt, wie die Aufteilung von 445 Melanom-Patientinnen in Altersgruppen zwischen 15 und 90 Jahren sich gliedert, und daß das Haupterkrankungsalter bei 25–35 Jahren liegt. Entsprechend dieser allgemeinen Haupterkrankungszeit liegt auch die Kombination malignes Melanom und Schwangerschaft vorwiegend in den Altersgruppen zwischen 20 und 35 Jahren.

Unter diesen 445 Fällen von George u. Mitarb. fanden sich 77 schwangere Patientinnen, bei denen in der Gravidität das Melanom behandelt wurde, und 38, bei denen im Anschluß an eine Melanombehandlung eine Gravidität auftrat. In der Kontrollgruppe finden sich 330 Patientinnen ohne Schwangerschaft. George u. Mitarb. haben diese Patientinnen eingeteilt nach dem Alter, und zwar unter Gruppe A Patientinnen zwischen 16 und 43 Jahren und unter Gruppe B solche zwischen 44 und 88 Jahren.

Besonders bemerkenswert ist, daß unter den gesamten Melanompatientinnen von 445 Fällen nur 8 farbige Menschen waren und darunter keiner, der gleichzeitig eine Schwangerschaft hatte.

Von den 77 Fällen, bei denen das m. M. in der Schwangerschaft auftrat, gaben einige einen genauen Zeitpunkt des Entstehens an. So beobachteten 14 Fälle im ersten Trimester, 6 im zweiten Trimester und 6 im dritten Trimester zum erstenmal das maligne Melanom. Von den Patientinnen der Kontrollgruppe zwischen 16 und 43 Jahren waren 67 oder 48% vor der Erkrankung an einem m. M. gravide gewesen. 38% waren nie schwanger. Von der Kontrollgruppe 44–88 Jahre waren 69% der Patientinnen schwanger gewesen, während 17% nie in Umständen gewesen waren.

Die Ausbreitungsstadien des m. M. lagen bei 50% im Stadium 1, 3,5% im Stadium 1 a, 41% im Stadium 2 und 5,5% im Stadium 3.

Bei der Kontrollgruppe ohne Schwangerschaft zwischen 16 und 43 Jahren entsprachen diese Zahlen für das Stadium 1: 65%, Stadium 1 a: 5%, Stadium 2: 21% und Stadium 3: 9%. Diese Zahlen zeigen, daß eine Schwangerschaft das frühzeitige Erkennen eines m. M. verzögert. Es kommen auf diese Weise während der Schwangerschaft die späten Ausbreitungsstadien zur Diagnose, während bei den Patientinnen ohne Schwangerschaft das Erkennen vorwiegend die frühen Stadien betrifft. In diesem Zusammenhang steht die Frage: Hat die Schwangerschaft einen Einfluß auf das Wachstum des m. M.?

Byrd und McGauity sind der Meinung, daß Wachstum und Entwicklung des m. M. von einer Schwangerschaft angeregt werden. Sie schlagen daher vor, man sollte jede junge Frau mit einem m. M. darauf aufmerksam machen, daß eine Schwangerschaft schadhaft sein könnte und ein großes Risiko darstelle. Die Autoren halten das Risiko einer Schwangerschaft für ein m. M. für so groß, daß sie eine Sterilisation für gerechtfertigt halten. Auch Stewart stellt die Frage, ob nicht bei jedem m. M. eine Beendigung der Schwangerschaft erfolgen solle.

Andererseits wurde von Allen ein Fall beschrieben, daß nach einer Schwangerschaft ein Zurückbilden des m. M. zu beobachten war. Die Patientin wurde noch nach 12 Jahren nach der ersten Exzision des Tumors beobachtet.

Pack und Scharnagel teilten ihre Beobachtungen in 3 Gruppen ein. In der ersten Gruppe fanden sich 10 Patientinnen mit einem Melanom und einer Schwangerschaft vergesellschaftet. In der Gruppe 2 waren 11 Patientinnen mit einem m. M., die gerade eine Schwangerschaft gehabt hatten, und in der dritten Gruppe fanden sich wiederum 11 Patientinnen, bei denen nach Behandlung eines m. M. eine Schwangerschaft auftrat.

Gerade im Hinblick auf die Frage des Einflusses der Schwangerschaft auf den Verlauf der Erkrankung eines m. M. bieten diese Vergleichszahlen keine ins Auge fallenden Unterschiede an, so daß von dieser Sicht aus der Einfluß einer Schwangerschaft verneint werden muß.

Auch die Frage eines künstlichen Aborts wird ventiliert. Dabei kommen Pack und Scharnagel zu dem Schluß, daß ein aus therapeutischen Gründen durchgeführter Abort in allen Fällen zu spät komme, wie das an einzelnen Beobachtungen der aufgeführten Gruppe 3 zu belegen war.

Eine Übertragung des m. M. von der Mutter auf das Kind konnte in den meisten Fällen durch langjährige Beobachtungen der Kinder melanomkranker Mütter nicht bestätigt werden.

Auf der anderen Seite gibt es eindeutige Fälle, wo eine Übertragung über die Plazenta nachzuweisen war.

So berichtet Holland über einen Fall. Es handelt sich um eine 20jährige Frau, bei der zweimal ein Melanomtumor durch eine Exzision entfernt worden war. 2 Monate nach der letzten Exzision heiratete die Patientin und wurde gleich schwanger. 2 Wochen vor dem errechneten Termin kam sie in schwerkrankem Zustand in die Behandlung des Autors. Die Haut des Rumpfes und der Extremitäten war übersät von Melanomknoten. Es wurde eine Sectio gemacht. Das untere Uterinsegment war von Tumormassen ausgefüllt. In diesem Bereich lag auch die Plazenta, die sehr groß und von schwarzen Knoten durchsetzt war. Auf dem Peritoneum fanden sich metastatische Knoten. Nach der Sectio erholte sich die Mutter, starb aber 2 Monate später.

Die Plazentaknoten waren auch histologisch als Melanomzellen nachzuweisen. Anfangs schien das Kind gesund zu sein. 8 Monate nach der Geburt aber entwickelten sich bei ihm unter der Haut melanotische Knoten. An einer generalisierten Metastasierung starb das Kind 10 Monate nach der Geburt.

Von den 77 Patientinnen, über die George u. Mitarb. berichteten, bei denen neben einem m. M. gleichzeitig eine Schwangerschaft bestand und die auch zur Zeit der Erkrankung entbunden wurden, bekam keines der Kinder ein m. M.

Über die Therapie des m. M. sind im Laufe der Jahre recht unterschiedliche Meinungen vertreten worden.

So schreiben Pack und Scharnagel 1951: Für die Behandlung des m. M. ist die chirurgische Exzision die einzig mögliche Methode. Diese Tumoren sind bekanntermaßen strahlenresistent. Und weiter: Wie viele haben ihr Leben lassen müssen wegen einer ungerechtfertigten Anwendung von Mitteln, die nicht zur Heilung führten. Auch die Elektrokauterisierung wird aus 3 Gründen für nicht zweckmäßig gehalten. Einmal ist der Tumorbereich oft ulzeriert, ohne daß vorher eine Probeexzision gemacht worden ist. Zum anderen ist die elektrische Umschneidung zu oberflächlich und nicht umfangreich genug, um alle Tumorzellen der Umgebung mitzuentfernen. Und zum dritten besteht die Gefahr eines rapiden Wachstumsschubes, wenn nicht alle malignen Gewebsteile entfernt wurden.

Ist ein m. M. erkannt, so sind Pack und Scharnagel der Meinung, daß eine extreme chirurgische Therapie erforderlich ist. Dabei muß die therapeutische Sicherheit an erster Stelle stehen vor irgendwelchen kosmetischen Überlegungen. Die frühzeitige und ausgiebige, oft extreme Tumorexzision habe die besten therapeutischen Erfolge. Bei Metastasen und besonders bei lymphogener oder vaskulärer Aussaat seien die Patienten fast inkurabel. Aber auch bei lymphogener Aussaat müssen die regionalen Drüsen mit ausgeräumt werden. Die Radikalität geht so weit, daß Hemipelvektomien und interthorakoskapulare Armamputationen oder ganze Armblockoperationen ausgeführt werden müssen.

Die völlig gegenteilige Meinung bei der Behandlung des m. M. geht dahin, jeden operativen Eingriff am Tumor wegen der Gefahr der Generalisierung zu vermeiden und unter allen Umständen zuerst zu bestrahlen, auch wenn die histologische Sicherung der Diagnose noch nicht vorhanden ist (S. Verhagen).

Von Hellriegel wird empfohlen, den Primärtumor mit der Nahbestrahlungsröhre zu bestrahlen und dann mit der konventionellen Röntgenbestrahlung tangential das Feld breitflächig zu erfassen.

Miescher regt an, nach der Bestrahlung den Resttumor zu entfernen. Die Dosis am Tumor sollte 7000–8000 R betragen, und 8 Wochen nach Abklingen der primären Strahlenreaktion sollte eine zweite Serie mit etwa 4000–5000 R angeschlossen werden. Eine eventuelle Exzision des Tumors dürfte nicht vor Abschluß der Strahlenreaktion erfolgen.

Einige andere Autoren, so z. B. Stenger, glauben, daß mit extrem hohen Dosen bis zu 50 000 R die Erfolge zu verbessern sind. Gerade bei der Schwangerschaft sollte wegen des meist raschen Tumorwachstums eine Exzision vermieden und dafür möglichst sofort bestrahlt werden. Der Tumor spricht in fast allen Fällen gut an und geht zurück. Mit radikalen operativen Methoden ist der Mutter nicht gedient, darüber hinaus wird aber auch die Schwangerschaft in Gefahr gebracht. Insbesondere ist ein solches Vorgehen nicht gerechtfertigt, da eine Interruptio das Wachstum eines m. M. nicht aufhalten kann.

Über die Frage der Nützlichkeit einer Hormontherapie haben Pack und Scharnagel berichtet. Da bekannt ist, daß vor der Pubertät das Wachstum der Tumoren kaum beobachtet wird, glaubten die Autoren, mit einer gegengeschlechtlichen Hormonbehandlung etwas zu erreichen. Maximale Testosteron-Dosen über lange Zeit bei Frauen gegeben,

Tabelle 37. Überlebenszeiten maligner Melanome nach operativer und Strahlentherapie (nach Hellriegel)

	Fallzahl	gestorben im 1. Jahr	Überlebenszeit in Jahren				
			1	2	3	4	5
Operation und Bestrahlung	165	31,5%	67,8	45,4	38,1	34,5	30,9
nur Bestrahlung	103	9,6%	90,3	76,7	61,6	54,3	48,5

brachten nicht einmal einen palliativen Erfolgszustand. Weder eine Hypophysenausschaltung mit etwa 3000 R noch eine beiderseitige Nebennierenausschaltung lassen einen Erfolg erkennen.

Die therapeutischen Behandlungsmöglichkeiten durch Verwendung von Zytostatika sind bei Vorliegen einer Schwangerschaft immer sehr eingeschränkt durch die Gefahr eines teratogenen Effektes an der Frucht. Grumberg und Tanaka berichten über ein Kind mit kongenitalen Mißbildungen. Das Kind wurde von einer Mutter geboren, die über die ganze Schwangerschaft hin mit Endoxan behandelt worden war.

Auf der anderen Seite wurde auch über Behandlungsfälle berichtet, bei denen ein normales Kind geboren wurde. Insgesamt bietet die Behandlung mit Zytostatika, wenn man größere Untersuchungsergebnisse betrachtet, wenig erfolgversprechende Aussichten.

Gleichsam als Beleg für die therapeutischen Ansichten gibt Hellriegel die eigenen Behandlungserfolge wieder.

Die Fünfjahresüberlebenszeit läßt deutlich erkennen, wie entscheidend besser die nur bestrahlten Fälle abschneiden. Die Übersicht zeigt weiterhin, wie auch insgesamt die Überlebenszeiten über die einzelnen Jahre hinweg besser sind. Hellriegel ist der Ansicht, daß, wenn operiert werden soll, der Strahlentherapeut den Zeitpunkt der Operation bestimmt. Auch in großen anderen Übersichten (nach Hellriegel) liegen die nur bestrahlten Fälle mit einer durchschnittlichen Überlebenszeit von 40% günstiger als die nur operierten mit etwa 30%.

In mehreren statistischen Übersichten sind auch die Heilungsergebnisse für das Zusammentreffen von m. M. und Schwangerschaft niedergelegt.

White u. Mitarb. berichten über 71 Fälle von m. M., unter denen 30 schwanger sind. Die Gesamtfünfjahresüberlebensrate beträgt 66,2%. Diese Zahl ist von den veröffentlichten Ergebnissen die beste. Die Autoren teilen ihre Gesamtbeobachtungsziffer in 3 Gruppen:

1. Schwangere
2. Nichtschwangere
3. Patientinnen, bei denen keine Angaben über die Schwangerschaft gemacht wurde

Tabelle 38. Fünfjahresüberlebenszeit für schwangere und nichtschwangere Patientinnen mit malignem Melanom (nach White u. Mitarb.)

	Absolute Fallzahl	Fünfjahresüberlebenszeit in %
Schwanger	30	73,3
Nichtschwanger	31	54,8
Schwangerschaft nicht bekannt	10	80,0
	71	66,2

Tabelle 39. Abhängigkeit der Fünfjahresüberlebenszeit vom Alter der Patientin zur Zeit der Diagnose (White u. Mitarb.)

	unter 20 Jahre		20–29 Jahre		30—39 Jahre	
	absolute Zahl	% Fünfjahresüberlebenszeit	absolute Zahl	% Fünfjahresüberlebenszeit	absolute Zahl	% Fünfjahresüberlebenszeit
Schwanger	3	100	20	75,0	7	57,1
Nichtschwanger	2	100	12	58,3	17	47,1
Schwangerschaft nicht bekannt	—	—	5	80,0	5	80,0
Insgesamt	5	100	37	70,3	29	55,2

Bemerkenswert ist, daß die Fünfjahresüberlebenszeit bei schwangeren Patientinnen mit 73,3% wesentlich über der Heilungsziffer bei Nichtschwangeren mit 54,8% liegt.

Aufschlußreich ist auch eine andere Untersuchung der Autoren, die sich auf den Zeitpunkt bezieht, an dem das m. M. erkannt und behandelt wurde. Die gleiche Patientinnengruppe wie in der obigen Tabelle wurde in 4 Altersstufen unterteilt, und zwar:

1. unter 20 Jahre
2. 20–29 Jahre
3. 30–39 Jahre

Aus der Aufstellung sind zwei Dinge deutlich zu ersehen, einmal ist die Heilungsaussicht bei schwangeren Patientinnen entscheidend besser als bei nichtschwangeren. Zum anderen sind die Patientinnen, bei denen das m. M. erkannt wurde, ebenfalls viel besser in ihrer Heilungsaussicht als die letzteren.

Demgegenüber stehen Untersuchungen von George u. Mitarb., die nicht über so eindeutige Zahlen berichten können. Sie teilen ihre Patientinnen in mehrere Gruppen ein:

1. Schwangere
2. Schwangere nach Behandlung eines m. M.
3. Nichtschwangere 16–43 Jahre
4. Nichtschwangere 44–48 Jahre

Aus dieser Tabelle sieht man, daß die Fünfjahresüberlebenszeit bei schwangeren und nichtschwangeren Patientinnen der Altersgruppe 16–43 Jahre gleich ist, während die Überlebenszeit der älteren nichtschwangeren Patientinnen wesentlich schlechter ist, auch gegenüber den Patientinnen, bei denen vor der Schwangerschaft das m. M. behandelt wurde.

Es läßt sich insgesamt wohl sagen, daß nach diesen Zahlen ein Einfluß der Schwangerschaft auf das Wachstum und die Ausbreitung des m. M. nicht gegeben ist, wenn auch, wie es in anderen Arbeiten den Anschein hat, in einzelnen Fällen offensichtlich doch ein Zusammenhang besteht.

Es kann aber als erwiesen angesehen werden, daß eine Schwangerschaftsunter-

Tabelle 40. Überlebenszeit von m. M.-Patientinnen ohne und mit Schwangerschaft (nach George u. Mitarb.)

	Abs. Zahlen	Überlebensrate %	
		5 Jahre	10 Jahre
Schwangersch. mit m. M.	77	50	42
Schwangersch. nach Behandl. eines m. M.	38	47	39
Nicht-schwangere 16–43 Jahre	141	50	45
Nicht-schwangere 44–88 Jahre	189	43	40
Zusammen	445	47	42

brechung keinen wünschenswerten Effekt auf das m. M. hat. Sie ist in allen Fällen zwecklos und kommt vor allen Dingen in den meisten Fällen zu spät.

Wurde ein m. M. erfolgreich behandelt, so soll man den Patientinnen empfehlen, in einem Zeitraum von etwa 3–5 Jahren eine Schwangerschaft zu vermeiden.

Da eine diaplazentare Übertragung des m. M. auf die Kinder durch Kasuistik belegt ist, sollte man auch alle Kinder von Müttern mit m. M. genau nachbeobachten.

Für das *m. M.* in der Schwangerschaft sind die bisher veröffentlichten Unterlagen so gut, daß man mit ziemlich eindeutigen Resultaten rechnen darf. George, Fortner und Pack berichten über 77 Melanompatienten mit gleichzeitig bestehender Schwangerschaft. Sie kommen zu dem Schluß, daß die gute Prognose für Melanom-Patientinnen mit Schwangerschaft eine gute Basis abgebe für die gleiche und frühzeitige chirurgische Behandlung, wie sie bei den Nichtschwangeren durchgeführt wird.

Boronow kommt zu der Feststellung, daß beim m. M. eine Beendigung der Schwangerschaft nicht als eine therapeutische Maßnahme betrachtet werden kann. Allerdings

Tabelle 41. Aufstellung von 26 Patientinnen mit Sarkomen kombiniert mit Schwangerschaft

Lfd. Nr.	Autor, Jahr	Art und Lokalisation des Tumors	Alter	Grav.	Diagnose vor Grav.	in Grav.
1.	Wagner, 1930	Spindelzellsarkom, Sarkom re. O.-Schenkel	38	6	1 Jahr vor	
2.	Wagner, 1930	Sarkom d. Dura	28	1	4 Jahre vor	
3.	Smith, 1937	Myosarkom li. Fuß	35	1	2 Jahre vor	
4.	Smith, 1937	Neurosarkom, supra-klavikular	32	3		8½ Monate
			29	4	3 Jahre vor	
5.	Smith, 1937	Neurofibrosarkom, ing.				
6.	Smith, 1937	Sarkom, Kinnbacken	22	3		6. Monat
7.	Smith, 1937	Angiosarkom, Symphysis	34			4. Monat
8.	Smith, 1937	Osteosarkom, li. Schulter	34	4		3. Monat
9.	Smith, 1937	Osteosarkom, Skapula	18	2	8 Monate vor	
10.	Smith, 1937	Osteosarkom, re. Tibia	19	1	7 Monate vor	
11.	Smith, 1937	Fibrosarkom, Rücken	15	1	10 Jahre vor	
12.	Stevenson, 1962	Myosarkom	36		4 Jahre	
13.	Cade, 1964	Spindelzellsarkom, Gesäß	27		3½ Jahre	
14.	Cade, 1964	Sarkom, Oberschenkel	19		7 Monate	
15.	Cade, 1964	Sarkom, Kniebeuge	8½		1. 16 Jahre 2. 19 Jahre	
16.	Cade, 1964	Knochensarkom, Femur	21			5. Monat
17.	Cade, 1964	Sarkom, Femur	10		4 Jahre vor	
18.	Hartmann u. Stech, 1961	Spindelzellsarkom, Beckenbindegewebe	26	2		3. Monat
19.	Lisse, 1965	Sarkom, Oberkiefer und Metastasen	20	1		5. Monat
20.	Cloeren u. Mall-Haefeli, 1965	Osteo-Chondro-Sarkom, Oberkiefer	32		1 Jahr	
21.	do.	Neurofibrosarkom, Ober-schenkel	39		1 Jahr	Rezidiv 1. Trimeste
22.	do.	Bauchdeckensarkom	29			1. Trimeste
23.	Becker u. Meier, 1957	Weichchteilsarkom, re. Kniegelenk	28		13 Jahre	Rezidiv in Grav.
24.	do.	Sarkom, re. Wange	45		11 Jahre	Rezidiv
25.	do.	Spindelzellsarkom, Musculus transvers.	32	2	7 Jahre	
26.	do.	Epipharynxsarkom	48	10	2 Jahre	

müsse man überlegen, ob nicht bei Gefahr von Metastasen ein Abort von Wert sei. Cade kommt zu abschließenden Folgerungen: 1. Es besteht keine Indikation, die Schwangerschaft zu beenden; 2. die radikale chirurgische Behandlung sollte in der Schwangerschaft durchgeführt werden, die Chemotherapie aber sollte vermieden wer-

Entbindung	Abort	Behandlung	Kind	Ausgang für die Mutter	
Interruptio 5. Monat				gest. 8 Tage nach Interruptio	
Sectio			lebt, gesund	gest. sofort nach Operation	
spontan			lebt, gesund	lebt 2 Jahre, 10 Monate p. p.	
Geburts-einleitung			lebt, gesund	lebt 6 Jahre p. p.	
spontan			lebt, gesund	lebt 6 Jahre p. p.	
spontan z. Z.		Tu.-Res. u. Bestr.	lebt, gesund	gest. 12 Jahre p. p.	
I. spontan II.		Tu.-Exzision	lebt, gesund	lebt 8 Jahre p. p.	
II. spontan		danach Tumor-exzision	lebt	lebt $2^1/_2$ Jahre p. p.	
spontan		Tu.-Exzision u. Röntgen	lebt	gest. 12 Monate p. p.	
spontan			lebt	lebt 5 Jahre, 3 Monate p. p.	
spontan		Tu.-Exzision u. Röntgen		lebt 1 Jahr, 10 Monate p. p.	
spontan 5 Wochen vor der Zeit			gest., Mißb.	lebt, gesund	
normal		Rezidiv ebenso, Excisio u. Röntgen	lebt	lebt 22 Jahre	
		Excisio u. Röntgen	lebt	lebt 8 Jahre	
2mal normal			2mal leben	lebt, 24 Jahre nach Sarkom Brustkarzinom, 6 Jahre lebt	
normal		Disartikulation, Röntgen	2mal leben	lebt 10 Jahre	
		1. Disartikulation, 2. Lobektomie li.	lebt	lebt 5 Jahre p. p.	
Interruptio		Tumorexstirpation			
Sectio parva 7. Monat			gestorben	gest. 3 Tage post op.	
	Interruptio	Operation		lebt nach 12 Jahren	
	Interruptio	Operation		lebt nach 10 Jahren	
	Interruptio			lebt nach 2 Jahren	
spontan		Operation	lebt	gest. nach 1 Jahr	Lungen-metastasen
spontan			?	lebt, in Behandlung	
spontan		Operation und Bestrahlung	lebt	lebt, gesund	
		Operation und Nachbestrahlung	lebt	lebt, gesund	

den; 3. Frauen, die an einem m. M. behandelt wurden, hätten keinen Grund, eine Schwangerschaft zu verhindern. White u. Mitarb. bearbeiteten eingehend 71 Fälle. Ihre Ergebnisse, die vorhergehend dargestellt wurden, lassen den Schluß zu, daß die Schwangerschaft keinen Einfluß im negativen Sinn auf das m. M. hat.

Tabelle 42. Verteilung der absoluten und der durchschnittlichen Überlebenszeit von 18 Schwangegeren mit Weichteilsarkomen

Überlebenszeit in Jahren	unter 1	1	3	5	6	8	12	22–24
Anzahl	3	2	2	2	3	2	2	2
Durchschnittliche Überlebenszeit				5,6 Jahre				

Man kann eher den gegenteiligen Standpunkt vertreten, daß auf Grund der Fünfjahresüberlebenszeit die Prognose für die schwangeren Frauen besser ist.

Gegenüber allen anderen Tumoren ist die Gefahr der Übertragung auf das Kind beim m. M. am größten (s. Kap. II). Von einzelnen Autoren wird empfohlen, eine erneute Schwangerschaft erst nach Abwarten von 3–5 Jahren wieder auszutragen.

12. Sarkome

Die epithelialen Gewebe des Körpers machen (nach den Angaben von K. H. Bauer) 17,5% der gesamten Körpergewebe aus, während die mesenchymalen Anteile 82,5% darstellen. Man sollte annehmen, daß auch eine entsprechende Verteilung der aus den Geweben resultierenden Krebsgeschwülste vorläge. Dem ist aber nicht so. Es bilden die epithelialen Gewebsbereiche 92% aller malignen Tumoren, gegenüber nur 8% der mesenchymalen Anteile. Das Durchschnittsalter der Sarkompatienten liegt nach Ott und Frey bei 38,5 Jahren, wobei kein wesentlicher Geschlechterunterschied besteht.

In der Tabelle 41 sind 26 Einzelfälle von Sarkomen und Schwangerschaft zusammengetragen, die als Durchschnittsalter 29 Jahre haben. Dabei handelt es sich um 7 Fälle, die gleichzeitig in der Schwangerschaft ein Sarkom hatten, während bei 18 Patientinnen das Sarkom vor der Schwangerschaft bekannt und behandelt worden war. Bei den 7 Patientinnen mit gleichzeitig bestehender Schwangerschaft lag das Durchschnittsalter bei 28 Jahren. Der Zeitpunkt der Diagnosestellung des Sarkoms bei diesen 8 Patientinnen lag zwischen dem 3. und 8. Monat, 1mal 3 Monate nach der Geburt. Die wenigen Fälle lassen keine Folgerungen zu über den günstigsten Diagnosezeitraum. Bei diesen 8 Fällen wurde bei 2 Patientinnen eine Interruptio gemacht, bei den 5 anderen brachte die Spontangeburt lebensfähige Kinder zur Welt. Bei den 12 Patientinnen mit Sarkomen vor der Schwangerschaft wurde 1mal eine Interruptio und 1mal eine Sectio durchgeführt.

Das Ergebnis für die Kinder war 14mal ein lebendes Kind (2mal haben Mütter 2 Schwangerschaften ausgetragen) und nur bei den Fällen mit einer Interruptio waren die Schwangerschaften vor der Lebensfähigkeit der Kinder beendet.

Von 18 Müttern, bei denen der Ausgang der Erkrankung angegeben war, starben 5 und 13 überlebten. Unter den 5 gestorbenen fanden sich 3 Frauen, die operiert worden waren, 1 starb erst nach 12 Jahren, die 5. 1 Jahr post partum.

Wenn man, wie es in Tabelle 42 geschehen ist, die Überlebenszeiten zusammenstellt und den Durchschnitt berechnet, so ergibt sich eine durchschnittliche Überlebenszeit von 5,6 Jahren, wobei ²/₃ der Patientinnen die 5-Jahresgrenze überschreiten.

Diese zahlenmäßig kleine Kasuistik wird durch eine Arbeit von Cantin und McNeer erweitert und im wesentlichen unterstrichen.

Tabelle 43. Ausgang der Erkrankung bei 18 Patientinnen mit Weichteilsarkomen in Abhängigkeit von der Diagnosestellung vor oder während der Gravidität

Diagnose	Ausgang der Erkrankung		zus.
	gestorben	überlebt	
vor Gravidität	3	10	13
während Gravidität	2	3	5
Insgesamt	5	13	18

Die Autoren berichten über 375 weibliche Patienten mit Sarkomen der Weichteile und Knochen. 205 dieser Frauen standen im geschlechtsreifen Alter, während 170 in der Menopause waren.

Aus den Zahlen der Tabelle 37 dieser Arbeit wurde die Tabelle 44 zusammengestellt. Sie zeigt die einzelnen Sarkomarten und die 5- und 10-Jahresüberlebensrate, aufgeteilt nach Sarkom und Schwangerschaft und nur Sarkom. Dabei zeigt sich bei beiden Zeitrechnungen, daß das gleichzeitige Vorkommen von Sarkom und Schwangerschaft eine entscheidend bessere Überlebenszeit aufweist als das Vorkommen ohne Schwangerschaft. Nach den Angaben aus der Tabelle 44 liegt die 5-Jahresheilung bei Sarkom und Schwangerschaft bei 82% gegenüber 67,4% bei Sarkompatientinnen ohne Schwangerschaft. Die Zahlen für die 10-Jahresüberlebenszeit sind 70,7% bzw. 57%.

Die Schlußfolgerung aus diesen Zahlen kann nur sein, daß ein günstigerer Verlauf der Sarkomerkrankung zu erwarten ist, wenn eine Schwangerschaft besteht, oder umgekehrt, eine Schwangerschaft bedeutet keine Belastung oder ursächlich einen Faktor, der verschlimmernd auf das bösartige Tumorwachstum einwirkt.

Die Frage nach der Einwirkung der Schwangerschaft auf die Sarkomerkrankung haben Cantin und McNeer noch weitergehend differenziert. Betrachtet man die 5- und 10-Jahresheilung bei gleichzeitiger Schwangerschaft, so kommt man auf Zahlen von 75% bzw. 56%. Nimmt man die Fälle, bei denen die Schwangerschaft nach der Tumorerkrankung aufgetreten und behandelt wurde, so ergeben sich Zahlen von 85% bzw. 76%.

Daraus folgern die Autoren, daß man in den beiden ersten Trimestern ohne Rücksicht auf die Schwangerschaft das Sarkom behandeln sollte, während man im dritten Trimester an die Möglichkeit einer Spontan-

Tabelle 44. 5- und 10-Jahresheilung bei 375 Patientinnen mit verschiedenen Weichteilsarkomen mit und ohne Schwangerschaft. (Nach Zahlenangaben von Cantin und McNeer, Tabelle 37)

Art des Sarkoms	*mit* Schwangersch. % 5-Jahres-heilung	*ohne* Schwangersch. % 5-Jahres-heilung	*mit* Schwangersch. % 10-Jahres-heilung	*ohne* Schwangersch. % 10-Jahres-heilung
Unklassifizierte Sarkome	79	59	77	42
Liposarkome	89	66	100	58
Rhabdomyosarkome	100	44	100	23
Fibrosarkome	100	76	100	70
Synoviom	75	50	45	42
Neurosarkom	33	77	33	64
Hämangioperizytom	100	100	40	100
Insgesamt	82	67,4	70,7	57

geburt vor Beginn der Therapie denken sollte.

Der günstige Einfluß, den zweifellos eine Schwangerschaft auf den Verlauf der Therapie bei einer Sarkombehandlung hat, ergibt auch keinen Grund dafür, eine später auftretende Schwangerschaft zu unterbrechen.

Bezüglich der Gesamtprognose in Hinsicht auf die 10-Jahres-Heilung haben Cantin und McNeer die Frage geprüft, wie die Heilungsquoten in der geschlechtsreifen Zeit und in der Menopause sind. Dabei stellte sich heraus, daß für die Frauen bis zum 50. Lebensjahr eine etwa doppelt so hohe Heilungsziffer vorliegt wie nach dem 50. Lebensjahr, wobei mit zunehmendem Alter die Heilungsaussicht stetig abnimmt. Für die Männer ist ein paralleler Verlauf nicht festzustellen. Bei den Männern sinkt die Heilungstendenz vom 10. bis zum 30. Lebensjahr um $^2/_3$ ab, um dann wieder bis zum 50. Lebensjahr anzusteigen und dann wieder zu fallen.

Aus diesen Zusammenhängen kommen die Autoren zu dem Schluß, daß Östrogene und Progesterone einen günstigen Einfluß auf Weichteilsarkome haben. Sie sind der Meinung, daß eine zusätzliche unterstützende Therapie mit diesen Hormonen bei Sarkomen versucht werden sollte. Sie halten nichts von Kastrationen oder Adrenalektomien, da die im Memorial Hospital durchgeführten Maßnahmen in dieser Hinsicht ohne jeglichen Erfolg waren.

Nach den Ansichten von Heiss zeigen *Sarkome* in der Schwangerschaft meist einen foudroyanten Verlauf und schlechte Heilungsergebnisse. Heiss empfiehlt die Interruptio bzw. die Beendigung der Schwangerschaft in jedem Stadium. Mankin kommt aufgrund der Untersuchungen an eigenem Material zu der Schlußfolgerung, daß insbesondere Knochensarkome nicht durch eine Schwangerschaft im Wachstum angeregt werden. Demgegenüber würden Aborte und Nachgeburtsperiode stimulierend wirken. Auch Hesseltine und Loth sowie Cade glauben nicht an einen Einfluß der Gravidität auf das Sarkomwachstum, wie sie überhaupt betonen, daß bösartige Tumoren der nichtreproduktiven Organe von einer Schwangerschaft unbeeinflußbar zu sein scheinen. Stevenson betont ebenfalls, daß Sarkome von einer Schwangerschaft nicht beeinflußt werden.

Aufgrund der eigenen Untersuchungen und der Literaturangaben (Cantin u. McNeer u. a.) kommt man zu dem eindeutigen Schluß, daß die Schwangerschaft auf das

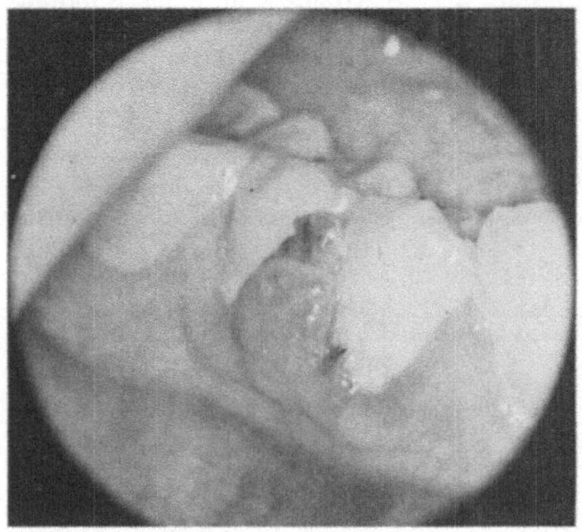

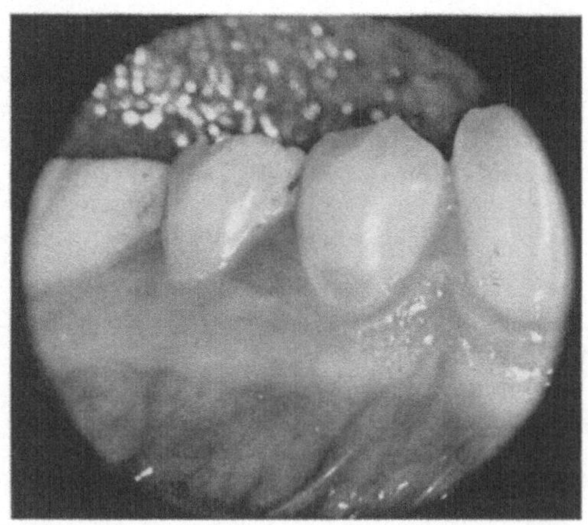

Abb. 8 a und b. a) Granuloma gravidarum im Bereich des 1. und 2. Eckzahns links im 6. Monat der ersten Schwangerschaft. b) 1 Jahr nach der Geburt ist das Granuloma gravidarum ohne therapeutische Maßnahme zurückgebildet

Wachstum von Sarkomen, betrachtet an der Fünfjahresüberlebenszeit, einen ausgesprochen günstigen Einfluß ausübt. Daraus resultiert, daß eine Unterbrechung der Schwangerschaft nicht in Frage kommt. Die Behandlung sollte in den ersten beiden Trimestern sogleich nach der Diagnose beginnen und im dritten Trimester die Geburt abgewartet werden. Wie bereits erwähnt, gibt es Autoren, die wegen der günstigen Wirkung der Gravidität auf die Sarkome eine zusätzliche Behandlung mit Östrogenen und Progesteronen vorschlagen.

Anhang: Granuloma gravidarum *

Die im Kieferbereich auftretenden Granulationsgeschwülste gelten als selbständige Erkrankungen. Barth und Deutschmann weisen aber darauf hin, daß diese Veränderungen nicht mehr wie früher zu den echten Geschwülsten gerechnet werden, auch wenn sie selbständiges Wachstum und Rezidivneigung aufweisen.

Zu den sog. Parodontalgranulomen gehören nach Schlegel und Triadan

1. die Schwangerschaftsgranulome,
2. Wucherungen bei Epileptikern,
3. Epuliden.

Besonders hingewiesen wird in einer Arbeit von Kirsten auf die Tatsache, daß die Geschlechtsverteilung bei Männern mit 30%, bei Frauen mit 70% liegt, d. h. ein Verhältnis von Männern zu Frauen wie 1:2,3.

Auch die Verteilung auf das Lebensalter zeigt für die Frau 2 Gipfel. Höhepunkte des Vorkommens liegen zwischen 20–30 und 40–50 Jahren. Barth und Deutschmann geben ein durchschnittliches Vorkommen von Granulationsgeschwülsten im Kieferbereich mit 0,4%, berechnet auf 13 362 Patienten der Zahnklinik Leipzig, an.

McDonald ist der Meinung, daß mehr als 50% der schwangeren Frauen Gingivaveränderungen aufweisen gegenüber nur 20% bei einer Kontrollserie von Nichtschwangeren. Es soll das auf den Einfluß der Sexualhormone zurückzuführen sein, insbesondere des Follikelhormons. Eine Behandlung wird von Vicar und Dunn nicht für erforderlich gehalten, bis die Schwangerschaft beendet ist. Demgegenüber ist McDonald der Meinung, auch wenn das Granuloma gravidarum eine vorübergehende Erkrankung sei mit Rückbildung nach dem Partus, so gäbe es doch gewisse Gründe, eine Exzision des Granuloms zu machen. Wegen seiner großen Ähnlichkeit mit anderen Epuliden sei eine histologische Klärung erforderlich, um die Natur des Tumors zu klären.

Die Ansichten über das Vorgehen sind nicht einheitlich. Der Einfluß der Gravidität ist sicher.

Zur Veranschaulichung des Krankheitsbildes sei folgende eigene Beobachtung angeschlossen.

Fall M/1966/1201: Eine 28jährige Patientin im 6. Schwangerschaftsmonat kommt mit der Angabe, starkes Zahnbluten zu haben. Besonders zwischen dem 1. und 2. Prämolaren rechts findet sich eine größere in der letzten Zeit aufgetretene Wucherung (Abb. 8), aus der es stark blutet.

Der hinzugezogene Facharzt (Prof. Dr. Dr. K. Morgenroth danke ich für die überlassene Abbildung) stellte die Diagnose eines Granuloma gravidarum. Eine operative Therapie erschien nicht erforderlich.

Nach der zeitgerechten Entbindung ging im Laufe eines Jahres das Granulom vollständig zurück. Nach einem weiteren Jahr findet sich an der befallenen Stelle noch eine geringe Verbreiterung des Gingivagewebes.

---

* In memoriam Professor Dr. Dr. Konrad Morgenroth.

C. Leukämie und Schwangerschaft

Die Einteilung der Leukämien (n. d. Revision vom 1. 1. 1968) lautet wie folgt:

1. Lymphatische Leukämie
   a) akute
   b) chronische
2. Myeloische Leukämie
   a) akute
   b) chronische
3. Monozytäre Leukämie
   a) akute
   b) chronische
4. Akute Leukämie

Die prozentuale Verteilung der Leukämieformen wurde von Gross u. Mitarb. an 1200 Fällen registriert.

Es ergaben sich folgende Zahlen:

		♂	♀
1. Chronisch-lymphatische Leukämie	31,6%	64,3	35,7
2. Chronisch-myeloische Leukämie	26,0%	53,0	47,0
3. Unreifzellige (akute) Leukämie	41,6%	53,8	46,2

Die ebenfalls aufgeschlüsselte Verteilung auf die Geschlechter zeigt ein Überwiegen des männlichen Geschlechtes.

Tivey untersuchte 1954 die Überlebenszeit von Leukämiepatienten aufgrund der Kasuistik der Literatur.

1978 Patienten wurden von Beginn der Symptome bis zum Tod beobachtet, 651 Patienten von Beginn der Therapie bis zum Tod.

1. Unterschiede in der Überlebenszeit zwischen Patienten mit chronisch-lymphatischer und chronisch-myeloischer Leukämie fanden sich nicht.
2. 50% starben nach 2,65 Jahren nach Symptombeginn
   50% starben nach 1,6 Jahren nach Behandlungsbeginn
   10% lebten 7 Jahre nach Symptombeginn
   1% lebte über 15 Jahre.
3. Die Behandlung von 58 Patienten mit ^{32}P hat die Überlebenszeit auf 4,8 Jahre heraufgesetzt.

1. Kongenitale Leukämie

Über die *kongenitale Leukämie* wird von mehreren Autoren berichtet. Dabei ist nicht nur die Fragestellung von Bedeutung, ob etwa die Leukämie vererbbar ist, sondern insbesondere das Problem, ob eine während der Schwangerschaft vorhandene oder entstandene Leukämie auf das Kind übertragen werden kann.

Als erster betonte Videbaek die Möglichkeit eines hereditären Vorkommens. Er berichtete über 209 Patientinnen, unter denen bei den Blutsverwandten 17 Fälle von Leukämie beobachtet worden waren, ein Prozentsatz von 8,1%, während er bei einer Kontrollserie von 200 Individuen keinen Fall einer Leukämie feststellte.

Andere Autoren, wie Morganti und Cresseri sowie Gianferrari und Guasch konnten die Ergebnisse von Videbaek nicht bestätigen.

Guasch hat in einer Statistik von 56 Autoren 3866 Leukämiefälle zusammengestellt. Davon entfielen 1641 auf die akuten, 1178 auf die chronisch-myeloischen und 1647 auf die chronisch-lymphatischen Leukämien. Hinzu zählte er 839 leukämiekranke Kinder. Diese 4705 Leukämiefälle verteilten sich auf

akute Leukämie	52,03%,
chronisch-myeloische Leukämie	25,59%,
chronisch-lymphatische Leukämie	22,38%.

Diesen ohne besondere Berücksichtigung gesammelten Fällen stellte er die unter dem Gesichtspunkt der Vererbung zusammengetragenen Fälle der Autoren Videbaek, Morganti und Cresseri, Gianferrari und seine eigenen entgegen. Es bot sich folgender Vergleich.

	Gesamt	Akute Leukämie	Chron. myel. Leukämie	Chron. lymph. Leukämie
I. Allgemeine Serie	4705	52,03%	25,59%	22,38%
II. Serie d. hereditären Fälle	1116	58,0%	24,5%	17,5%

Die Tabelle zeigt, daß die familiär vorkommenden Leukämien keine signifikant andere Verteilung haben wie die sporadisch gesammelten Fälle.

Eine sehr interessante Tabelle in der Arbeit von Guasch, die die Verteilung der Blutgruppen und Blutfaktoren und sogar der Genbestimmungen der Rh-Faktoren wiedergibt, zeigt, daß sich auch hieraus kein Zusammenhang auf eine besondere Beteiligung eines Systems herauslesen läßt.

Gliedert man, wie es Guasch getan hat, das Auftreten der Leukämien so, daß man die Erkrankten, so wie sie als Geschwisterzahl geboren werden, auf, so ergeben sich folgende von Guasch ermittelte Zahlen. Erstgeborene kommen bei Leukämien in 48,88% vor, als Zweitgeborene sind die Erkrankten mit 24,32% betroffen, Drittgeborene in 14,28% und Viertgeborene in 22,22%. In der von Guasch übernommenen Figur sind für die einzelnen Leukämieformen die Vorkommen aufgezeichnet. Man ersieht daraus, daß bei der akuten Leukämie ein signifikantes Vorherrschen der Erstgeborenen auftritt. Für die Vererbung wäre eine Kenntnis des Vorkommens der Leukämie bei Zwillingen von Bedeutung. Jedoch ist die Kasuistik noch so gering, daß keine Schlüsse gezogen werden können. Zu diesem Ergebnis kommen Anderson und Hermann und Guasch.

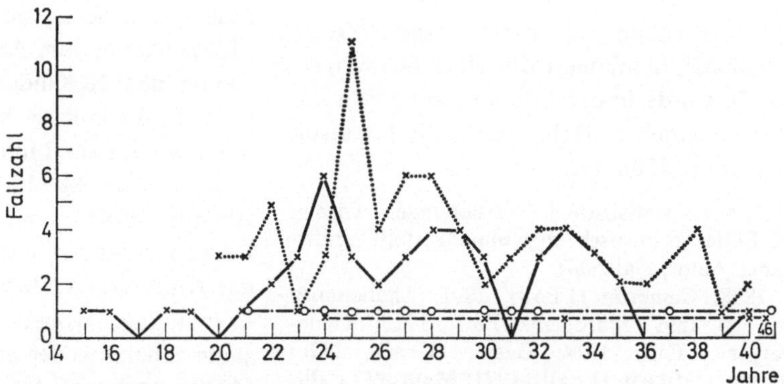

Abb. 9. Altersverteilung von Patientinnen mit Leukämie und Schwangerschaft. ×········× chronische myeloische Leukämie; ×– – – –× chronische lymphatische Leukämie; ×———× akute myeloische Leukämie; ×·—·—× akute lymphatische Leukämie

Neuere kasuistische Arbeiten von Ask-Upmark, Byure, Cramblatt u. Mitarb. haben ebenfalls nicht genügend Material, um ein hereditäres Vorkommen zu sichern.

Auffallend dagegen ist, daß rassische Unterschiede zu bestehen scheinen, wenn auch die statistische Sicherheit dieser Untersuchungen nicht einwandfrei ist. So soll in den Vereinigten Staaten bei Weißen die Leukämie 2½mal so oft sein wie bei Nichtweißen. Und auch bei Juden soll ein gehäufteres Auftreten zu finden sein (Guasch).

Alle sehr differenten Überlegungen, die zum Thema Vererbung und Leukämie gesagt wurden, faßt Guasch zusammen, indem er feststellt, daß man bei aller Kenntnis nur Unvollkommenes wisse.

Zu der anfangs gestellten zweiten Frage, ob eine an Leukämie erkrankte Schwangere ihre Krankheit direkt auf das Kind weitergeben kann, wird folgender Fall berichtet. Bisher ist lediglich ein Fall von Cramblàtt u. Mitarb. beschrieben worden, bei dem das Kind 9 Monate nach der Geburt an einer akuten lymphatischen Leukämie erkrankte. Die Mutter hatte die akute lymphatische Leukämie etwa im 7. Schwangerschaftsmonat bekommen (s. Kap. Tumorübertragung).

2. Chronische myeloische Leukämie

Die Erkrankung an *chronisch-myeloischer Leukämie,* kombiniert mit einer Schwangerschaft, wurde in der Literatur am zahlreichsten beschrieben. Dabei reicht die Kasuistik vom Jahre 1888–1966.

Für die statistischen Bearbeitungen wurden 72 Fälle kasuistisch zusammengestellt (Jahrgang, Autor, Fallzahl).

1888: Cameron (1 Fall), 1891: Laubenburg (1 Fall), 1899: Schröder (1 Fall), 1913: Kleneberger (1 Fall), 1914: Gasser (1 Fall), 1920: Renon u. Mitarb. (1 Fall), 1921: Meurer (1 Fall), 1922: Hausam (1 Fall), 1924: Ohlsson (1 Fall), 1925: Chiari-Dautwitz (1 Fall), Bower (1 Fall), 1929: Lammers (1 Fall), 1930: Ridder (1 Fall), 1931: Recek (1 Fall), Saidl (1 Fall), 1932: Kaplan-Connery (1 Fall), Bjure (1 Fall), Neumann (1 Fall), 1937: Brandstrup (1 Fall), Kandel-Le Roy (1 Fall), 1938: Erf-Fine (1 Fall), 1939: Tschopp (1 Fall), Herrnberger (1 Fall), Rychel (1 Fall), 1941: Bates (1 Fall), 1943: McGoldrick-Lapp (1 Fall), Moloney u. Mitarb (1 Fall), 1944: Angelucci (1 Fall), Hockman (1 Fall), Holmgren (1 Fall), 1945: Miles-Wheeler (2 Fälle), 1946: Wolff-Limarzi (2 Fälle), 1947: Erf (2 Fälle), 1948: Williams (1 Fall), 1950: Edwards (1 Fall), 1951: Li u. Mitarb. (3 Fälle), 1952: Slentz (3 Fälle), 1953: Harris, L. (1 Fall), Lutze (1 Fall), Shub u. Mitarb. (1 Fall), 1954: Allan (3 Fälle), 1955: Paracchi (1 Fall), Gillim (4 Fälle), Imber-Meharg (1 Fall), Newsom u. Mitarb. (2 Fälle), Jakobovits (1 Fall), 1956: Draps u. Mitarb. (1 Fall), 1958: Sheehy (1 Fall), Velibese (1 Fall), 1961: Ask-Upmark (1 Fall), 1962: Harris (1 Fall), Lee u. Mitarb. (7 Fälle), 1966: Bjure (1 Fall).

Die Altersverteilung von 72 Fällen chronisch myeloischer Leukämie (Abb. 9) vergesellschaftet mit einer Schwangerschaft zeigt, wie die Spitze der Erkranktenzahl um das 25. Lebensjahr liegt. Das heißt die Verteilung der Leukämiekranken mit gleichzeitig bestehender Schwangerschaft entspricht der auch sonst festgestellten Häufigkeitsverteilung im Hinblick auf die Fruchtbarkeitsspitze um das 25. Lebensjahr. Auch bei dieser Erkrankung standen die Erstgebärenden mit etwa 15%, die 1.-, 2.- und 3.-Gebärenden zusammen mit fast 50% über den anderen Mehrgebärenden.

Die Schwangerschaft endete in 81,5% mit einer Spontangeburt, in 7,1% der Fälle mußte eine Sectio gemacht werden, und in 11,4% kam es zum Abort.

Von den 38 Kindern waren 25 = 65,7% gesund. 3 Kinder = 8% waren krank. Es handelte sich 1mal um einen Hydrozephalus, 1mal um eine Meningitis und 1mal um eine Anämie. 10 Kinder = 26,3% starben bei oder kurz nach der Entbindung. In 2 Fällen starb das Kind nach 11 bzw. 6 Monaten nach der Entbindung, wobei ein ursächlicher Zusammenhang weder mit der Erkrankung der Mutter noch mit der Entbindung herzustellen ist. Von 30 Kindern waren 11 = 36,7% Mädchen und 19 = 63,3% Knaben.

Von den nächsten Angaben ist die der beobachteten Überlebenszeit insofern von Bedeutung, als daraus hervorgeht, daß eine große Anzahl von Patientinnen über mehr als 1 Jahr beobachtet werden konnte, wobei der endgültige Ausgang zeitlich nicht festzustellen war.

Bis zum 5. Tage nach der Entbindung starben 6 Patientinnen = 21,5%, bis zum 6. Monat fanden 8 Patientinnen = 28,5% den Tod. Ein Jahr und mehr bis zu ihrem Tod erlebten 14 Patientinnen = 50%.

Betrachtet man die Überlebenszeit über 6 Monate, so überlebten 9 Patientinnen von 30 = 30% den 6. Monat und 21 Frauen lebten 1 Jahr bis zu 5 Jahren = 70%, wobei 3—5 Jahre wiederum von 7 Patientinnen oder 23,3% erlebt wurden. Fast 1/4 der Patientinnen mit chronisch-myeloischer Leukämie und Schwangerschaft können 3 Jahre und mehr Überlebenszeit erwarten.

Betrachtet man beide Zusammenstellungen gemeinsam, indem man Tod und Überlebenszeit als Beobachtungszeit wertet, so zeigt sich bei einer Gesamtfallzahl von 58 Patientinnen eine Beobachtungszeit bis zu 6 Monaten in 15,4% der Fälle. Über 6 Monate leben 84,5%, während über 1 Jahr 60,3% der Leukämiekranken zur Beobachtung kommen. 2 Jahre und länger nach ihrer Entbindung leben 37,9% der Frauen (Tab. 45).

Tabelle 45. Beobachtungszeit bei 58 an chronischer myeloischer Leukämie erkrankten Patientinnen mit gleichzeitiger Schwangerschaft

bis 6 Monate	Beobachtung		
	über 6 Monate bis zu 5 Jahren	1 Jahr und länger	2 Jahre und länger
9	49	35	22
15,4%	84,5%	60,3%	37,9%

3. Chronische lymphatische Leukämie

Wenn man die Altersverteilung der chronisch-lymphatischen Leukämie sieht, ist es verständlich, daß ein Zusammentreffen mit einer Schwangerschaft nur sehr selten anzutreffen ist. In der Literatur sind insgesamt 5 Fälle zu finden. 2 Patientinnen sind über 40 Jahre, 2 über 30 und nur 1 Frau ist 24 Jahre alt (Tab. 46).

3 von 4 Patientinnen sind Erstschwangere, 1 Patientin ist in der 9. Schwangerschaft. Bei 1 Patientin wurde ein therapeutischer Abort durchgeführt, bei den 4 anderen Frauen kam es zur Spontangeburt, bei der alle 4 Kinder lebensfähig zur Welt kamen.

Die Diagnose Leukämie wurde in 3 Fällen vor der Schwangerschaft gestellt, einmal während der Schwangerschaft und einmal bei der Entbindung.

Es wird in 4 Fällen nur von einer Überlebenszeit gesprochen, die zwischen 2 Monaten und 3 Jahren nach der Entbindung liegt. Eine Therapie wurde nur bei den Fällen von Mangianelli und Baynes u. Mitarb. durchgeführt mit Chemotherapeutika. Im Falle von Harrison und Reevers wurde die Milz röntgenbestrahlt.

Die wenigen in der Literatur festgelegten Fälle von chronisch-lymphatischer Leukämie mit gleichzeitiger Schwangerschaft dürften deshalb als Ausnahmen betrachtet werden, da das durchschnittliche Erkrankungsalter an chronisch-lymphatischer Leukämie bei etwa 55 Jahren liegt.

Baynes u. Mitarb. sind der Meinung, daß eine Interruptio, wie sie im Falle von Harrison und Reevers durchgeführt wurde, nicht nötig sei; höchstens dann, wenn die Mutter im Sterben sei, sollte bei lebensfähigem Kind dieses gerettet werden.

Bezüglich der Durchführung einer Therapie während der Schwangerschaft sei gegen Transfusionen nichts einzuwenden. Eine Röntgentherapie im Gebiet des Beckens ist

Tabelle 46. Chronisch-lymphatische Leukämie und Schwangerschaft [Tabelle nach Baynes, Crickmay u. Jones;

Lfd. Nr.	Jahr	Autor	Alter	Gravida	Schwangerschaft				Mutter	
					Mon.	Abort	Spontan	Sectio	Über-lebenszeit	gest.
1.	1935	Langer	33				spontan		?	
2.	1939	Harrison u. Reevers	30	1		artefiz. Abort			3 Jahre n. Entbindung	
3.	1961	Mangianelli	24	1			spontan 35.Woche		6 Monate n. Entbindung	
4.	1963	Tytmann	46	9			spontan		2 Monate n. Entbindung	
5.	1968	Baynes u. Mitarb.	40	1			spontan 41.Woche		$2^1/_2$ Jahre n. Entbindung	

nicht empfehlenswert wegen der Gefahr des Auftretens von Mißbildungen. Dagegen müsse man die Möglichkeit einer Röntgenbestrahlung der Milz in Erwägung ziehen bei entsprechendem Abdecken der Schwangerschaft.

Die Chemotherapie wird zur Zeit beherrscht von der Anwendung von Chlorambucil. Wenn auch, wie Nicholson berichtet, 5 normale Kinder beobachtet wurden bei Beginn der Therapie nach dem ersten Trimester, so wurden andererseits auch Mißbildungen festgestellt (Murphy, 1959), so daß Baynes u. Mitarb. der Meinung sind, daß die Anwendung von Chemotherapeutika nach dem ersten Trimester die Sorge eines Risikos zur Ausbildung von Mißbildungen nicht nimmt.

Kortikosteroide werden zur Therapie benutzt in Dosen von 10–20 mg täglich. Die Gefahr einer Insuffizienz der kindlichen Nebenniere wird als gering angesehen. Eine Therapie mit Gamma-Globulin könnte von Nutzen sein.

4. Akute myeloische Leukämie

Die Anzahl der Beobachtungen von Patientinnen mit akuter myeloischer Leukämie in der Schwangerschaft ist wesentlich größer als bei der lymphatischen Leukämie. Es läßt sich daher schon ein besseres Bild über die einzelnen Fragestellungen erhalten.

50 Fälle wurden kasuistisch berichtet und bearbeitet (Jahrgang, Autor, Fallzahl).

1905: Lazarus (1 Fall), Markoe (1 Fall), 1923: Fleischmann (1 Fall), 1932: Heim (1 Fall), 1934: Hüssy (2 Fälle), 1938: Jürgens (1 Fall), 1944: Applebaum (1 Fall), 1946: Harris, R. u. Mitarb. (1 Fall), 1948: Williams (1 Fall), 1949: Grandin-Powers (1 Fall), Birge u. Mitarb. (1 Fall), 1950: Murphy-Jonsson (1 Fall), 1951: First u. Wellenbach (1 Fall), Slentz (1 Fall), 1952: Auer (1 Fall), 1953: Shipton (1 Fall), Harris, L. (2 Fälle), 1954: Beven (1 Fall), Wilson (1 Fall), 1955: Gillim (2 Fälle), Barr (1 Fall), 1956: Kerner (1 Fall), Merskey (1 Fall), 1958: Yahia u. Mitarb. (2 Fälle), Mulla (1 Fall), Paquet (1 Fall), 1959: Mendes de Leon (1 Fall), Rothberg u. Mitarb. (1 Fall), 1960: Frenkel-Meyer (4 Fälle), Frenkel u. Meyers (7 Fälle), 1961: Ask-Upmark (1 Fall), Loyd (2 Fälle), 1962: Bayer (1 Fall), Meier (1 Fall), Lee u. Mitarb. (2 Fälle).

Auf der Abb. 9 sieht man, daß das Haupterkrankungsalter zwischen 21 und 35 Jahren liegt, wobei ein Gipfel um das 24. Lebensjahr herum zu beobachten ist. Im Vergleich mit der Abb. 4, auf der von der Bundesrepublik die altersspezifische Fruchtbarkeitsverteilung aufgezeichnet ist, erkennt man, daß die Zahlen sich gut in diese Kurven einordnen lassen. Es wäre also nicht richtig, da-

J. Obstet. Gynec. **75**, 1165 (1968)]

Kind			Blutbild Hb	Behandlung	Zeitpunkt der Diagnose
lebt Zustand	gestorben nach	krank			
lebt				keine	$2^{1}/_{2}$ Jahre vor Schwangerschaft
	therap. Abort		11,0	Rö-Bestrahlung	1 Jahr v. Schwangerschaft
6 Monate an Bronchopneumonie			5,3	Bluttransfusion, 6-Merkaptopurin, Chlorambucil, ACTH, Prednison	im 2. Monat der Schwangerschaft
lebt			4,4	keine	bei der Entbindung
lebt, gesund $2^{1}/_{2}$ Jahre			10,5	Chlorambucil für 5 Wochen	3 Monate vor der Schwangerschaft

von zu sprechen, daß etwa die Leukämie eine bestimmte Altersklasse bevorzugen würde.

Bei einer Aufteilung der Anzahl der Schwangerschaften auf die Leukämiemütter sieht man, daß die Erstgebärenden mit 46,1% gegenüber den anderen Mehrgebärenden weit im Vordergrund stehen.

Zum Zeitpunkt der Diagnose einer Leukämie befanden sich die Schwangeren zu 25% im 1. Trimester, zu 50% im 2. und zu 25% im 3. Trimester. Dieser Befund der Ausrichtung vorwiegend auf Mitte und Ende der Schwangerschaft ist für die Therapie und damit für die Frage der Weiterführung der Schwangerschaft von Wichtigkeit.

Auch die nächste Angabe ist für diese Fragestellung bedeutungsvoll. Die Art der Beendigung der Schwangerschaft: nur 4mal kam es zum Abort, 28mal zum Ende durch Spontangeburt und 6mal zur Beendigung durch eine Schnittentbindung. Von den 36 Kindern kamen $^{2}/_{3}$ gesund zur Welt, 1 Kind hatte eine Mißbildung, und etwa $^{1}/_{3}$ starben in utero bei oder nach der Entbindung.

Die Verteilung der Geschlechter brachte ein erhebliches Überwiegen der männlichen Neugeborenen von 85% gegenüber den Mädchen mit 15%.

Auch bei der akuten myeloischen Leukämie ist mit der Diagnose der tödliche Ausgang der Erkrankung für die Mutter unumstößlich. Es ist lediglich eine Frage der Zeit, in der es zum tödlichen Ausgang kommt, vor allem auch, ob gegenüber der unkomplizierten Erkrankung etwaige Unterschiede bestehen.

Während oder vor der Entbindung kommt es in 12,5% zum Tod der Mutter. Im Verlaufe von 24 Std sterben weitere 14,5%, bis zum Ende des ersten Monats p.p. sind es weitere 35,6%, so daß damit nach 1 Monat insgesamt schon 62,6% der Mütter gestorben sind. Im weiteren Verlauf des Jahres erliegen noch 33,3% ihrer Krankheit, und nur 4,1%, bei dieser Aufstellung 2 Mütter, erleben ein zweites volles Jahr post partum.

5. Akute lymphatische Leukämie

Der unterschiedliche klinische Verlauf der einzelnen Leukämieformen rechtfertigt eine gesonderte Betrachtung, auch unter Berücksichtigung der Tatsache, daß die Anzahl der beobachteten Fälle sehr klein ist und statistisch gesehen keine Signifikanz darstellt.

Tabelle 47. Akute lymphatische Leukämie und Schwangerschaft

Lfd. Nr.	Jahr	Autor	Patientin		Schwangerschaft, Geburt				Mutter	
			Alter	Para	Monat	Abort	Spontan	Sectio	Über-lebenszeit	gestorben
1.	1946	Almklov u. Hatoff	26	2.	3.				unent-bunden	gestorben
2.	1946	Bright u. Hayers	23	1.	1.		normal			3 Monate p.p.
3.	1953	Harris, L.	30	1.	1.	$3^1/_2$				$4^1/_2$ Mon. p. p.
4.	1955	Harris, G.	41	3.	2.			termin-gemäß		$4^1/_2$ Mon. p. p.
5.	1955	Gillim	24	1.			spontan			9 Monate p. p.
6.	1956	Biermann u. Mitarb.	27	2.				8. Monat		6 Tage post op.
7.	1956	Morgan u. Reyes	31	3.	3.		8. Monat			1 Monat post ab.
8.	1956	Mersky u. Rigal	25	1.			spontan			2 Monate p. p.
9.	1958	Cramblatt u. Mitarb.	32	mehr.	7.		spontan			
10.	1958	Hill u. Loeb						$8^1/_2$ Monat		
11.	1962	Sinykin u. Kaplan	21	1.			spontan			
12.	1962	Lee u. Mitarb.	37	4.	6.		spontan			3 Monate p. p.
13.	1964	Cutting u. Collier	28	2.	8.		spontan			3 Monate p. p.

Kind zu 9: 9 Monate nach Geburt akute lymphatische Leukämie.
Behandlung: Prednison und Merkaptopurin.

Sinkin und Kaplan berichten über die jährliche Todesrate an akuter Leukämie zwischen 15–45 Jahren in der weiblichen Bevölkerung der USA als geschätzt 1 : 100 000. Schon daraus resultiert die Seltenheit des Zusammentreffens mit einer Schwangerschaft.

Gliedert man die akuten lymphatischen Leukämien und Schwangerschaftserkrankungen auf die Jahre auf, wie in Abb. 9 geschehen, so sieht man eine sporadische Verteilung.

Auch eine Übersicht über die Altersverteilung läßt ein fast gleichmäßiges Bild zwi-

Kind			Geschlecht		Blutbild			Lymphoblasten	Lymphozyten	Neutrophile	Myeloblasten	Monozyten	Eosinophile	Basophile	Blastozyten
lebt (Zust.)	gestorben nach	krank	W	M	Hb %	Ery	Leuko	Different.-Blutbild							
	in utero	Spina bif.													
gesund															
gesund															
gesund nach 5 Jahren gesund															
gesund															
	nach 2 Tagen														
		nach 9 Mon. Leuk- ämie		×	47		9 170		20		36	2		2	
gesund				Kind:	22 mg-%		9 000		65	32		2	1		
nach 2 Jahren							35 000		91						
gesund					9,8 mg-%		12 000								
gesund															
gesund					13,5 mg-%	3,4	80 000	70	158	4	3	0	0	0	
								(4. Mai)							
								alle 4 Std 40 mg Prednison							
							6 400	0	56	43	0	1	0	0	
								(25. Mai)							

schen 20 und 30 Jahren erkennen, während jenseits von 30 Jahren das Vorkommen seltener wird.

Die Anzahl der Schwangerschaften überwiegen mit 1 und 2, während 3 und mehr Para seltener sind.

Das Alter der Schwangerschaft lag bei Auftreten der Leukämie in 5 Fällen im 1. Trimester, die restlichen 3 beobachteten Patientinnen waren im 6., 7. und 8. Monat.

Den Ausgang der Schwangerschaft und damit die Beendigung gibt die Tabelle 47 wieder. Bei 1 Schwangerschaft kam es zur Fehlgeburt im 3. Monat. 1 Patientin starb vor der Entbindung. Bei 3 Frauen wurde eine Schnittentbindung durchgeführt und 8 Kinder kamen durch Spontangeburt zur Welt. 2 Kaiserschnitte wurden vorzeitig im 8. Monat gemacht. Von 12 Kindern war 1 intrauterin abgestorben, ein zweites starb nach einer Spontangeburt 2 Tage post partum. 9 Kinder waren gesund und wurden z. T. über Jahre gesund beobachtet.

Zu erwähnen ist noch, daß das intrauterin abgestorbene Kind eine Spina bifida hatte.

Ein gesund geborenes Kind erkrankte nach 9 Monaten an einer akuten lymphatischen Leukämie. Es ist dies der bisher wohl einzige veröffentlichte Fall, bei dem das Kind an der Leukämie erkrankte, die auch seine Mutter gehabt hat.

Die mütterliche Mortalität liegt bei 100%, wobei die längste Überlebenszeit 9 Monate beträgt, die kürzeste 6 Tage.

Gegenüber diesem erschütternden Ergebnis für die Mütter ist immerhin mit 2/3 gesunder Kinder zu rechnen.

Daraus ergibt sich zwangsläufig die Frage nach der Therapie und dem Einsatz der therapeutischen Möglichkeiten. Morgan und Reyes haben das sehr kurz ausgedrückt: „Das Problem ist daher, ein lebendes Kind zu bekommen."

Der Tod der Mutter ist während der Schwangerschaft, der Geburt oder kurz nach der Entbindung zu erwarten. Es muß das Ziel der Behandlung sein, da eine Heilung mit Sicherheit nicht zu erreichen ist, zu versuchen, den letalen Ausgang nach Möglichkeit so herauszuschieben, daß ein lebensfähiges Kind erwartet werden kann. Dann sollte aber auch das Kind, wenn nötig, durch Sectio geholt werden. Ein Warten bis etwa eine Sectio in mortua gemacht werden muß — wie es beschrieben ist —, ein solches Vorgehen wird für wenig sinnvoll für das Kind erachtet.

Damit wird die Anwendung der modernen Therapeutika in den Vordergrund geschoben.

Von Harris wurde ein Fall beschrieben, der im 1. Trimester mit Aminopterin behandelt wurde. Dieser Fall kam in 3 1/2 Monaten zum Abort. Demgegenüber haben Hill und Loeb sowie Mersky und Rigal je einen Fall veröffentlicht, bei denen über das 3. bzw. 1. und 2. Trimester Schwangerschaft hinweg mit 6-Merkaptopurin behandelt und ein gesundes, normales Kind geboren wurde.

Ein Teil der mit Merkaptopurin behandelten Fälle bekam fortlaufend Kortisone.

Auch Sinykin und Kaplan berichten über einen Fall einer subakuten lymphatischen Leukämie, kombiniert mit einer Schwangerschaft.

Diese 21jährige 1.-Gravida wurde über die Schwangerschaft vom 8. Tage nach der Konzeption an mit 6-Merkaptopurin und außerdem mit Prednison behandelt. Die Dosierung lag bei 3mal täglich 50 mg 6-MP und 60 mg Prednison täglich.

Es wurde zum Termin ein gesunder Knabe von über 7 Pfd. geboren, der auch in der Folgezeit gesund blieb.

Sinykin und Kaplan sind der Meinung, daß bisher von der klinischen Erfahrung her die auftretenden Abarten und Mißbildungen keine Ursache in der Tatsache der frühzeitigen Behandlung im 1. Trimester mit 6-Merkaptopurin haben.

Tabelle 48. Verteilung der beobachteten 140 Fälle von Leukämie und Schwangerschaft auf die Jahrzehnte seit 1900

	1900	1910	1920	1930	1940	1950	1960	1970	Summe
chronisch lymph. Leukämie					2			3	5
chronisch myel. Leukämie	3	—	3	7	11	14	24	10	72
akute myel. Leukämie	—	2	—	1	4	6	30	7	50
akute lymph. Leukämie	—	—	—	—	—	2	8	3	13
	3	2	3	8	17	22	62	23	140

Tabelle 49. Anzahl der Kinder bei 108 Schwangeren zum Zeitpunkt des Auftretens der Leukämie im Vergleich zu Zahlen aus dem Jahre 1961 des Statistischen Bundesamtes (Reihe 2, Fachserie A, S. 23, W. Kohlhammer, Mainz)

		1	2	3	4	mehr
Absolutzahlen		37	15	17	12	27
	%	34,2	13,8	15,8	11,1	25,1
Prozentuale Vergleichszahl		26,1	35,6	19,1	8,9	7,9

6. Zusammenfassung

Versucht man die Einzelergebnisse der verschiedenen Leukämieformen, wenn sie mit einer Schwangerschaft vergesellschaftet sind, zusammenzufassen, so finden sich folgende Daten.

In der Tabelle 48 sind die vorliegenden kasuistischen Mitteilungen von Leukämie und Schwangerschaft in ihren 4 Formen nach den Jahren ihrer Veröffentlichung aufgezeichnet.

In den ersten Jahrzehnten unseres Jahrhunderts sind chronisch myeloische und akute myeloische Leukämien fast gleichbleibend in der Zahl. In den Jahren 1930 bis 1940 tritt bei den Erkrankungen eine stetige Erhöhung ein, die bis in die 60er Jahre einen steilen Aufstieg nimmt, der prozentual das 5- bis 8fache ausmacht. Der Gipfelpunkt aller 4 Krankheiten mit Schwangerschaft kombiniert findet sich um das Jahr 1960, denn seit 1950 ist auch die akute lymphatische Leukämie beschrieben worden, die ebenfalls ihre Spitzen in den Jahren bis 1960 aufweist. Von der chronisch lymphatischen Leukämie wurde über nur 5 Fälle insgesamt berichtet.

Die absteigende Kurve in den sechziger Jahren bis 1970 ist im Hinblick auf eine allgemeine Schlußfolgerung eines geringen Vorkommens wohl nicht zu werten. Der so sehr steile Abstieg wird deshalb ausgezeichnet, weil nach 1968 keine Publikationen mehr bekannt und aufgenommen wurden.

Vergleicht man die Altersverteilung der 4 Leukämieformen und Schwangerschaft (Abb. 9), so liegt möglicherweise wegen der geringen Fallzahl bei der akuten und chronischen lymphatischen Leukämie ein völlig gleichmäßiger Anteil über die Lebensjahre von 20–40 vor. Bei der akuten myeloischen Leukämie dagegen ist ein deutlicher Anstieg um das 24. Lebensjahr und um die Jahre 28–34 zu verfolgen. Eine fast gleiche Verteilung findet sich bei der chronisch-myeloischen Leukämie, bei der der Hauptgipfel beim 25. Lebensjahr liegt, mit einer langsamen, stetigen Abschwächung bis zum 34. Lebensjahr. Die beiden letzten Kurven entsprechen im wesentlichen den Aufzeichnungen, wie sie auf der Abb. 4 nach den Angaben des Statistischen Bundesamtes über die normalen Geburtenziffern für die Jahre 1950 und 1967 wiedergegeben wurden.

Die Fertilitätsspitze liegt zwischen 20 und 30 Jahren. Das Zusammentreffen Leukämie und Schwangerschaft dürfte den allgemeinen Gesetzen des Vorkommens der Leukämie wie der Schwangerschaft entsprechen, ohne daß von einer Seite ein besonderer Einfluß vorzuliegen scheint.

Beim Auftreten der Leukämie befanden sich die Schwangeren bei den 4 Leukämieerkrankungen vorwiegend in Mehrschwangerschaften. 2. und 3. Gravidität zusammen ergaben etwa so viel Erkrankte wie bei den Erstschwangeren. Vergleicht man allerdings die Anzahl der Kinder zum Zeitpunkt der Erkrankung an Leukämie (Tabelle 44) mit statistischen Normalvergleichszahlen, wie sie

Tabelle 50. Absolute und prozentuale Verteilung von 319 Kindern auf Erst- und Mehrkinder bei den 3 Formen der Leukämie bei bestehender Schwangerschaft im Vergleich zu den Normalzahlen der Geburtenfolge.

	1	%	2	%	3	%	4	%	mehr	%	zus.
akute lymph. Leukämie	5	23,8	6	28,2	6	28,2	4	19,0	—		21
akute myel. Leukämie	18	17,3	10	9,6	24	23	12	11,5	40	38,4	104
chron. myel. Leukämie	14	7,2	14	7,2	21	10,7	32	16,4	113	58,4	114
Summe	37	11,5	30	9,4	51	15,9	48	15	153	47,9	319
Vergleichszahlen des Statistischen Bundesamtes		41,0		30,0		15,1		7,1		6,8	

das Statistische Bundesamt für das Jahr 1961 aufgestellt hat, so fällt auf, daß die Anzahl der ersten und dritten Kinder etwa übereinstimmt — unter Berücksichtigung der nur kleinen statistischen Vergleichszahl von 108. — Das Verhältnis bei dem 2. Kind liegt bei der Leukämie um 50% unter dem Durchschnittswert, während bei mehr als 3 Kindern die Leukämiemütter 2mal soviel Kinder aufzuweisen haben wie im Normalregelfall. Man möchte daraus entnehmen, daß die Fertilität der Mütter mit Leukämie nicht gestört ist; insgesamt gesehen, daß die erhöhte Mehrkinderzahl fast 3mal soviel ausmacht, könnte man auf die Tatsache zurückführen, daß die chronisch-myeloische Leukämie vom 20. zum 40. Lebensjahr hin zunimmt.

Gliedert man weiterhin die 319 Kinder nach ihrer Geburtenfolge und den einzelnen Leukämieformen auf, so muß man feststellen (Tabelle 45), daß z. B. bei der chronisch-myeloischen Leukämie 58% der Kinder beim Auftreten der Leukämie 5 und mehr Kinder sind, während diese im Normalfall ohne Leukämie nur 6,8% ausmachten. Das gleiche gilt für die akute myeloische Leukämie mit einer Prozentzahl von 38,4.

Demgegenüber sind die Erstgeborenen normalerweise mit 41% vertreten, bei den Leukämieformen akute myeloische mit 7,2, chronische myeloische mit 11,5 und akute lymphatische Leukämie mit 23,8%. Es ergibt sich daraus die Schlußfolgerung, daß Leukämiemütter zu den Frauen gehören, die mehr Kinder geboren haben, d. h. in 48% der Fälle dann erst erkranken, wenn sie 5 und mehr Kinder haben. Bei der chronisch-myeloischen Leukämie liegt der Prozentsatz sogar fast bei 60%.

Der Zeitpunkt der Diagnosestellung der akuten myeloischen Leukämie während der Schwangerschaft liegt bei 50% der Erkrankungen im 2. Trimester und je 25% im 1. und 3. Trimester. Bei der akuten lymphati-

Tabelle 51. Geburtsbeendigung in Prozenten bei den einzelnen Leukämieformen bei Schwangerschaft

Art der Leukämie	Abort	%	Spontangeb.	%	Sectio	%	unentbunden	%	zus.
chronisch lymphatische	1		4						5
akute lymphatische	1	7,6	8	61,5	3	22,7	1	7,6	13
akute myeloische	4	10,4	28	73,6	5	16			38
					1mal Sec. i. mortua				
chronisch myeloische	8	11,4	57	81,5	5	7,1			70
	14	10,7	97	76,8	14	11,5	1		126

Tabelle 52. Befinden der Kinder bei der Geburt

Art der Leukämie	Neugeborenes						zus.
	gesund	%	gestorben	%	krank	%	
chronisch lymphatische	4						4
akute lymphatische	9	75	2	16,6	1	8,4	12
akute myeloische	24	66,6	11	30,5	1	2,9	36
chronisch myelotische	25	65,7	10	26,3	3	8	38
	62	67,3	23	26,7	5	6	90

schen Leukämie liegt der Zeitpunkt der Diagnose im 1. und 3. Trimester.

Für das klinische Handeln ist die Frage nach der Beendigung der Schwangerschaft von erheblicher Bedeutung, vor allem wegen des bei dieser Erkrankung immer tragischen Endes der Mutter (Tabelle 51).

Um so erstaunlicher ist es, daß insgesamt 3/4 aller Kinder auf natürlichem Wege zur Welt kommen, bei der akuten lymphatischen Leukämie allerdings um 20% weniger als bei der chronisch-myeloischen Leukämie.

Die Sectiofrequenz liegt bei der akuten Leukämie um ein Doppeltes höher als bei der chronisch-myeloischen Leukämie, bei der die Sectiofrequenz an der oberen Grenze der heute üblichen Normen liegt.

Die Aborthäufigkeit ist bei allen 3 Formen gleich bei etwa 10%, so daß man diese Zahl als allgemein gültig annehmen darf.

Auch der Ausgang für das Kind ist nicht so bedrückend wie für die Mutter (Tabelle 52). Gesunde Kinder kommen in gut 2/3 der Fälle zur Welt, wobei es bei der akuten lymphatischen Leukämie sogar noch 75% sind. Hinzu kommen noch etwa 8% lebendgeborene kranke Kinder. Die Rate der totgeborenen oder nach der Entbindung gestorbenen Kinder liegt bei 26,7% und ist am höchsten mit 30,5% bei der akuten myeloischen Leukämie. Soweit die Angaben gemacht sind, ist nur 1 Kind von den insgesamt erkrankten 5 an einer Leukämie erkrankt und gestorben (s. dort). Ein anderes Kind hatte eine Spina bifida, ein weiteres eine Anämie. Dieses Kind hat aber überlebt und ist 25 Jahre später gesund beobachtet worden. 2 weitere erkrankte Kinder litten an einem Hydrozephalus und einer Meningitis; beide Kinder sind gestorben.

Eine Aufstellung über die Geschlechtsverteilung der Neugeborenen (Tabelle 53) zeigt, daß etwa 10% mehr Mädchen als Knaben geboren wurden. Bei der akuten myeloischen Leukämie ist allerdings ein so erhebliches Vorherrschen der Mädchen, daß man wegen der kleinen Zahl bei der Bewertung doch sehr vorsichtig sein muß.

Die letzte Aufstellung (Tabelle 54) gibt den Zeitpunkt des Todes der Mutter wieder im Verhältnis zur Entbindung.

Wenn auch an dem grundsätzlichen Schicksal der Mutter zur Zeit noch nichts zu ändern ist, so scheint doch — wie das schon im

Tabelle 53. Geschlechtsverteilung bei Kindern von Müttern mit Leukämie

Art der Leukämie	Knaben	%	Mädchen	%	zus.
akute myeloische	3	15,7	16	84,3	19
chronisch myeloische	19	63,3	11	36,6	30
	22	44,9	27	55,1	49

Tabelle 54. Tod der schwangeren bzw. entbundenen Frauen, die gleichzeitig an einer Leukämie erkrankt sind, im Verhältnis zum Zeitpunkt der Entbindung

Art der Leukämie und Schwangerschaft	vor und während	Entbindung nach															
		1 Std	2 Std	24 Std	5 Tg.	6 Tg.	7 Tg.	1 Mo.	2 Mo.	3 Mo.	4 Mo.	6 Mo.	9 Mo.	1 J.	2 J.	m. J.	zus.
akute lymphatische	1					1		1	1	3	2		1				10
akute myeloische	6	3	2	2			9	8		4		5	9	2	2		52
chronisch myeloische	1			1	4			2	1			5		6	7	1	28
	8	3	2	3	4	1	9	11	2	7	2	10	10	8	8	1	90
	8		8			14		11			31			8	9	1	90
%	8,8		8,8			15,5		12,3			34,4			8,8	10	1,4	100
%					33,1						46,7						

Tabelle 55. Tod der schwangeren bzw. entbundenen Frauen, die gleichzeitig an einer Leukämie erkrankt sind, im Verhältnis zum Zeitpunkt der Entbindung bei den seit 1950 veröffentlichten Fällen

Art der Leukämie und Schwangerschaft	vor und während	Entbindung nach															
		1 Std	2 Std	24 Std	5 Tg.	6 Tg.	7 Tg.	1 Mo.	2 Mo.	3 Mo.	4 Mo.	6 Mo.	9 Mo.	1 J.	2 J.	m. J.	zus.
akute lymphatische	1					1		1	1	3	2		1				10
akute myeloische	5	1	1		5		1	8	1	1	1	4	5	2		2	37
chronisch myeloische	1				1			2	1		1	1	1	1	3	3	15
	7	1	1		6	1	1	11	3	4	4	5	7	3	3	3	60
	7		2			8		11			23				9		60
%	11,7		3,4			13,3		18,3			38,3				15		
%	11,7				16,7						56,6				15		

einzelnen bei den verschiedenen Leukämieformen erarbeitet wurde — das Wesentliche zu sein, welche Überlebenszeit die Mutter nach der Entbindung zu erwarten hat.

Bis zum 7. Tag nach der Geburt sind 33,1% der Mütter gestorben, bis zum ersten Jahr sterben insgesamt 79,8%. Über 1 Jahr leben 20% der Frauen und über 2 Jahre 10%.

Bei diesen Berechnungen ist zu bemerken, daß sie einen Beobachtungszeitraum von fast 90 Jahren darstellen. Aber auch die Aufstellung der Tabelle 55, auf der nur Fälle aufgenommen wurden, die seit 1950 veröffentlicht sind, zeigt keine grundsätzliche Änderung der therapeutischen Erfolge.

In bezug auf die therapeutischen Möglichkeiten bei Leukämiekranken wurden die neuesten Ansichten vorher besprochen. Für die Komplikation dieser Erkrankung mit einer Schwangerschaft ändert sich grundsätzlich nichts am therapeutischen Vorgehen mit einer Ausnahme, daß, wenn die Schwangerschaft bekannt ist, nicht im ersten Trimester, d. h. zur Zeit der Organogenese, die Behandlung begonnen oder weitergeführt werden sollte.

Zu dieser Frage wurden von Bieber u. Mitarb. sowie Thiersch Versuche an Kaulquappen und Ratten angestellt. Eine Behandlung schwangerer Tiere mit 6-Merkaptopurin zeigte, daß ein Absterben des Feten oder aber Wachstumsverkümmerungen erzeugt wurden. Am empfindlichsten war der Fet zur Zeit der Implantation, wobei die verabfolgte Dosis von Bedeutung war. Von Merskey und Rigol wurde eine Patientin beobachtet, bei der zur Zeit der Konzeption schon eine akute lymphatische Leukämie bestand. Diese Patientin wurde vor und nach der Konzeption mit täglich 2,5 mg/kg Körpergewicht 6-Merkaptopurin behandelt. Es kam in der 30. Woche zu einer Frühgeburt eines normal aussehenden Kindes, das allerdings nur 2 Tage lebte. Die Patientin wurde mit 6-Merkaptopurin und Prednison weiterbehandelt und starb etwa 8 Wochen nach der Geburt.

Wenn die Schwangerschaft bekannt ist, sollte man die Therapie mit 6-Merkaptopurin für 3 Monate aussetzen.

Ein weiteres Problem, das sich aus der Hydrocortisontherapie ergibt, ist die Tatsache einer Zuführung der Nebennierenrindenhormone in der postpartalen Periode, da die Eigenproduktion des Neugeborenen anfangs noch reduziert sein kann, wenn die Mutter über eine lange Zeit der Schwangerschaft Prednison bekommen hat. Migeon u. Mitarb. haben nachgewiesen, daß die Plazentapassage von 17-Hydrokortikosteroide in Richtung Mutter—Kind doch relativ konstant ist, so daß die Bildung von Hydrokortison vermindert oder abgestoppt werden könnte.

Für die Mutter bedeutet die Geburtsperiode, gleichgültig ob Abort, Früh- oder Normalgeburt, auch insofern eine Gefahr, als eine oft auftretende Hypofibrinogenämie mit erheblicher Blutungsneigung einhergeht. Dazu gesellt sich oft auch eine Thrombozytopenie. Im Verlauf der Schwangerschaft sollten Untersuchungen in dieser Richtung stets laufend vorgenommen werden. Eine sehr intensive Zusammenarbeit zwischen Internist und Geburtshelfer ist erforderlich. Für die Entbindung sind Vorbereitungen zum Auffangen der Komplikationen in dieser Richtung besonders erforderlich.

Die Frage der Vererbung oder Übertragung der Leukämie von der Mutter auf das Kind wurde schon besprochen.

Gross hat nachgewiesen, daß man bei der Mäuseleukämie den AK-Stamm von Generation zu Generation weiter überträgt, so daß die Frage einer Übertragung von der Mutter auf das Kind erörtert wird. Obgleich bisher kein an Leukämie erkranktes Neugeborenes bekannt ist, sind jedoch Leukämieneugeborene von hämatologisch gesunden Müttern beschrieben worden (Cross, Homme, Keith, Morrison u. Mitarb). Die Plazenta soll, wie Tierversuche von Burchenal zeigen, eine Schranke bilden. Beim Menschen wurde bisher nur der oben beschriebene Fall Cramblatt u. Mitarb. bekannt, in dem der neunmonatige Knabe eine Leukämie bekam, die seine Mutter hatte.

Ein weiterer Fall ist nicht bekannt. Auch ist nicht zu beweisen, daß durch eine Schwangerschaft eine chronische Leukämie in eine akute umgewandelt wurde. Aber bei dem von Shub u. Mitarb. beschriebenen Fall handelte es sich von vornherein um eine akute Form der Erkrankung (Harris).

Ein Einfluß der Schwangerschaft auf den Verlauf der Leukämie ist weder im günstigen noch ungünstigen Sinn zu belegen. Vielmehr erscheint der Verlauf sowohl der Leukämie als auch der Schwangerschaft während der Leukämie voneinander unabhängig zu sein. Ganz sicher ist nur der in jedem Fall tödliche Ausgang bei der Mutter.

Die sonst gültige Einstellung „erst die Mutter, dann das Kind“ wird hier fraglich, da trotz aller therapeutischen Bemühungen am Schicksal der Mutter nichts zu ändern ist; höchstens kann durch eine meist kurzdauernde Remission eine Lebensverlängerung für die Mutter erreicht werden.

Bei der akuten Leukämie ist auch eine nur kurzzeitige Lebensverlängerung für das Kind oft von entscheidender Bedeutung. Da in allen beschriebenen Fällen die akute Leukämie in der Schwangerschaft begann, ist durch frühzeitig einsetzende Therapie, wie oben gezeigt werden konnte, in 75% der Fälle das Kind zu retten.

Ask-Upmark ist daher der Meinung, daß bei akuter Leukämie in der Schwangerschaft die Erkrankung so behandelt werden sollte, als wäre die Schwangerschaft nicht vorhanden. Von anderen Autoren, wie z. B. Allen, wird die Ansicht vertreten, daß der Streß bei einer Interruptio größer sein könnte als der Streß einer normalen Entbindung. Frenzel u. Mitarb. verlangen, daß der Geburtshelfer auch mit einer Sectio rechnen muß, da ein plötzlicher körperlicher Verfall der Mutter im Bereich der Möglichkeiten liegt.

Bei der chronischen Leukämie ist die Entscheidung für das Kind insofern leichter, als man annehmen kann, daß zum mindesten die Zeit der Schwangerschaft bei gleichzeitig einsetzender Therapie zu überbrücken ist, mit der guten Aussicht, die Mutter auch noch über die Geburt hinaus am Leben zu erhalten. Die durch Einzelfälle erläuterten Ansichten über den Einfluß der Geburt auf das Befinden der Mutter wird von den Autoren unterschiedlich, im negativen wie im positiven Sinne, beurteilt. Als entscheidende Schlußfolgerung dürfte der Satz von Morgan und Reyes gelten: „Das Problem ist, ein lebendes Kind zu bekommen.“

D. Maligne Lymphome und Schwangerschaft

1. Sarkom der Lymphknoten

Rosenberg u. Mitarb. haben an Hand von 1269 Fällen von Lymphsarkomen eine eingehende Darstellung aller Fragen gegeben, die mit diesem Krankheitsbild zusammenhängen. Die histologischen Typen verteilten sich bei diesem Krankenmaterial folgendermaßen: 12,8% waren großfollikuläre Lymphsarkome, 43,6% Retikulumzellsarkome und 43,6 kleinzellige Lymphsarkome. Das Durchschnittsalter bei Frauen liegt zwar bei 51,1 Jahren, aber die Krankheit kommt im gebärfähigen Alter durchaus nicht selten vor. Das Verhältnis von Männern zu Frauen beträgt 1,7 : 1.

Die Hauptsymptome werden angegeben mit schmerzhaften Drüsenschwellungen in 56%, Gewichtsverlust 8,7%, Leibschmerzen 8,7%, Müdigkeit 8,2%, Brechreiz und Erbrechen, Fieber, Kurzatmigkeit usw.

Das vorwiegend erste Befallensein durch die Erkrankung liegt im Bereich der Haut, des Nasen-Rachen-Raumes, der Tonsillen, der Knochen, des Magens und Darmes. Alle anderen Körperregionen sind geringfügiger betroffen.

Die Behandlung wird durchgeführt mit Strahlen, alkylierenden Substanzen, Antimetaboliten, Nebennieren-Hormonen und radioaktivem Phosphor.

Für das Stadium 0 und I ergeben sich eine durchschnittliche Überlebenszeit von 51 Monaten nach Beginn der klinischen Behandlung.

Für das Stadium II war die Überlebenszeit 22,2 Monate, für das Stadium III betrug sie 25,5 Monate. Dabei wird betont, daß für die Stadien II und III keine statistische Signifikanz vorliegt.

Die Endresultate der Behandlung der 1269 Patientinnen lagen in der durchschnittlichen Überlebenszeit bei 26,4 Monaten. Die 5-Jahresüberlebenszeit betrug 28,4%.

Zur Demonstration des Verhaltens eines Retothelsarkoms in der Schwangerschaft soll zuerst eine eigene Beobachtung beschrieben werden, da sie typisch für den Ablauf derartiger Erkrankungen zu sein scheint.

Es handelt sich um eine 28jährige Patientin mit bislang unauffälliger Anamnese. Zur Zeit besteht eine 3. Schwangerschaft (letzte Periode am 3. 1. 1968).

Seit August d. J. wird ein rasch wachsender Tumor in der rechten Leiste in Höhe des rechten Beckenkammes beobachtet.

Mitte August 1968:	Pflaumengroßer Weichteiltumor rechte Leiste (nach Angabe der Patientin).
21. September 1968:	1. klinische Untersuchung; Diagnose: frauenfaustgroßer Tumor in der rechten Leiste. Unauffälliger Allgemeinbefund, keine Lymphknoten.

Tabelle 56. Übersicht über 22 Fälle von Lympho- und Retothelsarkomen in der Schwangerschaft

Lfd. Nr.	Author, Jahr	Art und Lokalisation des Tumors	Alter	Grav.	Diagnose		Entbindung	Behandlung	Kind	Ausgang für Mutter (Krankheitsdauer)
					vor Grav.	währ. Grav.				
1.	Smith, 1937	Lymphosarkom, periton.	30	2		2. Monat	(Abort 2. Monat)	Probelap.		gest. 4 Monate
2.	Winter, 1959	Leistendrüsen-Tumor, Retothelsarkom li.	19	3		6. Monat	Frühgeb. 1250 g, 38 cm	Excisio 4. Woche, Ureth. Bestr.	gest. n. 2 Tagen	gest. 2 Monate
3.	Tweeddale u. Mahr, 1964	li. Brust, Lymphosarkom	39	5		3. Monat	spontan	Excisio u. Rö.	lebt	?
4.	Braun u. Rummel, 1965	Supraklavikulardrüse u. li. Leistenbeuge	24	1		6. Monat	spontan	Excisio u. Zytost., Bestr. p. p.	lebt	gest. 3 Monate
5.	Braun u. Rummel	re. Wange Tumor und andere Drüsengeg., Lymphosarkom	23	1		9. Monat	spontan	Excisio, Rö-Bestr.	lebt	gest. $3^1/_2$ Monate
6	Damminger u. Wolfmüller 1967	Retothelsarkom, beide Mammae	25	1		8 Tage n. Part.	spontan	Excisio	lebt	gest. $1^1/_2$ Monate
7.	Verhagen, 1970	Retothelsarkom re., Leiste	28	3		8. Monat	spontan	Excisio u. Bestr.	lebt	gest. 4 Monate
8.	Ludanyi u. Donko, 1968	Retikulosarkom Schilddrüse, Mamma, Ovar, Nebenniere	20	1		8. Monat	spontan		lebt	gest. 50 Tage
9.	Rosenberg u. Mitarb., 1961	kleinzelliges Lymphosarkom				währ. Grav.				gest. 26 Monate
10.	do.	do.				do.				gest. 11 Monate
11.	do.	do.				do.				gest. 108 Monate
12.	do.	do.				do.				gest. 11 Monate
13.	do.	do.				do.				gest. 46 Monate
14.	do.	do.				do.				gest. 24 Monate
15.	do.	do.				do.				gest. 15 Monate
16.	do.	do.			vor Grav.					gest. 109 Monate
17.	do.	do.			do.					lebt 137 Monate
18.	do.	do.			do.					lebt 136 Monate
19.	do.	do.			do.					gest. 130 Monate
20.	do.	do.			do.					gest. 153 Monate
21.	do.	do.			do.					gest. 58 Monate
22.	do.	do.			do.					gest. 8 Monate

9. Oktober 1968: Spontangeburt eines Knaben. Befund danach: gut mannsfaustgroßer derber Tumor in der rechten Leiste. Unauffälliger AZ und EZ. Keine Lymphknoten tastbar.

28. Oktober 1968: Operative Entfernung eines doppelmannsfaustgroßen, harten Tumors an der rechten Darmbeinschaufel.

Bei dem 1. klinischen Aufenthalt — bei der Geburt am 9. 10. 1968 — befindet sich die Patientin in einem guten AZ und EZ. Bei den Laboruntersuchungen war allenfalls eine erhöhte Blutsenkung von 62/100 auffällig, während die Erniedrigung des Hb-Wertes auf 72% im Zusammenhang mit der Geburt gesehen werden muß. Eine Röntgen-Übersichtsaufnahme des Beckens zeigte keinen Zusammenhang des Tumors mit den Knochen.

Die 2. klinische Durchuntersuchung am 18. 10. 1968 auf der chirurgischen Abteilung ergab keine Auffälligkeiten im roten und weißen Differentialblutbild (HB 80%, Ery 4,13, F.I. 0,98, Leuko 9000). Die Senkung ist mit 67/96 auch hier erhöht.

Der Lungenfilm vom 23. 10. 1968 zeigt im rechten Mittel- bzw. Unterfeld ein- bis fünfpfennigstückgroße, scharf begrenzte Verdichtungen sowie im linken Unterfeld eine etwa zehnpfennigstückgroße, gut abgrenzbare Verdichtung, die den Verdacht auf Metastasen aufkommen lassen.

Am 28. 10. 1968 wurde der doppelfaustgroße Tumor, der extraperitoneal an der Innenseite der rechten Darmbeinschaufel lokalisiert war, ohne Eröffnung des Peritoneums in toto entfernt. Er war von harter Konsistenz mit zentralen Nekrosen. Die *histologische Untersuchung* des Präparates ergab ein *Retothelsarkom*. Während des abschließenden komplikationslosen p.p. Verlaufs klagt die Patientin über Schmerzen der linken Halsseite. Die Röntgenaufnahme der HWS ergab keinen pathologischen Befund.

Die 3. klinische Durchuntersuchung erfolgte am 19. 11. 1968 bei der Einweisung auf die gynäkologische Abteilung zur Nachbestrahlung. Die Patientin befindet sich weiterhin in einem guten AZ und EZ. Im Operationsgebiet am rechten Beckenkamm wird eine diffuse Verhärtung festgestellt. Weiterhin fällt eine diffuse Verhärtung der linken Halsseite sowie ein etwa walnußgroßer Tumor am oberen Drittel des Sternokleidomastoideus auf. Die Laborwerte zeigen von seiten des roten und weißen Diff.-Blutbildes und des ausführlichen Leberstatus keinen auffälligen Befund (Hb 88%, Ery 4,52 Mill., F.I. 0,97, Leuko 6800, Stab. 2, Segm. 76, Lymph. 18, Mono 4; SGOT 4,5, SGPT 11,2 mU, Bilirubin 0,3 mg-%, Weltmann 3 R., Thymol 0,8, Takata 100 mg-%). Die Senkung betrug 21/45. Eine Bestrahlungsserie wurde sowohl im Bereich des Operationsfeldes wie auch der getasteten Halsverhärtung durchgeführt. (Im Op.-Gebiet: 8 Sitzungen à 220 R; im Halsbereich: 7 Sitzungen à 220 R.)

Eine abschließende Kontroll-Lungenaufnahme vom 5. 12. 1968 zeigt multiple fünf- bis zehnpfennigstückgroße, scharf abgegrenzte runde Verschattungen über beiden Lungen, die im Sinne von Metastasen aufzufassen sind.

Auf eigenen Wunsch wird die Patientin entlassen.

Am 27. 12. 1968 erneute stationäre Aufnahme in sehr schlechtem Allgemeinzustand.

Röntgenaufnahme der Lunge: Massive Tumorverschattung über beiden Lungen (Abb. 10). Eine Infusionstherapie mit Proresid wurde eingeleitet. Die Patientin verstarb am 6. 1. 1969.

Beim Studium der anderen in der Literatur festgelegten Einzelfälle wiederholt sich fast gesetzmäßig der gleiche Krankheitsablauf. Man bekommt dabei den Eindruck,

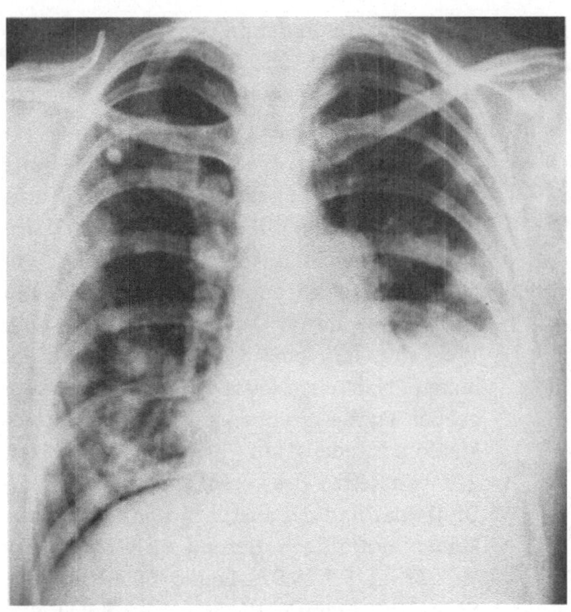

Abb. 10. Diffuse Metastasen eines Retothelsarkoms in den Lungen

daß die Schwangerschaft keinen Einfluß hat. Das Wachstum der Tumoren ist foudroyant.

Aus der Aufstellung in der Tabelle 56 ersieht man, daß von 14 Patientinnen 10 innerhalb von 12 Monaten ad exitum kommen, und zwar von den Patientinnen, bei denen während der Schwangerschaft der Tumor diagnostiziert wurde. Die kleine Zahl läßt keine entscheidenden Schlußfolgerungen zu. Wird der Tumor vor Beginn der Schwangerschaft diagnostiziert und behandelt — so scheint es —, ist im Hinblick auf die längere Überlebenszeit die Prognose günstiger.

Von den insgesamt 22 aufgeführten Patientinnen mit Lympho- und Retothelsarkomen in der Schwangerschaft werden 19 als gestorben angegeben, darunter 6 nach über 5 Jahren.

Eine Interruption erscheint nicht angebracht.

Von 7 angegebenen geborenen Kindern waren 6 lebensfähig; 1 Frühgeburt starb nach 2 Tagen.

Zu den 22 aufgeführten Fällen muß noch gesagt werden, daß die ersten 8 Einzelbeobachtungen sich in der Schwere der Erkrankung von den anderen unterscheiden und abweichen, gerade auch im Hinblick auf die Fälle, bei denen die Erkrankung vor der Schwangerschaft bereits erkannt und behandelt wurde. Rechnet man die durchschnittliche Überlebenszeit der ersten 15 Fälle (Tabelle 51) der in der Schwangerschaft diagnostizierten Lymphosarkome, so kommt man auf einen Wert von 17,4 Monaten. Dieser Wert wird im wesentlichen durch die Fälle von Rosenberg u. Mitarb. erreicht. Die ersten 8 als Einzelfälle veröffentlichten Patienten kommen auf eine durchschnittliche Überlebenszeit von nur 2,5 Monaten, gerechnet vom Zeitpunkt der Diagnosestellung an.

Ein Vergleich mit den Ergebnissen beim unkomplizierten Lymphosarkom läßt erkennen, daß die in der Schwangerschaft beobachteten Fälle einen entscheidend schlechteren klinischen Verlauf aufzuweisen haben.

Aus den wenigen Fällen nach irgendeiner Richtung Schlußfolgerungen zu ziehen, erscheint wohl zu gewagt. Es könnte sein, daß die Schwangerschaft ursächlich durch die allgemeine Gewebsauflockerung eine schnellere Metastasierung auslöst, oder daß das Tumorwachstum selbst dadurch gefördert wird.

Es ist auch möglich, besonders wenn man die vor und während der Schwangerschaft diagnostizierten Fälle untereinander vergleicht, daß eine intensive Therapie rascher erfolgen kann.

Eine Schwangerschaftsunterbrechung dürfte am Krankheitsverlauf der Mutter keine entscheidende Änderung herbeiführen. Es erscheint dabei der Grundsatz berechtigt, dafür zu sorgen, daß ein lebendes Kind geboren wird.

Bei den *Sarkomen der Lymphknoten* muß man feststellen, daß der rapide Verlauf der Erkrankung ohne und mit Schwangerschaft unaufhaltsam fortschreitet. Eine Interruptio bringt keinen Erfolg.

2. Lymphogranulomatose Hodgkin

Der klinische Ablauf der Lymphogranulomatose wurde erstmals im Jahre 1832 von Thomas Hodgkin beschrieben und 1896 und 1898 von Paltauf und Sternberg im histologischen Bild dargestellt. Die Frage, ob die Lymphogranulomatose als echte Geschwulst oder als spezifische Entzündung aufzufassen ist, oder ob sie eine Reaktion des lymphatischen Gewebes darstellt, ist noch weitgehend unbekannt. Auch die Frage nach dem Beginn der Erkrankung, ob sie lokal entsteht oder ganze Lymphknotenregionen gleichzeitig befällt, bedarf noch der Klärung. Neuerdings hat Kaplan die Meinung vertreten, daß die Lymphogranulomatose wahrscheinlich in den meisten Fällen unizentrisch entsteht und sich vom Entstehungsort aus auf dem Lymphwege von einer Drüsengruppe zur nächsten ausbreitet. Eine Klärung ist aber schon deswegen erforderlich, weil davon erhebliche therapeutische Folgerungen und Maßnahmen abhängig sind.

Diese Unklarheit über die Art und Herkunft der Erkrankung hat viele Autoren zu bestimmten Gruppen- und Stadiumeinteilungen veranlaßt. Die zeitlich wohl älteste Einteilung hat Gilbert 1934 gegeben. Sie ist insofern für die Fragestellung der Kombination mit einer Schwangerschaft von Bedeutung, als sie die rein klinischen Verlaufsformen wiedergibt. Gilbert unterscheidet:

1. akute rasch verlaufende Form — 17,3%,
2. mittlere chronische Form — 55,8%,
3. ausgesprochen langsam verlaufende Form — 26,9%

Etwas andere Zahlen bei dieser Einteilung hatte Hohlfelder unter 179 Fällen:

1. 31,9%,
2. 55,8%,
3. 12,3%.

Eine ähnliche Aufteilung nach klinischen und morphologischen Gesichtspunkten nahmen Jackson und Parker vor; sie sprechen von:

1. Paragranulom, ausgesprochen lange Verlaufsform;
2. Hodgkin-Granulom, mit einer etwa der mittleren Überlebenszeit entsprechenden Verlaufsform. Im histologischen Bild finden sich typische Sternbergsche Riesenzellen;
3. Hodgkin-Sarkom mit einer hochakuten und sehr raschen Verlaufsform.

Eine andere Klassifizierung nahm Craver vor. Er unterschied die

Klasse 1 sog. unizentrische Erkrankung ohne Aussaat und ohne sonstige Symptome.

Klasse 2 Erkrankungsformen, die eine Region oberhalb oder unterhalb des Zwerchfells betreffen. Bei dieser Form können allgemeine Symptome auftreten.

Schließlich handelt es sich bei der

Klasse 3 um eine generalisierte Erkrankung, die sowohl oberhalb wie unterhalb des Zwerchfells die Regionen erfaßt hat und bei der auch schon allgemeine Symptome aufgetreten sind.

Eine aus dem Jahre 1965 auf einem Symposion in Rey, New York, erarbeitete klinische Einteilung hat folgende 4 Gruppen:

1. Befallensein 1 Lymphknotengruppe,
2. 2 oder mehrere Lymphknotengruppen auf der gleichen Seite des Zwerchfells,
3. Lymphknotengruppe ober- oder unterhalb des Zwechfells mit Einschluß der Milz,
4. Organbefall.

Jede dieser Formen wird noch einmal unterteilt in eine klinische Form A ohne Symptomatik einer Allgemeinerkrankung und B mit Symptomatik einer Allgemeinerkrankung.

Die besten Überlebenschancen haben die Gruppen I und II. Die Prognose verschlechtert sich beim Befallensein der Lymphknotengruppen ober- und unterhalb des Zwerchfells und wird noch schlechter bei Mitbeteiligung der Organe.

Gross u. Mitarb. haben an 269 Patienten mit Lymphogranulomatose in bezug auf die Ausbreitungsgruppen die Überlebenszeit bestimmt.

Die Tabelle 57 gibt die Zahlen wieder. Man sieht, daß die foudroyanten Fälle den größten Anteil haben, während die am längsten überlebenden nur knapp 1/4 der beobachteten Lymphogranulomatose-Patienten ausmachen.

Tabelle 57. Häufigkeit des Vorkommens von Schwangerschaften bei Lymphogranulomatose. Prozentzahlen einzelner Autoren

Autor, Jahr	Prozent der Schwangerschaften bei Lymphogranulomatose	beobachtete Fallzahl
Hultberg, 1954	13 %	
Smith u. Mitarb., 1958	32 %	56
Revol u. Mitarb., 1962	24 %	180
Barry, Diamond u. Craver, 1962	26,9%	312
Durchschnitt	24 %	548

Eine ähnliche Einteilung wurde 1965 (Rey, New York) gegeben. Die Hauptgruppen I–IV beziehen sich auf die Ausdehnung des Prozesses, die Untergruppen A und B einer jeden Gruppe geben die klinischen Befunde und Symptome.

Im Hinblick auf die Prognose zeigen die Gruppen I und II mit Befallensein einer oder mehrerer Drüsengruppen auf einer Seite des Zwerchfells immer die besseren Überlebenschancen. Bei gleichzeitigem Befall der Lymphknotengruppen ober- und unterhalb des Zwerchfells, wie es die Gruppe III fordert, verschlechtert sich die Prognose erheblich. Kommt noch ein Organbefall dazu, wie in der Gruppe IV, so bedeutet dies einen infausten Ausgang. Außerdem bedeutet das Vorliegen der klinischen Form der Untergruppe B einen stets schlechteren Befund als A.

Die Symptomatik bei der Lymphogranulomatose ist vielgestaltig und uncharakteristisch. Der akute Beginn, wie bei einer Sepsis, ist selten. Meistens beginnt die Erkrankung mit Drüsenschwellungen, die nicht schmerzhaft sind. Von Gross u. Mitarb. wurden die Klagen der Patienten nach ihrem Häufigkeitsprozentsatz aufgezeichnet. Nach der Lymphknotenschwellung kommt Gewichtsverlust, Fieber, Müdigkeit, Appetitlosigkeit und Schwäche in der Häufigkeit der Reihenfolge. Und weiterhin zeigt die Folge der Symptomatik, das Blutbild, eine deutliche Leukozytose, oft mit Lymphopenie. Die meist später auftretende Anämie hat immer eine schlechte Prognose. Die BSG ist meistens stark erhöht. Für die Diagnose wie Prognose ist das Serumeiweißbild von Bedeutung. Es werden 3 Typen von Dysproteinämien beschrieben: Typ I zeigt nur geringe Abweichungen von der Norm. Der Typ II zeigt eine Vermehrung der α_2-Globuline über 13 rel.%. Beim Typ III sind die γ-Globuline über 25 rel.% vermehrt, die α_2-

Globuline nur gering. Prognostisch am ungünstigsten ist die Form II.

Die endgültige Diagnose der Lymphogranulomatose wird durch die histologische Untersuchung der Lymphknoten gestellt oder durch den zytologischen Punktionsbefund von Lymphknoten.

Fehldiagnosen werden in etwa 45% der Fälle gestellt. Es gehören dazu z. B. Retothelsarkome, Lymphosarkom, Plasmozytome, polymorphzellige Sarkome, unspezifische Lymphadenitis, Tuberkulose oder Lues.

Die *Altersverteilung* der Lymphogranulomatose geht aus einer von Gross u. Mitarb. gezeichneten Kurve von 700 Lymphogranulomatosefällen hervor.

Für die hier zur Diskussion stehende Fragestellung ist die Kurve für die weiblichen Erkrankten von Bedeutung. Man sieht, daß zwischen dem 15. und dem 35. Lebensjahr das Haupterkrankungsalter der Frauen an Lymphogranulomatose liegt. Diese Untersuchungsergebnisse werden auch von Eder und Zagel sowie von Musshoff u. Mitarb. bestätigt. Das Durchschnittsalter für Frauen liegt in 121 Fällen aus Arbeiten von Schultz und Gilbert bei 32,6 Jahren. Damit ist das Durchschnittsalter der lymphogranulomatosekranken Frauen um 3 Jahre geringer als das der Männer, das mit 35,52 Jahren errechnet wurde.

Die Therapie der Lymphogranulomatose lag bis vor einigen Jahren noch ausschließlich bei der Röntgenbehandlung. Seit Einführung der Zytostatika wird diese Behandlung in steigendem Maße durchgeführt. Es gibt kaum erkannte Lymphogranulomatosefälle, die nicht auch behandelt worden wären. Deshalb ist es nicht möglich, wenn man über die Überlebenszeiten der Lymphogranulomatosepatienten spricht, solche Fälle zu meinen, die ohne Behandlung ad finem gekommen wären.

Die allgemeine Verlaufsdauer der Lymphogranulomatose ist sicherlich, so wie es Eder und Zagel 1962 schrieben, von zahlreichen Faktoren abhängig. Das männliche Geschlecht hat eine kürzere Überlebenszeit als das weibliche. Bis zum 45. Lebensjahr werden längere Überlebenszeiten erreicht als nach dem 45. Lebensjahr, wobei nach einer Kurve von Eder und Zagel für die Frauen die günstigsten Überlebenszeiten um das 35. Lebensjahr erreicht werden. Der Unterschied in den Geschlechtern macht sich besonders in der Zeit zwischen dem 25. und 45. Lebensjahr bemerkbar, während vom 55. Lebensjahr an keine Unterschiede in der Dauer der Überlebenszeit festzustellen sind.

Tabelle 58. Zusammenstellung von Fünfjahresüberlebenszeiten bei Lymphogranulomatose. Autoren aus den Jahren 1915–1971

Autor, Jahr	Beobachtungszeit	Anzahl d. Fälle	Art der Therapie	Fünfjahresüberlebenszeit
Desjardin u. Ford, 1923	1915–1920	73		9,8%
Holfelder u. Hummel, 1932	1920–1927	52	Rö.	17,7%
Gilbert u. Babarantz, 1937	1920–1934	84	Rö.	34,2%
Krumbhar, 1939				15 %
Slaughter u. Craver, 1942		265		17,7%
Medinger u. Craver, 1942		94	Totalkörperbestrahlung	24 %
Merner u. Stenstrom, 1947		185		21 %
Peters, 1950	1924–1942	113	Rö.	51 % ♂ 47% ♀ 61%
Gross, Zach, Schulten, 1966		269		21,5%
Musshoff u. Mitarb., 1971	1948–1964	299	Rö-	42 %
	1964–1969	104	^{60}Co	66 %

Tabelle 59. Mittlere Überlebenszeit und Fünfjahresüberlebenszeit der Lymphogranulomatose nach einzelnen Autoren getrennt nach Männern und Frauen

Autor, Jahr	mittlere Überlebenszeit erreichten		Fünfjahresüberlebenszeit erreichten	
	Männer	Frauen	Männer	Frauen
Peters, 1950			47%	61%
Gross u. Mitarb., 1960	30,4 Monate	47,5 Monate	20%	21%
Eder u. Zagel, 1962	3,4 Jahre			
Musshoff u. Mitarb., 1964	47,4 Monate	59,5 Monate		

Abgesehen vom Zeitpunkt der Diagnose spielt auch die Lokalisation der ersten krankhaften Veränderung eine Rolle sowie das Auftreten der ersten Symptome. Von diesen Fakten ist die Berechnungsgrundlage erheblich abhängig.

Eder und Zagel haben auf Grund ihres Sektionsgutes 3 Gruppen aufgestellt. In der ersten Gruppe finden sich Fälle mit Hauptbefunden im Mediastinum. Sie haben eine Verlaufszeit von 2,9 Jahren. In die zweite Gruppe werden die Fälle aufgenommen mit generalisierten Lymphknotenveränderungen; hier liegt die Verlaufsdauer bei 2,8 Jahren. In der dritten Gruppe sind jene Fälle, die vorwiegend abdominelle Veränderungen aufweisen; ihre Verlaufszeit beträgt 2,1 Jahre.

Die Behandlung der Lymphogranulomatose wurde vorwiegend von der Röntgenbestrahlung übernommen. Die Zytostatikabehandlung ist in neuerer Zeit in Gebrauch.

Wenn man, wie es in der Tabelle 58 geschehen ist, die Fünfjahresüberlebenszeiten der einzelnen Autoren festlegt, ist unschwer zu erkennen, wie über die Jahrzehnte hinweg die Erfolge deutlich zunehmen. Während bis zum Jahre 1920 nur 9,8% Fünfjahresüberlebenszeiten ereicht wurden, waren es mit der ^{60}Co-Therapie im Jahre 1971 66%. Was eine gezielt und konsequent durchgeführte Röntgenbehandlung zu erreichen vermag, das zeigte 1950 Vera Peters mit einer Fünfjahresüberlebenszeit von 51%.

Für den Vergleich mit der Lymphogranulomatose und Schwangerschaft ist die Feststellung von entscheidender Bedeutung, daß jeder Autor in seinem Material eine deutlich bessere Überlebenschance für die weiblichen Erkrankten nachweisen konnte als für die Männer. So liegt diese Zahl bei Peters mit 61% um 14% höher als bei den männlichen Patienten mit 47%. Inwieweit diese schon 1950 erreichten Ergebnisse jetzt von den Erfolgen mit der ^{60}Co-Therapie von Musshoff u. Mitarb. überschritten werden, wird die Zukunft zeigen.

Das Zusammentreffen mit einer Schwangerschaft bei einer lymphogranulomatose-

Tabelle 60. Gesamtfallzahl der bisher veröffentlichten Fälle Lymphogranulomatose und Schwangerschaft, mit Schwangerschaften und deren Beendigung, soweit bekannt

	Gesamtfälle	Gesamtschwangerschaften	Schwangerschaftsbeendigung			
			Abort spontan	Artef. Abort	Frühgeburt	termingerecht
1911 | 1969 79 Veröffentlichungen	596	775	—	—	—	—
	(265	345	26	23	20	276)

kranken Frau wird mit etwa 1:6000 Entbindungen angegeben (Palacios, Costa, Chavanne, Zebel, Fernandez). Riva, Anderson und O'Grady geben 8 Fälle bei 8000 Geburten an. In bezug auf die Lymphogranulomatose beobachtete Hultberg ein Zusammentreffen in 13% der Fälle, Smith zählte unter 56 Kranken 32% Schwangere, bei Reval u. Mitarb. waren es 24% und bei Barry, Diamond und Craver 26,9%. Crepin u. Mitarb. beobachteten unter 51 Hodgkinerkrankten 19 Mütter. Der Durchschnittswert liegt bei 548 Patienten bei 24%, so daß auf die Lymphogranulomatose bezogen immerhin ein Zusammentreffen in 1/4 der Fälle zu erwarten ist (Tabelle 60).

Die relative Seltenheit des gleichzeitigen Vorkommens liegt sicher nicht, wie noch zu zeigen sein wird, an einer eingeschränkten Fertilität, vielmehr dürften andere Ursachen in Frage kommen.

Es ist erstaunlich, daß es 79 Jahre nach der Erstbeschreibung der Lymphogranulomatose dauerte, bis 1911 von Davis der erste Fall einer Schwangerschaft bei Lymphogranulomatose beschrieben wurde. Bis zum Jahre 1945 war die Kasuistik noch spärlich; erst danach nahmen die Veröffentlichungen zu. Die Tabelle 59 gibt einen Überblick über die Veröffentlichungen, die Anzahl der beobachteten Fälle sowie den Ausgang der Schwangerschaften.

Während in der ersten Zeit nur einzelne kasuistische Mitteilungen erschienen, sind es besonders nach 1950 Zusammenstellungen mit oft größeren Zahlenreihen.

Allerdings muß gerade an der Problematik Lymphogranulomatose und Schwangerschaft festgestellt werden, wie entscheidend wichtig kasuistische Einzelmitteilungen sind, ohne die eine klare Aussage über bestimmte Fragen einfach nicht möglich ist. Durch die z. T. unvollständige, z. T. kursorische Darstellung sind trotz der etwa 600 Beobachtungen teilweise für einzelne Fragestellungen nur wenige Fälle auszuwerten. Trotzdem scheint ein gewisser Bereich der Probleme gelöst werden zu können.

Die allgemein zentral wichtigen Fragen sind:

1. Beeinflußt die Schwangerschaft den Ablauf und den Charakter der Lymphogranulomatose?
2. Beeinflußt die Lymphogranulomatose den Verlauf der Schwangerschaft?
3. Ist die Altersgrenze bei lymphogranulomatosekranken Müttern verschoben?
4. Ist die Fertilität bei lymphogranulomatosekranken Frauen verändert oder herabgesetzt?
5. Ist eine Übertragung der Lymphogranulomatose der Mutter auf das Kind möglich?

Diese Hauptfragestellungen wurden von den Autoren mit vielen Detailfragen erörtert, wobei erstmals 1923 eine Zusammenstellung von Gemmel veröffentlicht wurde.

Neben den grundsätzlichen Fragen wurden zunehmend auch Probleme besprochen, die sich auf therapeutische Methoden bezogen oder sich auch mit der Möglichkeit beschäftigten, eine Unterbrechung der Schwangerschaft vorzunehmen, um evtl. ein günstigeres Behandlungsergebnis zu erreichen.

Bei der Erörterung der Einzelfragen hat das Alter der Patientinnen insofern eine Bedeutung, als bei der unkomplizierten Lymphogranulomatose für Frauen 2 Erkrankungsgipfel festgestellt wurden. Die erste Spitze liegt zwischen dem 25. und 35. Lebensjahr, der zweite Gipfel bei 55 Jahren, wie es Eder und Zagel kurvenmäßig dargestellt hatten. Auch Gross, Zach und Schulten konnten bei ihren Fällen die Haupterkrankungszeit zwischen dem 25. und 30. Lebensjahr beobachten. Für die Frauen hat Gilbert ein Durchschnittsalter für unkomplizierte Fälle mit 32,6 Jahren errechnet.

Die Alterswerte von 205 Patientinnen zeigen, daß das Haupterkrankungsalter zwischen dem 20.—30. Lebensjahr liegt mit einem Durchschnittsalter von 25,8 Jahren.

Dieses Alter ist um 7 Jahre unter dem Durchschnittsalter bei der unkomplizierten Lymphogranulomatose.

Damit stellt sich die Frage: Bevorzugt die Lymphogranulomatose junge Frauen, oder fällt das gehäufte Vorkommen in die Zeit, in der mehr Kinder geboren werden? Ist damit das Zusammentreffen von Lymphogranulomatose und Schwangerschaft ein rein zufälliges Ereignis, wobei die Zeit, in der mehr Kinder geboren werden, entscheidend ist? Zur Beantwortung dieser Fragen soll als Grundlage die Kurve der altersspezifischen Fruchtbarkeitsverteilung für Lebendgeborene für 1000 Frauen für die Jahre 1950 und 1967, wie sie das Statistische Bundesamt uns zur Verfügung gestellt hat, zum Vergleich herangezogen werden (Abb. 4).

Setzt man demgegenüber die Alterswerte für Lymphogranulomatose und Schwangerschaft in eine Kurve (Abb. 11) und vergleicht die beiden Kurven miteinander, so erkennt man, daß sie fast deckungsgleich sind.

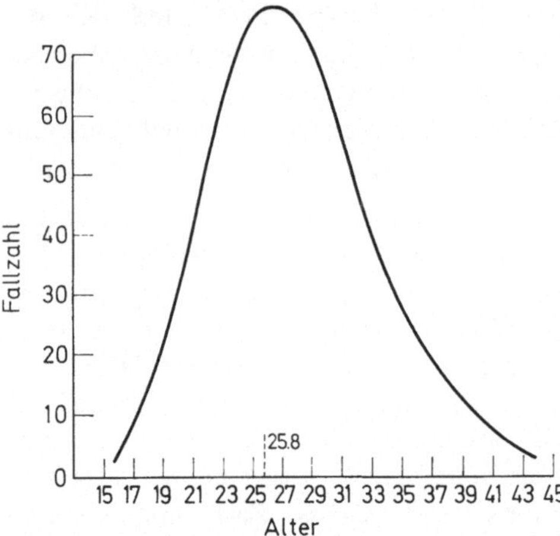

Abb. 11. Kurvenmäßige Darstellung und Altersverteilung von 440 Schwangeren mit gleichzeitig bestehender Lymphogranulomatose und Schwangerschaft

Die Kurve des Jahres 1950 (x), die dem Alter der veröffentlichten Fälle am nächsten kommt, hat fast den gleichen Ablauf. Der Vergleich dieser Alterskurven zeigt, daß die gleichzeitige Erkrankung einer Lymphogranulomatose bei Schwangerschaft sich nach der Häufigkeit des Vorkommens der schwangeren Frauen richtet, und nicht nach der Zunahme der Lymphogranulomatose. Wenn diese zunimmt, nimmt der Anteil der schwangeren Kranken ab.

Wenn bevorzugt schwangere Frauen befallen würden, müßte zum mindesten noch über Jahre die Anzahl gleichbleiben oder sogar zunehmen. Aus diesen Verhältnissen läßt sich wohl nicht schließen, daß Schwangere besonders anfällig gegenüber der Lymphogranulomatose sind. Das Zusammentreffen dürfte ein rein zufälliges sein.

Die Tatsache, daß der Gipfel des Vorkommens der Lymphogranulomatose bei Schwangeren in die Zeit der größten Fruchtbarkeit fällt, läßt die nächste Frage aufkommen, ob dadurch die Fruchtbarkeit lymphogranulomatosekranker Frauen verändert, möglicherweise sogar herabgesetzt wird.

Erstaunlicherweise ist darüber in der Literatur nichts zu finden.

Die Übersicht über die Anzahl der Kinder bei 104 Müttern mit Erkrankung an Lymphogranulomatose zeigt, daß mehr als die Hälfte 1 Kind hat, etwa $^1/_3$ 2 Kinder und etwa 10% 3 bzw. 4 Kinder. Die durchschnittliche Kinderzahl bei Müttern mit Lymphogranulomatose beträgt 1,53.

Diese Zahl von 1,53 Kindern muß man mit dem Durchschnitt der nicht kranken etwa gleichaltrigen Frauen vergleichen. In der Tabelle 50, die uns dankenswerterweise das Statistische Bundesamt zur Verfügung gestellt hat, sieht man, daß 28jährige gesunde Frauen 1939 durchschnittlich 1,266 Kinder geboren hatten, 1950 — 1,172 und 1962 — 1,430. Diese Jahrgänge erfassen das Alter der in der Kasuistik niedergelegten Fälle.

Die Zeit, in der die Diagnose erfolgt, liegt im Durchschnitt bei $2^1/_2$ Jahren vor der Schwangerschaft. Wird die Lymphogranulomatose während der Gravidität erkannt, ist es meistens um den 4.–5. Schwangerschafts-

Tabelle 61. Angaben des Statistischen Bundesamtes über die durchschnittlichen Kinderzahlen der 28-, 30- und 32jährigen Frauen der Geburtsjahrgänge 1907–1934 (Persönliche Mitteilung v. 14. 1. 71)

Volkszählung 1939	
Geburtsjahr 1911 = 28 Jahre	durchschnittliche Kinderzahl = 1,266
Geburtsjahr 1909 = 30 Jahre	durchschnittliche Kinderzahl = 1,448
Geburtsjahr 1907 = 32 Jahre	durchschnittliche Kinderzahl = 1,619
Volkszählung 1950	
Geburtsjahr 1922 = 28 Jahre	durchschnittliche Kinderzahl = 1,172
Geburtsjahr 1920 = 30 Jahre	durchschnittliche Kinderzahl = 1,353
Geburtsjahr 1918 = 32 Jahre	durchschnittliche Kinderzahl = 1,546
Mikrocensus 1962	
Geburtsjahr 1934 = 28 Jahre	durchschnittliche Kinderzahl = 1,430
Geburtsjahr 1932 = 30 Jahre	durchschnittliche Kinderzahl = 1,600
Geburtsjahr 1930 = 32 Jahre	durchschnittliche Kinderzahl = 1,710

monat. Post partum sind es oft 2 Wochen bis zu 4 Jahren.

Gerade im Hinblick auf das Erkennen der Lymphogranulomatose betonten Crepin, Gurdez und Demaille, 1969, die Wichtigkeit der regelmäßigen Schwangerenuntersuchung. Es wird weiter unten noch auf die Zusammenhänge mit Therapie und Überlebenszeit einzugehen sein.

Für die Beurteilung des Einflusses der Lymphogranulomatose auf die Schwangerschaft ist es entscheidend, den Ausgang der Schwangerschaften zu untersuchen. In der Tabelle 62 sind bei 331 Patientinnen die Ergebnisse der Schwangerschaft aufgezeigt. In durchschnittlich 80% der Fälle ist mit einem lebenden Kind zu rechnen, das durch eine Spontangeburt zur Welt kommt. Nur etwa 2% der Kinder werden tot geboren. Und in etwa 10% der Schwangerschaften kommt es zu einem Abort.

Für die Beurteilung des Verlaufs ist gerade diese Zahl wesentlich, da sie mit der auch sonst üblichen Abortrate übereinstimmt. Auch die Kaiserschnittfrequenz von etwa 2 % ist für die Berichtszeit der Kasuistik absolut im Normbereich.

Die Schwangerschaftsunterbrechungen haben bei den einzelnen Zusammenstellungen der Autoren etwas unterschiedliche Zahlen. In der eigenen Zusammenstellung von 112 Fällen sind es etwa 5%, während Barry, Diamond und Craver bei der gleichgroßen

Tabelle 62. Ausgang der Schwangerschaft und Schicksal der Kinder bei 112 bzw. 107 Müttern mit Lymphogranulomatose

	Gesamtzahl	Spontangeburt Kind		Sectio Kind lebt	Forzeps Kind lebt	Frühgeburt Kind		Interruptio	Spontan-Abort	Extrauteringravidität
		lebt (ohne Angabe)	gesund			gesund	tot			
	112	17	75	2	1	3	2	4	7	1
							2=1,8%	12=10,7%		
nach Revol u. Mitarb.	107	83%						6%	11%	

Patientenzahl 20% haben. Bei Reval u. Mitarb. sind es nur 6%.

Die Frage der Schwangerschaftsunterbrechung bei Lymphogranulomatose (Tabelle 63) wird im Laufe der Jahre von fast allen Autoren besprochen. Wie die tabellarische Übersicht zeigt, ist bis auf 1 Ausnahme die Ansicht darüber entweder strikte Ablehnung oder sehr zuückhaltende, strenge Indikationsstellung. Lediglich Smith u. Mitarb. sprechen 1959 klar für eine Unterbrechung. Schon 1941 hat Heynemann darauf hingewiesen, daß wegen der ausgesprochen zweifelhaften Wirkung auf den Erkrankungsablauf eine Schwangerschaftsunterbrechung nur mit größter Zurückhaltung und Prüfung auszuführen wäre. Diese Einstellung einer Entscheidung von Fall zu Fall haben Bürger und Alvarez, Brichta, Kühlböck und Reimer, Reval u. Mitarb. sowie Crepin, Gardez und Demaille. Die anderen in der Tabelle aufgeführten Autoren sprechen sich gegen eine Interruptio aus.

Eine entscheidende Untersuchung führten Barry, Diamond und Craver durch. Die Abb. 3, Fig. 3 ihrer Arbeit gibt 2 fast gleich verlaufende Kurven. Die eine zeigt die Überlebenszeit bei normalem Schwangerschaftsverlauf, die andere die Überlebenszeit bei abortiver Beendigung der Schwangerschaft. Man erkennt, daß kein Unterschied in der Wirkung der Fehlgeburt zu erkennen ist.

Es erscheint daher berechtigt zu sagen, daß bei einer Lymphogranulomatose eine Schwangerschaftsunterbrechung ohne therapeutischen Erfolg ist und deshalb abgelehnt werden sollte.

Andererseits wird es sicherlich Fälle geben, bei denen eine Interruptio angezeigt ist, so z. B. wenn im ersten Trimester größere Dosen von alkylierenden Substanzen gegeben wurden. Bei kleineren Dosen halten

Tabelle 63. Ansichten einzelner Autoren zur Frage der Schwangerschaftsunterbrechung bei Lymphogranulomatose

Autor, Jahr	Therapeutischer Abort angezeigt			
	ja	nein	Einfluß	
			ja	nein
Heynemann, 1941	Entscheidung von Fall zu Fall sehr zurückhaltend			nein
Verhagen, 1949		nein		
Bichel, 1950		nein		nein
Mertens, 1950		nein		nein
Stewart u. Monto, 1952		nein		
Hennessy u. Rotino, 1952		nein		
Hartweg u. Braun, 1954		nein		nein
Smith, Sheehy u. Rothberg, 1959	ja			
Brichta, Kühböck u. Reimer, 1960	Entscheidung von Fall zu Fall			
Barry, Diamond u. Craver, 1962		nein		nein
Revol, Viala, Pelet u. Croizol, 1962	nur bei foudroyanter Form oder schwerer abdominaler Lokalisation — sonst nein			
Polivoda u. Mitarb., 1967		nein		nein
Crépin, Gardez, Demaille, 1969	unter strenger Indikation in den ersten 4 Monaten			
Burger u. Alvarez	bei vitaler Indikation			

Tabelle 64. Ansichten einzelner Autoren über den Einfluß der Schwangerschaft auf die Lymphogranulomatose

Autor, Jahr	Meinung über Einfluß auf Lymphogranulomatose			
	günstig	ungünstig	nicht festlegbar	kein Einfluß
Verhagen, 1949				kein Einfluß
Bichel, 1950				kein Einfluß
Mertens, 1950				kein Einfluß
Stewart u. Monto, 1952				kein Einfluß
Hennessy u. Rotino, 1952				kein Einfluß
Hartweg u. Braun, 1954				kein Einfluß
Myles, 1955				kein Einfluß
Hartvigsen, 1955		beim Auftreten der Lymphogranulomatose während der Schwangerschaft		bei anderen kein Einfluß
Smith, Sheehy u. Rothberg, 1958			Einfluß nicht sicher festlegbar	
Brichta, Kühböck, Reimer, 1960			unmöglich festzulegen	
Barry, Diamond u. Craver, 1962				kein Einfluß feststellbar
Revol, Viala, Pelet u. Croizat, 1962				kein Einfluß
Polivoda u. Mitarb., 1967				kein Einfluß
Crépin, Gardez, Demaille, 1969				kein Einfluß
Burger u. Alvarez				abhängig v. Beginn der Lympho. in bezug auf Schwangerschaft

Smith u. Mitarb. eine Unterbrechung nicht für nötig.

In der Tabelle 64 sind die Ansichten verschiedener Autoren über den Einfluß einer Schwangerschaft auf die Lymphogranulomatose aufgezeigt. Wie zu ersehen ist, sind die meisten der Meinung, daß kein Einfluß besteht.

Brichta u. Mitarb. glauben sich nicht festlegen zu können, ebenso sind Smith u. Mitarb. vorsichtig in der Beurteilung. Von Hartwigsen, Bürger und Alvarez, Polivoda u. Mitarb. und anderen wird aber eingeschränkt, daß möglicherweise der Beginn der Lymphogranulomatose während der Schwangerschaft nicht ohne Einfluß ist. Darauf ist aber noch einzugehen.

Der Verlauf einer Schwangerschaft während der Lymphogranulomatose ist nach der vorliegenden Kasuistik nicht kompliziert oder verändert. Die Allgemeinerscheinungen sind abhängig von der Art der Erkrankung der Lymphogranulomatose. Auch der Gang der Entbindungen ist wie im Normalfall. Papillon, Revol, Barry und Gilbert sind der Meinung, daß, wenn sich die Lymphogranulomatose verschlimmere, es häufiger post partum geschehe. Einmal — wie Gilbert sagt —, weil dann der Körper weniger Widerstandskraft besitze, zum anderen hält Barry eine günstige hormonelle Einwirkung während der Gravidität für gegeben, während sie post partum fehlt. Crepin u. Mitarb. halten das für sehr hypothetisch. Nach ihrer persönlichen Ansicht, die durch die Angaben der Literatur gestützt wird, sind sie vielmehr der Meinung, daß eine Verschlimmerung der Erkrankung während der Schwangerschaft nur wenig mehr Fälle aufweist als post partum.

Ob das Stillen einen Einfluß auf die Erkrankung habe, wurde von Stewart, Descloux und Crepin u. Mitarb. geprüft. Die Autoren fanden, daß kein Einfluß besteht. Auf der anderen Seite bedeutet aber das Stillen eine große körperliche Belastung für die Mutter, so daß überlegt werden sollte, ob es nicht besser ist, abzustillen, insbesondere dann, wenn therapeutische Maßnahmen begonnen werden sollen. Auch Beobachtungen, ob etwa durch die Milch die Krankheit übertragen werden könnte, wurden von Descloux gemacht. Der Autor ist der Meinung, daß damit nicht zu rechnen sei. Und auch Crepin u. Mitarb. glauben nicht, daß das Stillen für das Kind ein Risiko bedeutet.

Die Plazenta sollte immer makroskopisch und histologisch untersucht werden. Bisher wurden Lymphogranulomatoseherde in einer Plazenta nicht gefunden.

Die entscheidenden Fakten zur Beantwortung der Frage nach dem Einfluß der Schwangerschaft auf die Lymphogranulomatose sind die Angaben über die Überlebenszeit. Dabei ist die Gesamtüberlebenszeit wichtiger als die Fünfjahresüberlebenszeit. Um einen Überblick über die Überlebenschancen der Lymphogranulomatose überhaupt zu bekommen, ist in der Tabelle 58 die Entwicklung der Fünfjahresüberlebenszeit der Lymphogranulomatose vom Jahre 1923 an bis zum Jahre 1971 aufgezeigt.

1923 erreichten Desjardin und Ford eine Fünfjahresüberlebenszeit in 9,8% ihrer 73 behandelten Fälle. Diese Zahl steigerte sich bei Holfelder und Hummel 1932 auf 17,7%, bei Gilbert und Babaianzt 1937 auf 34,2% und auf 51% bei Peters im Jahre 1950. Diese durch eine gezielte Röntgentherapie erreichte Zahl konnte erst wieder von Musshoff u. Mitarb. 1971 mit 66% mit alleiniger ^{60}Co-Bestrahlung überschritten werden. Bemerkenswert bei dem Ergebnis von Peters ist die Tatsache, daß bei lymphogranulomatosekranken Frauen mit 61% Fünfjahresüberlebenszeit gegenüber den Männern ein mit 47% besseres Ergebnis erzielt werden konnte (Tab. 59).

Ein ähnliches Ergebnis ersieht man aus der Tabelle 65 bez. der durchschnittlich erreichten Überlebenszeit. Bei den Erfolgen von Gross, Zach und Schulten aus dem Jahre 1960 finden sich Zahlen für Männer mit 30,4 Monaten, für Frauen mit 47,5 Monaten. 1964 veröffentlichten Musshoff u. Mitarb. Zahlen von 47,4 Monaten Überlebenszeit für Männer und 59,5 Monaten für Frauen. Diese Unterschiede in der Überlebenszeit für Männer und Frauen enden mit den 50er Jahren, um dann einen gleichen Verlauf zu haben. Allerdings haben Eder und Zagel festgestellt, wenn man aus dem Sektionsgut die klinisch nicht erkannten Fälle herausnimmt und dann erneut die Überlebenszeit errechnet, zeigt sich auch bei diesen verbleibenden Fällen das bessere Ergebnis für die Frauen. Eine Erklärung glau-

Tabelle 65. Aufteilung der Überlebenszeit von 97 Patientinnen mit Lymphogranulomatose bei Schwangerschaft

	Überlebenszeit			
	bis 1 Jahr	1–3 Jahre	3—5 Jahre	über 5 Jahre
Absolut-Zahl	3	23	21	50
%	3,3	22,5	21,5	52,7

ben Musshoff u. Mitarb. zu haben, da sie beobachteten, daß bei Frauen die schwer zu beeinflussenden Manifestationen unterhalb des Zwerchfells weniger häufig sind als bei Männern.

Wenn man jetzt zum Vergleich die Überlebenszeiten bei lymphogranulomatosekranken Frauen mit Schwangerschaft aufzeigt, so ersieht man aus der Tabelle 65, daß bis zu 1 Jahr nur 3,3% leben, zwischen 1–3 Jahren finden sich 22,5% zwischen 3–5 Jahren 21,5% und über 5 Jahre erleben die Zeit 52,7% der Mütter, d. h. die Fünfjahresüberlebenszeit für Schwangere mit Lymphogranulomatose beträgt 52,7%. Im Vergleich mit den Zahlen der Tabelle 58 liegt dieser Wert, wenn man von den ^{60}Co-Erfolgen absieht, an der Spitze, allerdings unterhalb des Erfolges von Vera Peters aus dem Jahre 1950 für Frauen mit 61%. Da in diesen 61% wahrscheinlich auch die Lymphogranulomatose-Patientinnen mit Schwangerschaft enthalten sind, erscheint ein Vergleich nicht angezeigt, vor allen Dingen, da für die Beantwortung der Frage des Einflusses der Schwangerschaft auf die Lymphogranulomatose andere beweiskräftige Zahlen zur Verfügung stehen.

In der Tabelle 66 wird die mittlere Überlebenszeit bei 277 Patientinnen berechnet.

Tabelle 66. Zusammenfassung von 277 veröffentlichten Fällen von Lymphogranulomatose und Schwangerschaft in bezug auf die Überlebenszeit

Autor, Jahr	Fallzahl	Mittlere Überlebenszeit	Mittlere Überlebenszeit post partum
Barry u. Mitarb., 1962	84	90 Monate	
Revol u. Mitarb., 1962	81	73,3 Monate	
Zusammenstellung 1971	112	91,6 Monate	53,5 Monate
	277	85 Monate (7 Jahre 1 Monat)	

Die 3 Werte zeigen 90 Monate, 73,3 Monate und 91,6 Monate. Die Durchschnittszahl errechnet sich mit 85 Monaten oder 7 Jahren und 1 Monat.

Vergleicht man diese Zahl, wie es in der Tabelle 67 geschehen ist, mit den Ergebnissen der Behandlung der unkomplizierten Lymphogranulomatose, wie sie von Musshoff u. Mitarb. 1964 für Frauen veröffentlicht wurden, so sieht man, daß die Patientinnen mit Lymphogranulomatose und Schwangerschaft um 31,7 Monate längere Überlebenschancen haben als die Frauen ohne Schwangerschaft. Das heißt um 1/3 der Zeit leben schwangere lymphogranulomatosekranke Frauen länger. Selbst die Zeit nach der letzten Gravidität ist mit 53,5 Monaten nur um 6,4 Mon. kürzer als die Gesamtbeobachtungszeit der Patientinnen ohne Schwangerschaft.

Tabelle 67. Durchschnittliche Überlebenszeit von 112 Schwangeren mit Lymphogranulomatose im Vergleich zur unkomplizierten Lymphogranulomatose bei Frauen

Beobachtungszeit	Mittlere Überlebenszeit	nach letzter Grav.
Zusammenstellung, 1971	91,6 Monate = 7 Jahre, 7 1/2 Monate	53,5 Monate = 4 Jahre, 4 1/2 Monate
n. Musshoff u. Mitarb., 1964 (ohne Schwangerschaft)	59,9 Monate = 4 Jahre, 11,5 Monate	

Es ist also grundsätzlich festzustellen, daß die durch eine Schwangerschaft komplizierte Lymphogranulomatose eine um mehrere Jahre längere Überlebensdauer hat als die einfache Lymphogranulomatose. Dabei sind alle Formen der Lymphogranulomatose berücksichtigt, ohne gesonderte Trennung, da auch die Vergleichszahlen nicht nach den bekannten unterschiedlichen Verlaufsformen getrennt sind.

Tabelle 68. Überlebenszeit von Schwangeren mit Lymphogranulomatose bei vorzeitiger Beendigung der Schwangerschaft

	Abort		Interruptio		Frühgeburt		Extrauteringravidität	
Fallzahl	7		4		2		1	
Über-lebenszeit:	seit Partus	ins-gesamt	seit Partus	ins-gesamt	seit Partus	ins-gesamt	seit Partus	ins-gesamt
	27 Mo. 2,3 J.	67, 3 Mo. 5,7 J.	29,2 Mo. 2,5 J.	76,5 Mo. 6,6 J.		23,5 Mo. 1,11 J.		6 J.
Literatur 329								

Der Vollständigkeit halber wurden von 343 Fällen aus der Literatur die zusammengestellt, bei denen eine vorzeitige Beendigung der Schwangerschaft eintrat. Bei Aborten, Schwangerschaftsunterbrechungen, Frühgeburten und Extrauteringraviditäten errechneten sich Überlebenszeiten, wie sie bei der unkomplizierten Lymphogranulomatose beobachtet werden (Tabelle 68). Diese Ergebnisse rechtfertigen in keinem Fall eine vorzeitige Unterbrechung der Schwangerschaft.

Wenn man von den Zahlen der Überlebenszeiten der Lymphogranulomatose-Patientinnen bei Schwangerschaft ausgeht, muß man zu dem Schluß kommen, daß die Schwangerschaft einen sehr günstigen Einfluß auf die Lymphogranulomatose hat. Eine Verlängerung der Lebenszeit um 33 Monate bedeutet 1/3 der Gesamtbeobachtungszeit.

Kann man eine solche Schlußfolgerung aus der Gesamtdurchschnittsüberlebenszeit ableiten?

Eine Klärung über die realen Verhältnisse ergibt die Aufschlüsselung nach dem klinischen Ablauf der einzelnen Fälle, wie er einmal in den von Gilbert angegebenen Verlaufsformen zum Ausdruck kommt und zum anderen wie er von Gross u. Mitarb. aufgestellt wurde. Gemeinsam ist die Dreiteilung der beiden Gruppen zwar nach jeweils anderen Gesichtspunkten ermittelt worden, aber die von den Autoren berechneten Überlebenszeiten sind fast gleich (Tabelle 69).

Wenn man jetzt den Anteil der einzelnen Fälle der einfachen Lymphogranulomatose von Gilbert aus dem Jahre 1939 und von Gross, Zach und Schulten aus dem Jahre 1966 mit insgesamt 331 Patientinnen gegenüberstellt den Fällen von Lymphogranulomatose und Schwangerschaft, dann zeigt die Tabelle 69 das Ergebnis.

In diese Tabelle wurden weiterhin 179 Fälle von Holfelder eingeordnet, der gleich-

Tabelle 69. Prozentualer Anteil der Verlaufsformen der unkomplizierten Lymphogranulomatose bei einzelnen Autoren (501 Fälle) im Vergleich zur Lymphogranulomatose und Schwangerschaft (112 Fälle)

Verlaufsform	Zeit in Monaten	Gilbert	Holfelder	Groß, Zach, Schulten	Durch-schnittlicher Anteil	Lymphogr. und Schwanger-schaft
akut	14,4	17,3	31,9	56,5	35,2	5
mittel-chronisch	41,4	55,8	55,8	21,2	44,3	40,1
chronisch	66,7	26,9	12,3	22,3	20,5	54,9

falls seine Lymphogranulomatose nach der Einteilung von Gilbert geordnet hatte.

Wenn man von diesen 3 Autoren mit insgesamt 501 Fällen die durchschnittlichen Verteilungswerte auf die einzelnen Gruppen errechnet, so ergibt die akut verlaufende Form durchschnittlich 35,2% der Fälle, die mittlere chronisch verlaufende Form 44,3% und die ausgesprochen chronisch verlaufende Lymphogranulomatose mit einer Überlebenszeit von mehr als 66,7 Monaten 20,5%.

Der Vergleich mit der durch eine Schwangerschaft komplizierten Lymphogranulomatose zeigt jetzt den entscheidenden Unterschied. Zu der akut verlaufenden Form gehören nur 5% der Schwangeren, d. h. 30% weniger als bei der unkomplizierten Form. Die mittlere chronische Form hat etwa die gleiche Verhältniszahl mit einem Minus von 4,2%. Dagegen liegt die ausgesprochen chronisch verlaufende Lymphogranulomatose bei den Schwangeren mit 34,4% in der Überzahl. Das heißt die akuten Verlaufsformen sind praktisch nicht mit einer Schwangerschaft vergesellschaftet, während die chronischen Fälle mit 54,9% den Hauptanteil der Kombination Lymphogranulomatose und Schwangerschaft ausmachen.

Es dürfte wahrscheinlich sein, daß diese Umschichtung der Verlaufsformen für das ungewöhnlich günstige Ergebnis in der Überlebenszeit bei Lymphogranulomatose und Schwangerschaft verantwortlich zu machen ist.

Es wäre dies auch sehr verständlich, da bei der akut verlaufenden Form kaum Schwangerschaften auftreten und da auch bei der mittleren chronisch verlaufenden Form der Eintritt einer Schwangerschaft wegen der kürzeren Remissionszeiten schwieriger ist als bei der chronisch langsam verlaufenden Erkrankungsform. Hier ist es verständlicher, daß bei den langdauernden Remissionszeiten mit meistens sehr gutem Wohlbefinden ein Schwangerschaftseintritt leichter erfolgt. Wenn man diese Verlagerung der Verlaufsformen zur ausgesprochen chronisch langsamen Überlebenszeit annehmen würde, müßten Überlegungen in bezug auf den Einfluß der Schwangerschaft als wahrscheinlich *nicht* gegeben angenommen werden. Es wäre dann zu folgern, daß der Eintritt einer Schwangerschaft bei der akuten und mittleren Verlaufsform schwieriger ist als bei der ausgesprochen langsam verlaufenden Form.

Ein wesentlicher Faktor, der von einigen Autoren besonders hervorgehoben wird, muß aber noch Erwähnung finden. Es läßt sich, wie in der Tabelle 70 zu sehen ist, ohne Schwierigkeiten nachweisen, daß die Überlebenszeit für Schwangere mit Lymphogranulomatose entscheidend schlechter ist, wenn die Diagnose erst während der Schwangerschaft gestellt wird.

Tabelle 70. Beziehungen zwischen der Überlebenszeit und dem Zeitpunkt der Diagnosestellung in bezug auf die Schwangerschaft

Autor, Jahr	Diagnose		Fälle
	vor Gravidität	in Gravidität	
Hartvigsen, 1955	7 Jahre, 7 Monate	14 Monate	8
Revol, Viala, Pelet u. Croizat, 1962	6 Jahre, 10 Monate	4 Jahre, 6 Monate	72
Barry, Diamond, Craver, 1962		6 Jahre, 1 Monat	34
Polirod u. Mitarb., 1962	7 Jahre, 2 Monate	3 Jahre, 7 Monate	
Eigene Zusammenstellung 1971	7 Jahre	3 Jahre, 11 Monate	87
	85,7 Monate	46,2 Monate	201

Tabelle 71. Prozentuale Verteilung von 87 Fällen von Lymphogranulomatose und Schwangerschaft nach dem Zeitpunkt der Diagnose vor und in der Schwangerschaft und deren Zugehörigkeit zur klinischen Verlaufsform

Klinische Verlaufsform der Lymphogranulomatose (nach Gilbert)	Anteil der Fälle nach Gilbert %	Anteil der Fälle zum Zeitpunkt der Diagnose	
		vor Gravidität	in Gravidität
Gesamtanteil		61,2	38,8
akut verlaufende Form	17,9	3,8	12,3
mittlere chronisch verlaufende Form	55,8	25,0	39,3
ausgesprochen langsam verlaufende Form	26,9	71,2	48,4

Nach unserer Aufstellung war die Überlebenszeit bei Diagnosen vor der Gravidität mit 85,7 Monaten zu errechnen. Wurde die Diagnose erst in der Gravidität gestellt, so erreichten die Patientinnen nur 46,2 Monate, d. h. etwas mehr als die Hälfte der Zeit.

Ist die Schlußfolgerung berechtigt, daß es vom Zeitpunkt der Feststellung der Lymphogranulomatose vor oder in der Schwangerschaft abhängt, mit welcher Überlebenszeit die Patientin rechnen kann? Auch hier ist es angebracht, die Fälle nach den Verlaufsformen der Lymphogranulomatose zu ordnen.

Geht man schließlich noch der Frage nach, warum bei Patientinnen, bei denen die Diagnose während der Schwangerschaft gestellt wurde, der Verlauf der Lymphogranulomatose fast um die Hälfte der Zeit schlechter ist, als wenn die Lymphogranulomatose vor der Gravidität erkannt wurde (s. Tabelle 71), dann muß man ebenfalls noch einmal die Verlaufseinteilung zu Rate ziehen. Bei der Diagnose vor der Gravidität sind nur 3,8% der foudroyant verlaufenden Fälle registriert gegenüber dem 3fachen = 12,3% bei Diagnosen während der Gravidität. Bei der mittleren chronisch verlaufenden Form ist das Verhältnis 25% : 39,3% und bei der ausgesprochen langsam verlaufenden Form 71,2% : 48,4%, d. h. über 22% mehr Fälle der ausgesprochen chronisch verlaufenden Form werden vor der Schwangerschaft diagnostiziert.

Die von vielen Autoren geäußerte Ansicht, die Schwangerschaft sei verantwortlich für den ungünstigen Verlauf, wenn die Lymphogranulomatose während der Schwangerschaft diagnostiziert worden sei, besteht nicht zu Recht. Vielmehr darf man wohl sagen, daß der Ablauf einer Lymphogranulomatose unabhängig ist vom Hinzutreten einer Schwangerschaft und nur abhängig von dem möglicherweise durch gewisse Faktoren vorbestimmten Charakter der Verlaufsform. Durch welche Eigenschaften oder Einwirkungen die Verlaufsform bestimmt ist oder ausgelöst wird, ist unbekannt.

Als Schlußfolgerungen dieser Gegenüberstellungen der einzelnen Verlaufsformen ist wohl eindeutig folgendes zu sagen:

Die Lymphogranulomatose nimmt ihren Ablauf ohne Beeinflussung durch eine Schwangerschaft. Der Zeitpunkt der Diagnose in bezug auf eine Schwangerschaft beeinflußt nicht den Ablauf der Lymphogranulomatose.

Die unterschiedlichen Überlebenszeiten der Lymphogranulomatosekranken in Begleitung einer Schwangerschaft sind ausschließlich bedingt durch den Anteil der günstigeren Verlaufsformen und das fast vollständige Fehlen der akuten Verlaufsform. Diese Feststellung bezieht sich auf die Gesamtüberlebenszeit wie auf die rechnerisch ungünstigere Überlebenszeit der Patientinnen, deren Diagnose erst während der Schwangerschaft gestellt wurde.

Sucht man nach einer Erklärung für dieses Verhalten der Lymphogranulomatose, so dürfte es wohl allein im Bereich außerhalb der Erkrankung liegender Bedingungen zu finden sein.

Akute Krankheiten, deren Überlebenszeit höchstens 14 Monate ausmachen, geben rein körperlich kaum Gelegenheit, sich so wohl zu fühlen, daß es zu einem Geschlechtsverkehr kommt. Bei den langsamen Formen bedeuten die Remissionszeiten ein solches körperliches Wohlbefinden, daß ein normales Geschlechtsleben die Regel sein wird, wobei es dann auch häufig zur Schwangerschaft kommt. Dies haben auch wohl Barry, Diamond und Craver gemeint, wenn sie sagen, daß das Ergebnis in einer allgemein besseren Gesundheitslage der schwangeren Patientin zu suchen ist. Dabei liegt diese bessere Gesundheitslage aber nicht bei der schwangeren Patientin, vielmehr bei der besseren allgemeinen Gesundheitslage der günstigeren Lymphogranulomatoseform.

Allgemein gesehen ist dieses nachweisbare unabhängige Verhältnis der Lymphogranulomatose von der Schwangerschaft von allen gleichzeitigen Tumorerkrankungen bei Schwangerschaft hier zu beweisen. Vielleicht gelingt es bei anderen Tumorformen auf ähnliche Weise entsprechende Bedingungen zu finden.

Wie soll man sich als Arzt verhalten, wenn man von einer lymphogranulomatosekranken Frau gefragt wird, ob sie ein Kind austragen könnte?

Bei aller gebotenen Vorsicht ist diesen Frauen zu sagen, daß grundsätzlich der Verlauf der Lymphogranulomatose durch eine Schwangerschaft nicht beeinflußt wird, und daß auch das Kind keinen Schaden durch die Lymphogranulomatose hat.

Man kann mit Sicherheit sagen, daß ein therapeutischer Abort keinen günstigen Einfluß hat und deshalb besser unterbleiben sollte.

Man sollte der Patientin in den ersten beiden Jahren ihrer Erkrankung abraten und mindestens eine Remission von 2 Jahren voraussetzen, ehe eine Schwangerschaft eintreten könnte.

Es bleiben noch 3 Fragen zu berücksichtigen.

Was wird aus den Kindern?

Ist die Lymphogranulomatose übertragbar auf das Kind?

Welche Therapie soll wann angewandt werden?

In der Tabelle 62 ist der Ausgang der Schwangerschaft bei 331 Patientinnen verfolgt. Lebende Kinder wurden zwischen 70 bis 87,5%, im Durchschnitt 80%, geboren, tote Kinder in 1%, Aborte, spontan oder artifiziell in etwa 10%. Dieser Prozentsatz von 10% liegt im Bereich der Abortziffern, die auch sonst beobachtet werden.

Ein großer Teil der Kinder wurde über viele Jahre beobachtet, ohne daß sich bei ihnen eine Lymphogranulomatose entwickelt hätte.

Aus der Sicht eines solchen Ergebnisses kann man nicht von einem Einfluß der Lymphogranulomatose auf die Schwangerschaft reden.

Sehr wesentlich für die Prognose des Kindes ist die Frage, ob eine Lymphogranulomatose auf diaplazentarem Weg übertragen werden kann. Folgende 5 Fälle wurden bisher beschrieben:

1. Priesel und Winkelbauer, 1926: Bei einer Mutter wurde histologisch ein Lymphogranulom festgestellt, nachdem vorher fälschlicherweise von einem Lymphosarkom gesprochen worden war. Das Kind starb im 5. Monat ebenfalls an einer histologisch gesicherten Lymphogranulomatose. Die Plazenta wurde histologisch nicht untersucht. Makroskopisch hat die Hebamme angegeben, es hätten sich „kleine weißliche knotenartige Erhöhungen zwischen den Lappen“ gefunden.

2. Luetkens, 1934: Mutter angeblich an Lymphogranulomatose erkrankt, Kind nach 33 Monaten an Hodgkin gestorben. Klinische Diagnose wurde histologisch nicht bestätigt.

3. Braitenberg, 1938: Mutter ohne sichere Diagnose. Kind im Alter von 3 Monaten gestorben. Histologisch angeblich Lymphogranulom. (Es wurde auch an ein Retothelsarkom gedacht.) Plazenta nicht untersucht.

4. Brunch, 1933: Mutter angeblich Lymphogranulom. Kind im 2. Lebensmonat gestorben. „Akutes Abdomen“ mit lymphozytiden Infil-

traten in Nieren, Milz und Darm. Als kongenitales Lymphoblastom diagnostiziert.

5. P. L. Davis (lt. Brichta, Kühlböck und Reimer): Hat angeblich während des 2. Weltkrieges eine Mutter mit ihrem Kind lymphogranulomatosekrank beobachtet.

Die Angaben dieser 5 Fälle sind so ungenau, daß nur der Fall Priesel-Winkelbauer als zutreffend gewertet werden kann.

Bei kritischer Durchsicht ist bei keinem der Fälle der Grundsatz von Holland erfüllt, wonach eine histologisch nachgewiesene Erkrankung sowohl bei der Mutter als dem Kind feststeht, daß auch besonders der Übertragungsweg in der Plazenta gesichert ist. Daß es echte Übertragungen eines Tumors von der Mutter auf den Feten gibt, wird im Kapitel Tumorübertragung gesondert besprochen.

Für die Lymphogranulomatose ist eine Übertragung nicht gesichert, obgleich möglich. Es erscheint daher nicht gerechtfertigt, wie es Kasdon tut, von einer „kongenitalen" Lymphogranulomatose zu reden, geschweige denn eine Prozentzahl über deren Häufigkeit zu errechnen.

Für die Therapie bei der Lymphogranulomatose stehen 3 Maßnahmen zur Verfügung:

1. Röntgentherapie,
2. Behandlung mit Zytostatika,
3. Zusatzbehandlung mit Cortisonpräparaten.

Die Behandlung richtet sich grundsätzlich nach 2 Gesichtspunkten. Muß man eine begonnene Therapie am Anfang einer Schwangerschaft fortsetzen, oder kann die Therapie wegen der Schwangerschaft und einer derzeitigen Remissionszeit unterbleiben?

Im Hinblick auf die Lokalisation der durchzuführenden Therapie ist folgendes zu unterscheiden:

1. Oberhalb des Zwerchfells haben mehrere Autoren während der Gravidität behandelt (Smith, Barry u. Mitarb, Hennessy und Riva, Becker). Es wird betont, daß zur Zeit der Embryogenese nicht bestrahlt werden sollte. Müßte aber wegen des klinischen Befundes doch behandelt werden, so sollte die Gegend des kleinen Beckens sehr gut abgedeckt werden.

Smith hat aus der Literatur 48 Fälle herausgezogen, die während der Schwangerschaft bestrahlt worden waren. Es fanden sich 2 mütterliche Todesfälle, 4 therapeutische Aborte, 24 Kinder waren völlig normal.

2. Bei der Strahlentherapie unterhalb des Zwerchfells handelt es sich meistens um abdominale oder inguinale Lymphknotenveränderungen. In diesen Fällen, so glauben Crepin u. Mitarb., Becker und Revol, ist es besser, die Behandlung zu verschieben.

Ist andererseits eine Behandlung sofort unumgänglich, müßte evtl. ein therapeutischer Abort eingeleitet werden.

Die Frage, was geschehen soll, wenn — ohne es zu wissen — die Behandlung in den ersten Wochen der Schwangerschaft begonnen wurde, ist nicht leicht zu beantworten. Bei unmittelbarer Bestrahlung des graviden Uterus dürfte ein therapeutischer Abort gerechtfertigt sein. Diese Frage gibt den Hinweis für alle lymphogranulomatosekranken Frauen, neben der gynäkologischen Anamnese auch einen Schwangerschaftstest vor Behandlungsbeginn anzusetzen.

Von Jurczok wurde eine 23jährige Patientin beschrieben, bei der vor 6 Jahren nach einer Probelaparotomie histologisch im Beckenraum eine Lymphogranulomatose festgestellt wurde. Anschließend wurde eine Beckenröntgenbestrahlung mit 3000 R OD links und 2100 R OD rechts durchgeführt. Die Patientin wurde amenorrhoisch. 6 Jahre später trat wieder eine Periode auf, und wenige Monate darauf war die Patientin schwanger. Aus medizinischer Indikation wurde die Gravidität unterbrochen. Bei dem Feten wurde eine Hypogenesis der Augen und Ohren histologisch festgestellt.

II. Allgemeiner Teil

A. Tumorübertragung Mutter — Kind

Eine entscheidende Frage, die in den Bereich des Problems

Tumor und *Gravidität*

gehört, ist die nach einer möglichen Übertragung oder Metastasierung der mütterlichen Geschwulst auf das Kind.

In einem Zeitraum von 103 Jahren, von 1866–1969 wurden 23 Fälle beschrieben, in denen eine Mitbeteiligung der Plazenta oder des Kindes beobachtet wurde (Tabelle 72). Das Alter der Patientinnen lag zwischen 18 und 40 Jahren. Die Anzahl der von ihnen geborenen Kinder betrug 1–7.

Von 23 beobachteten Patientinnen (Tabelle 73) litten 8 an einem malignen Melanom, 3 hatten ein Magenkarzinom und 2 ein Lymphosarkom, 3 ein Bronchial- und 2 ein Brustkarzinom. Alle anderen Fälle wurden nur je 1mal beschrieben, so Leberkarzinom, Ovarialkarzinom, akute lymphatische Leukämie, Carcinoma ethmoidalis und 1 Nierenkarzinom.

In 16 von diesen Fällen wurde eine Metastasierung des Primärtumors in die Plazenta festgestellt, darunter 4mal auch durch histologische Sicherung des makroskopischen Befundes. Bei 7 Kindern wurden Organmetastasen festgestellt bzw. die gleiche Erkrankung, wie sie die Mutter hatte. Nur in 2 Fällen wurde in der Plazenta wie beim Kind der Tumor gesichert wie bei der Mutter.

Von den 20 Kindern starben 13, 7 Kinder wurden nach Jahren gesund beobachtet. Von den Müttern starben 19 und 2 überlebten die Erkrankung.

Die 2 Fälle, bei denen sowohl Plazenta wie Kind nachweislich die Erkrankung der Mutter aufwiesen, seien im folgenden beschrieben.

Der erste Fall stammt von Holland und wurde 1949 veröffentlicht. Es handelte sich um eine 25jährige Patientin, bei der ein malignes Melanom des linken Oberschenkels entfernt wurde. Nach wenigen Monaten wurden an der gleichen Stelle wie aber auch in der Inguinalgegend erneut Tumoren bzw. tumorös befallene Drüsen entfernt. Kurze Zeit darauf heiratete die Patientin und wurde schwanger. Nach 9 Monaten stellte sie sich dem Geburtshelfer vor. Das Krankheitsbild hatte sich inzwischen verschlimmert. Es fanden sich ausgedehnte Hautmetastasen, eine Ptosis des linken Augenlides, ferner erbrach die Patientin seit einigen Tagen. Sie wurde durch klassische Sectio entbunden und dabei die sehr voluminöse Plazenta zur histologischen Untersuchung eingeschickt. Im Abdomen fanden sich Omentummetastasen sowie metastasierte Ovarien und Abdominaldrüsenschwellungen. Die Mutter starb 3 Monate später. Das Kind wurde mit 8 Monaten wegen einer Tumormetastasierung in der Leber behandelt. Es starb, und bei der Sektion wurden die Lebertumoren als Melanommetastasen erkannt. Von der Plazenta und der Nabelschnur wurden histologische Untersuchungen durchgeführt. Eine Infiltration der Plazenta vom Myometrium aus hat nicht stattgefunden. In den intervillösen Räumen fanden sich Tumorzellen, dagegen waren sie nicht im Amnion oder in der Nabelschnur festzustellen. Es wird ausdrücklich erwähnt, daß in einer Chorionzotte eine metastatische Invasion zu finden

Tabelle 72. Tabellarische Zusammenstellung der bisher in der Literatur veröffentlichten Fälle von Tumorbefa

Lfd. Nr.	Autor, Jahr	Mutter					
		Alter	Grav.	Primär-Erkrankung	Geburt	Plazenta	Über-lebenszeit
1.	Friederich, 1866			Leberkarzinom, allg. Karzinomat.	spontan	makroskopisch normal	gest. wenige Tage n. Geb
2.	Berghinz, 1900			Lymphosarkom	in Agonie		gest.
3.	Walz, 1906			Rundzellsarkom, Oberschenkel- und Lungenmet.	Kranio-tomie	weißl. Knoten, histologisches Rundzellsarkom	gest.
4.	Markus, 1910			Melanosarkom, Ovar gen. Met.	vag. Sectio		gest. 1 Tag post partum
5.	Senge, 1912			Magenkarzinom		Metastasen wie Magenkarzinom	gest. i. 5. Grav.-Monat
6.	Gray u. Mitarb., 1939			Nebennieren-tumor	spontan	Metastasen histol. gesichert	?
7.	Gottron u. Gertler, 1940	25		malign. Melanom, Lymphknoten	spontan	nicht nach-gesehen	?
8.	Holland, 1949	25	1.	Hautmelanom, m. Inguinaldrüsen	Sectio kurz vor der Zeit	Melanom-metastasen	gest. 3. Mona nach Sectio
9.	Bender, 1950	22	1.	Karz. ethmoidal	Einleitung 37. Woche	Metastasen	gest. 10 Wo. p. p.
10.	Bender, 1950	40	5.	Magenkarzinom	spontan	Metastasen	gest. 8 Std p. p.
11.	Dargeon u. Mitarb., 1950	24	1.	malign. Melanom	Sectio	nicht besehen (Organmestast.)	gest. 4 Tage p. p.
12.	Cross u. Mitarb., 1951	35	2.	Brustkarzinom	Einleitung 36. Woche	Metastasen	gest. 4 Mon. p. p.
13.	Barr, 1953	39	7.	Bronchialkarzinom	spontan	Metastasen histologisch	gest. nach 3 Monaten
14.	Byrd u. McGunity, 1954	25	5.	malign. Melanom	spontan	voll von Metastasen	gest. 4 Wo. p. p.
15.	Reynolds, 1955	29	3.	malign. Melanom	Sectio	voll v. Melanom-Metastasen	gest. 1 Mona p. p.
16.	Cramblell u. Mitarb., 1958	32		akute lymph. Leukämie	spontan	nicht besehen	gest. 8 Wo. p. p.
17.	Freedmann u. McMahon, 1960	18	1.	malign. Melanom	36. Woche Zange	Metastasen von malignem Melanom	gest. nach 42 Tagen
18.	Horner, 1960	28	2.	Ovar-Karzinom	Sectio	histologische Metastasen	gest. 3 Tage p. Sectio
19.	Brodsky u. Mitarb., 1965	28	1.	malign. Melanom	Sectio	Metastasen	gest. 17. Tag p. p.
20.	Rewell u. Whitehous, 1966			Brustkarzinom		vorhandene Metastasen	
21.	Jones, 1969	39	5.	Bronchialkarzinom	Einleitung 38. Woche	vorhandene Metastasen	gest. 9 Monate p. p
22.	Hesketh, 1961			Bronchialkarzinom rechts	Frühgeburt	Metastasen	
23.	Siegmund, 1954	27		Magenkarzinom	Exitus	makroskopische Metastasen	gest.

der Plazenta bzw. Kinder von Müttern mit Malignomen

Kind			
Metastasen	behandelt	Ausgang	
li. Knie Metastase wie Mutter histologisch		gestorben am 9. Tag	
Lebermetastasen		gestorben	
?		Totgeburt	
keine		gestorben 1 Tag p. Geburt	
Abort			
		keine Metastasen nachweisbar. Gestorben im 6. Mon.	Tumor-Zellen in intervillösen Räumen und Kapillaren der Plazenta
Metastasen beim Kind vorhanden		gestorben im 6. Monat	
mit 8 Monaten Lebermetastasen	Melanom	gestorben mit 10 Monaten, Lebermetastase	Übergang vom Tumor Mutter auf Fet mit diesem Fall bewiesen
keine		lebt, gesund	
keine		gestorben nach 36 Wochen	
Lebermetastasen		gestorben nach $10^{1}/_{2}$ Monaten, Melanom der Leber	
keine		gesund nach 2 Jahren	
keine		lebt, gesund nach 3 Jahren	
nicht festgestellt		gestorben nach 24 Std post partum	
nicht festgestellt		nach 10 Monaten gesund, ohne Metastasen beobachtet	
nach 9 Monaten akute lymphatische Leukämie		9 Monate p. p. gestorben an akut. lymph. Leukämie	
o. B.		lebt, gesund nach 14 Monaten	graue Pigmentierung von Haut und Skleren nach Geburt. Nach 14 Monaten in Ordnung
o. B.		lebt, gesund nach 2 Jahren	
generalisierte Metastasierung		gestorben am 32. Tag p. p.	
keine			
keine		gesund nach 6 Monaten	
keine Metastasen		lebt, gesund	
Fet makroskopisch keine		Exitus in Gravidität V.	

Tabelle 73. Tabellarische Zusammenstellung der Tumorart der Mutter und ihrer Auswirkung auf Plazenta und Kind

Primär-Tumor		Plazenta-Metastase	histol.	Kindliche Metastase	Kind	
					gest.	lebt
Malignes Melanom	8	3mal nicht unters. 5mal Metastasen		4mal Metastasen	6mal	2mal
Magenkarzinom	3	3mal Metastasen			1mal Abort 1mal gest.	
Brustkarzinom	2	2mal Metastasen		keine	36 Std	gesund
Bronchialkarzinom	3	Metastasen	2mal histol.	keine		gesund, 3 Jahre
Lymphosarkom	2	1mal ohne, 1mal mit Metastasen		1mal Leber-metastasen, 1mal Totgeburt	gest. gest.	
Leberkarzinom	1	makroskopisch normal		li. Knie hist. Metastasen wie Mutter	gest. 9. Tag	
Ovarialkarzinom	1	Metastase	histol.	keine		gesund, 2 Jahre
Akute lymphatische Leukämie	1			nach 9 Mon. gestorben, akut. lymph. Leukämie	gest.	
Karzinom ethmoidalis	1	Metastase		nicht nachweisbar		gesund
Nierenkarzinom	1	Metastase	histol.	nicht nachweisbar	6. Monat	

sei, von der aus die Metastasierung des Feten erfolgt sei.

Bei dem 2. Fall handelt es sich um eine Beobachtung von Brodsky u. Mitarb. aus dem Jahre 1965.

Eine 28jährige Patientin wurde 20 Tage vor ihrer ersten erwarteten Niederkunft wegen ausgedehnter Haut- und Unterhautschwellungen aufgenommen. 4 Jahre vorher hatte sie ein auf Berührung leicht blutendes Muttermal auf einer Skapula. Nach der Excisio ergab die histologische Untersuchung ein malignes Melanom. Es wurde nachbestrahlt. Zuerst beobachtete sie dann in der Höhe des Nabels eine wachsende Geschwulst, anschließend traten an den verschiedenen Körperstellen diffus wachsende Knoten auf.

Es wurde eine Sectio gemacht und ein Kind von 7 Pfund entwickelt. Am 17. Tag post partum kam die Patientin ad exitum.

Bei der Untersuchung der Plazenta wurden histologisch anaplastische Epithelzellen in den intervillösen Räumen gefunden. Melanomzellen fanden sich in den Kapillaren der Chorionzotten.

Das Kind starb am 32. Tag nach der Geburt. Bei der Sektion fand sich ein ausgedehnter Tumorbefall an Haut, Herz, Lungen, Nebennieren, Pankreas, Nieren, Meningen und Gehirn, ferner Leber, Milz, Thymus und Lymphknoten. Die Diagnose lautete:

Transplazentare Metastasierung eines malignen Melanoms der Mutter auf das Kind.

Die Übertragung eines mütterlichen Tumors auf das Kind über den Weg der Plazenta ist nach den beiden vorliegenden Beobachtungen bewiesen. Holland ist der Meinung, daß die 3 Faktoren Tumor — Plazenta — Fet für den Beweis einer Metastasierung erforderlich sind. Bemerkenswert ist es, daß beide Fälle maligne Melanome waren, deren rasche Metastasierung und Generalisierung bekannt ist.

Ein Befall der Plazenta trat auch bei den anderen Tumorarten auf, jedoch ohne daß man eine Beteiligung des Kindes beobachtet hätte.

Demgegenüber wurden bei 5 Kindern Metastasen des mütterlichen Tumors bzw. der Leukämie festgestellt, ohne daß in der Plazenta ein Befall erkannt worden wäre.

Wie schwierig eine Metastasierung von der Mutter über die Plazenta auf den Fet zu beweisen ist, läßt sich aus Versuchen ableiten, die von Retik u. Mitarb. angestellt wurden. Sie spritzten Mäusen eine Tumoraufschwemmung ein (Clondmann S 91 Melanom), nach dem Wurf wurden die Muttertiere am 19.–21. Tag getötet und die Jungen etwa 3 Wochen später. Bei allen Muttertieren wurden Tumoren gefunden. Bei den Jungen waren im strömenden Blut einzelne tumorverdächtige Zellen. In den Plazenten fehlten Metastasen.

Die Verfasser sind der Meinung, daß Tumorzellen die intakte Plazenta passieren, sich aber selten hier festsetzen und auch nicht festsetzen müssen. So glaubt Barr, daß der Trophoblast einen aktiven Widerstand bildet. Dargeon u. Mitarb. sowie Reynolds glauben, daß der Tumor in die intervillösen Kapillaren eindringt und über die Umbilikalvene in die kindliche Leber embolisiert. Man kann annehmen, daß die geringe Anzahl von Tumorzellen im Blut entweder nicht die erforderliche Ausreifung besitzt oder aber daß die Zahl zu gering ist, um Metastasen zu erzeugen. Diese Hypothese vertreten auch Brodsky u. Mitarb., wenn sie sagen, daß der Fet die Möglichkeit habe, fremde mütterliche Zellen zu zerstören.

Wenn an den beiden Fällen des malignen Melanom die Metastasierung auf dem Wege Plazenta in den Fet zu beweisen ist, so zeigen aber die vorerörterten Versuche, daß in den von der Literatur (Tabelle 72) aufgeführten Fällen, bei denen die Kinder die Erkrankung der Mutter aufwiesen, der Befall der Kinder den gleichen Weg gegangen ist. Und weiterhin dürfte man, auch bei der geringen Zahl der Veröffentlichungen, sagen, daß auch andere Tumoren als das maligne Melanom metastasieren können, so z. B. das Leberkarzinom, das Lymphosarkom, das Nierenkarzinom und die akute lymphatische Leukämie.

Daß andererseits sowohl beim malignen Melanom wie beim Bronchialkarzinom und Ovarialkarzinom gesunde Kinder erwartet werden können, geht ebenfalls aus der Aufstellung hervor.

Allerdings ist die Überlebenschance bei den Kindern nur in 1/3 der Fälle beschrieben, für die Mütter ist kein Fall eines Überlebens der Tumorerkrankung in der Schwangerschaft über 3 Monate hinaus berichtet.

Reynolds knüpft an die Beschreibung seines Falles über malignes Melanom und Schwangerschaft folgende Empfehlung: Auf alle Muttermale zu achten und in der Schwangerschaft die Tumoren radikal zu entfernen. Besonders sollen junge Frauen beraten werden, vor 3–5 Jahren nach Behandlung eines Melanoms keine neue Schwangerschaft zu bekommen. Der Autor meint, das Risiko wäre so groß, daß man eine Sterilisation bedenken müsse. Dagegen habe eine Kastration keinen Wert als therapeutische Maßnahme.

Wenn eine Metastase vorhanden sei, habe eine Interruptio keinen Sinn. Die Metastasierung auf den Feten sei gegeben, doch sehr selten. Und schließlich könnten gutartige Naevi in der Schwangerschaft bösartig werden, wobei ein auffallend rasches Wachstum zu bemerken sei.

B. Spezielle Zusammenfassung

Um einen Überblick zu bekommen und um aus den vorliegenden Einzelergebnissen bestimmte Fragen beantworten zu können, erscheint es gerechtfertigt, eine tabellarische Zusammenstellung aufzuführen, die insgesamt die Antwort erleichtern soll. Daß dabei gewisse vorhandene Übergänge kaum oder gar nicht berücksichtigt werden können, verschiebt das Gesamtbild nicht entscheidend.

Bei den *extragenitalen Tumoren* kann man von vornherein von der hormonellen Aktivität der Schwangerschaft her nicht mit einem Einfluß rechnen. Demgegenüber ist Stegmann der Meinung: „Man muß sich aber darüber im Klaren sein, daß auch der Verlauf der extragenitalen Geschwulstkrankheiten durch eine komplizierende Gravidität mit Sicherheit ungünstig und gefährlich beeinflußt werden kann." Der gleichen Meinung sind Becker und Meier, sie betonen aber, daß für die einzelnen Geschwulstarten die zusätzliche Gefährdung sehr unterschiedlich sein kann und therapeutisch wie prophylaktisch zu sehr unterschiedlichen Konsequenzen führen könne.

In einer zusammenfassenden Arbeit über Schwangerschaftsunterbrechung und maligne Tumoren kommt Heiss zu dem Schluß, „daß

Tabelle 74. Aufstellung einer möglichen Einflußnahme der Schwangerschaft auf den Tumor

Tumor	Einfluß Gravidität auf Tumor			
	günstig	kein	ungünstig	unbestimmt
Kollumkarzinom		kein		
Korpuskarzinom		kein		
Vaginalkarzinom				
Vulvakarzinom		kein		
Ovarialkarzinom	wahrscheinlich			
Hirntumor			z. T. ungünstige Allgemeinerscheinungen	unbestimmt
Schilddrüsentumor		kein		
Mammakarzinom			ungünstig	
Magenkarzinom		kein		
Dickdarmkarzinom	wahrscheinlich			
Nierenkarzinom		kein		
Phäochromozytom				unbestimmt
Malignes Melanom	günstig			
Sarkom	günstig			
Lymphosarkom usw.			ungünstig	
Leukämie		kein		
Lymphogranulomatose		kein		

die Gravidität wachstumsfördernd auf den malignen Tumor wirkt und das Leiden durch die Schwangerschaft verschlimmert wird“.

Die immer wieder an erster Stelle auftretende Frage ist die des Einflusses der Schwangerschaft auf den Tumor. Diese Frage kann man wohl so allgemein formuliert nicht beantworten. Man muß fragen:

1. Wird durch die Schwangerschaft das Wachstum des Tumors beeinflußt?
2. Ist durch das Vorkommen des Tumors in der Schwangerschaft eine Änderung im Wachstumsprozeß eingetreten? Und
3. ist eine schwangere Frau besonders anfällig für das Entstehen eines Tumors?

Die erste Frage des Einflusses der Schwangerschaft auf das Wachstum eines Tumors kann, wie es in der Tabelle 74 geschehen ist, auf verschiedene Weise angesprochen werden.

Ein günstiger Einfluß, wie er in der Tabelle 74, Absatz 1 aufgezeichnet wird, will besagen, daß die Fünfjahresüberlebenszeit besser ist als bei den unkomplizierten Fällen. Dies trifft wahrscheinlich beim Ovarialkarzinom und beim Dickdarm-Rektum-Karzinom zu. Ein günstiger Einfluß ist ferner bei der allgemeinen Sarkomatose anzunehmen, desgleichen zeigen auch die Fälle der malignen Melanome und Schwangerschaft einen günstigen Verlauf.

Die ebenfalls in der Tabelle 74 angeführte ungünstige Einwirkung der Schwangerschaft bei den Lymphosarkomen ist nicht durch solche hormonelle Vorgänge zu erklären. Man muß den foudroyanten Verlauf registrieren.

Bei den Hirntumoren liegt der Einfluß in ungünstiger Richtung im klinischen Bereich, wobei durch Hirnödem, Drucksteigerung usw. die Allgemeinsituation des Patienten ungünstig beeinflußt wird, und zwar durch Ausstrahlungen schwangerschaftsgebundener Voraussetzungen, nicht aber in dem Sinn, daß das Wachstum des Tumors angeregt würde.

Bei allen anderen Genital- wie Extragenitaltumoren ist ein Einfluß der Schwangerschaft auf das Tumorwachstum nicht festzustellen. Damit könnte man auch die zweite Frage, ob durch das Vorkommen des Tumors in der Gravidität eine Änderung im Wachstumsprozeß eingetreten ist, beantworten. Eine solche Änderung ist praktisch nur bei den Lymphosarkomen vorhanden, wobei eine Antwort, wie diese Wachstumsänderung sich vollzieht, nicht gegeben werden kann.

Tabelle 75. Abhängigkeit der Fünfjahresüberlebenszeit von der Tumordiagnose während oder nach der Schwangerschaft

	Fünfjahres-überlebenszeit *ohne* Schwangerschaft	Fünfjahresüberlebenszeit in Abhängigkeit v. d. Diagnose in der Schwangerschaft				nach 12. Monat	Fünfjahres-überlebenszeit bei Schwangerschaft und Tumor
		I.	II.	III.	post part.		
Mammakarzinom	58		40		35,7	80	47,4
Malignes Melanom	54,8		73,3				73,3
Kollumkarzinom total	45,5						46,9
Stad. I	83	71,8		100,0	91,6	62,5	76,4
II	50	57,1		16,6	48,8	49,0	49,2
III	25	33,3		0	26,6	8,3	17,0
IV	0	0	0	0	0	0	0

Tabelle 76. Tabellarische Übersicht über einzelne Maßnahmen bei der Behandlung Tumor und Gravidität (s. Text)

Tumor	therapeutischer Abort		Therapie				Vorrangige Rücksicht auf	
	vorher	Wirkung	Beginn	operativ	Bestrahlung	Zytostatika	Mutter	Kind
Kollumkarzinom	nein	ungünstig	sofort	entsprechend d. klin. Stadium			absolut	nur nach der 34. Woche
Korpuskarzinom	entfällt			operativ				
Vaginalkarzinom	nein				nur Bestrahlung		Mutter und Kind	
Vulvakarzinom	nein		sofort	operativ			Mutter und Kind	
Ovarialkarzinom	nein	ungünstig	sofort	operativ			Mutter und Kind	
Hirntumor	nur vereinzelt		z. T. abwartend					
Schilddrüsentumor	nein		sofort	operativ	u. Bestr.		Mutter und Kind	
Mammakarzinom	ja bis 5. Monat		sofort	operativ	u. Bestr.		Mutter	nach dem 5. Monat
Magenkarzinom	nein		sofort	operativ			Mutter und Kind	
Dickdarmkarzinom	nein		sofort	operativ			Mutter und Kind	
Nierenkarzinom	nein		sofort	operativ	u. Bestr.		Mutter und Kind	
Phäochromozytom	nein		abwartend	operativ			Mutter und Kind	
Malignes Melanom	nein		sofort	operativ	u. Bestr.		Mutter und Kind	
Sarkom	nein		sofort	operativ	u. Bestr.		Mutter und Kind	
Lymphosarkome usw.	nein		sofort	operativ	u. Bestr.			Kind
Leukämie	nein		sofort		Bestr.	+		Kind
Lymphogranulomatose	nein		sofort		Bestr.	+		Kind

Daß diese Wachstumsänderung eines Tumors vor, während und nach der Schwangerschaft mit der Schwangerschaft zusammenhängen kann, geht aus den Zahlen der Tabelle 75 hervor.

Zuerst muß zu den Angaben dieser tabellarischen Aufstellung gesagt werden, daß sie ausgerechnet nur die Tumoren erfaßt, die von vornherein eine gewisse Ausnahme machen: Das Mammakarzinom, das maligne Melanom wegen der günstigen Einwirkung und das Kollumkarzinom, dessen Heilungsergebnisse sehr weitgehend von der frühzeitigen Diagnose abhängen. Unter Berücksichtigung dieser Tatsachen sieht man aber, daß beim Mammakarzinom die Postpartumphase noch schlechter ist als die Schwangerschaftszeit. Beim Kollumkarzinom sieht man, wie die Zahlen während der Schwangerschaft gegenüber denen post partum (12 Monate) deutlich schlechter sind, so daß man schon davon sprechen kann, daß eine Änderung zum Günstigen im Wachstumsprozeß des Tumors vorhanden ist.

Diese Tabelle 75 belegt auch weiterhin die wohl allgemein gültige Annahme, daß post partum sowie post abortum die ungünstigsten Voraussetzungen für den Therapiebeginn gegeben sind.

Die dritte Frage, ob schwangere Frauen besonders anfällig für das Entstehen eines Tumors sind, wird weiter unten zu behandeln sein.

Für die praktische Tätigkeit des Arztes am Krankenbett ist die Aussicht und die Möglichkeit zum therapeutischen Handeln von entscheidender Bedeutung. Gerade bei den konkurrierenden Interessen zwischen Mutter und Kind muß jeder einzelne Fall gesondert beobachtet und im Rahmen der Gesamterfahrungen bisheriger Untersuchungen den speziellen Erfordernissen des jeweiligen Patienten angepaßt werden.

In der Tabelle 76 sind die für die Therapie wichtigsten Fragen aufgezeigt. Auch hier gilt das für die Aufzeichnungen der Tabelle 70 Gesagte, daß eine gewisse Einengung stets mit in Betracht gezogen werden muß, wenn auch gerade hier bei den Fragen des therapeutischen Vorgehens eine für alle sehr eindeutige Einstellung auffällt.

Wird bei einer Schwangerschaft ein maligner Tumor festgestellt, so erhebt sich die Frage, soll diese Schwangerschaft beendet werden? Wenn man die erste Spalte der Tabelle 76 durchgeht, so fällt auf, daß nur beim Mammakarzinom der therapeutische Abort bis zum 6. Monat bejaht wird. Bei den Hirntumoren wird nur in vereinzelten Fällen — in Abhängigkeit vom klinischen Befund — eine Unterbrechung vorgeschlagen. Beim Korpuskarzinom entfällt die Frage nach dem therapeutischen Abort, da die veröffentlichten Fälle immer im Anschluß an einen Abort bzw. Frühgeburt beobachtet und histologisch bestätigt wurden. In allen anderen Kombinationen einer Schwangerschaft mit einer malignen Erkrankung wird eine Unterbrechung der Schwangerschaft nicht für angezeigt gehalten. Diese Einmütigkeit, die nur von ganz wenigen Autoren, wie in Tabelle 3 (Einleitung) zu sehen ist, nicht geteilt wird, steht in deutlichem Zusammenhang mit der Frage nach dem Beginn der Therapie. Bei allen Tumoren, die häufig vorkommen, wird die sofortige Behandlung für indiziert angesehen. Nur bei den seltenen Hirntumoren und beim Phäochromozytom wird — vorwiegend aus klinischen Überlegungen heraus — eine abwartende Einstellung empfohlen. Die sofort einsetzende Therapie verlangt, daß die Rücksichtsnahme auf Frucht oder Mutter beachtet wird. Die in den letzten beiden Spalten eingetragenen Ansichten müssen Berücksichtigung finden.

Beim Kollumkarzinom ist die absolute Vorrangigkeit der mütterlichen Lebensinteressen unangetastet. Durch das sofort einsetzende therapeutische Vorgehen kommt es daher fast immer zum Abort, dessen ungünstige Auswirkung aber durch die bereits eingesetzte Behandlung ausgeschaltet wird, abgesehen davon, daß manche Autoren durch hormonelle Behandlung eine Scheinschwangerschaft zu erhalten versuchen. Nach der 34. Woche soll Rücksicht auf das Kind genommen werden. Daß dabei z. B. eine lokale Radiumbehandlung durchgeführt werden kann, ist vielerorts praktiziert und veröffentlicht worden.

Bei den Kombinationen einer Schwangerschaft mit Lymphosarkomen, Leukämien und der Lymphogranulomatose steht die Erhaltung des kindlichen Lebens im Vordergrund. Die im Grunde genommen dem ärztlichen Grundsatz widersprechende Therapie — erst die Mutter, dann das Kind — hat ihre Begründung in der Tatsache, daß am endgültigen Krankheitsausgang bei der Mutter trotz sofort einsetzender Therapie nichts zu ändern ist. Die Therapie vermag wohl das Leben der Mutter zu verlängern, nicht aber es endgültig zu retten. Bei den akuten Leukämien ist manchmal gerade noch das Kind zu erhalten.

Bei allen anderen Kombinationen stehen mütterliches und kindliches Leben in der gleichen Wertigkeitsstufe, wobei die Erfahrung gelehrt hat, daß die sofort einsetzende Therapie diese Bestrebungen unterstützt. Dabei ist es selbstverständlich, daß nicht unbedingt das Becken zuerst röntgenbestrahlt oder in den ersten 3 Monaten sofort mit einer die Organogenese möglicherweise störenden Zytostatikatherapie angefangen wird.

Grundsätzlich unterscheidet sich die Therapie nicht von der bei unkomplizierten Fällen.

C. Allgemeine Zusammenfassung

Aus den vorstehenden Darstellungen des Zusammentreffens einer Schwangerschaft mit einem malignen Tumor ist zu entnehmen, daß grundsätzliche Schlußfolgerungen für einzelne Probleme dieser Frage für jeden Fall neu zu stellen sind, wenn auch nach umfangreichen Untersuchungen eine gewisse Tendenz zu erkennen ist. — Dies vorweg festzustellen ist erforderlich, um von vornherein eine sachlich-kritische Einstellung gegenüber einer solchen Gesamtzusammenfassung zu fordern.

Mit den im folgenden diskutierten Übersichten soll versucht werden, den Fragestellungen des Gesamtproblems näherzukommen. Ob es gelöst ist, müssen weitere kasuistische Untersuchungen belegen. Der vorläufige Charakter dieser Übersicht geht aus der Tabelle 77 hervor. Man sieht, daß bei weitem nicht alle Angaben belegt werden können, daß noch große Lücken zu schließen sind. Bei Berücksichtigung der Summe aller Angaben ist aber doch eine gute Ausgangsbasis für die Sicherheit der Schlußfolgerung gegeben.

Wenn man die Altersangaben von 440 Schwangeren mit gleichzeitig bestehender bösartiger Erkrankung, wie es in der Ta-

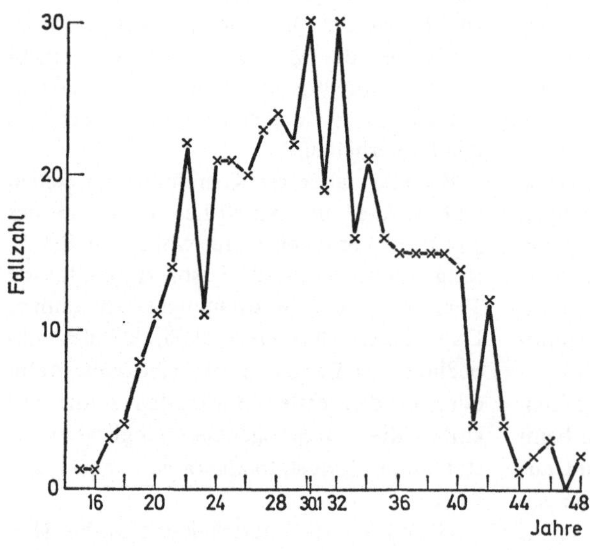

Abb. 12. Kurvenmäßige Darstellung der Altersverteilung von 400 Schwangeren mit gleichzeitig bestehenden bösartigen Erkrankungen

belle 77 und der Abb. 12 geschehen ist, zusammenstellt, so läßt die Abb. 12 erkennen, daß bis zum Gipfelpunkt um das 30. Lebensjahr ein gleichzeitiger Anstieg zu vermerken ist. Der Abfall bis zum 48. Lebensjahr ist flacher als der Aufstieg bis zum 30. Lebensjahr. Auch die absolute Zahl der erkrankten Schwangeren ist bis zum 30. Lebensjahr um etwa 15% größer als in den Jahren nach dem 30. Lebensjahr. Bis zum 35. Jahr wurden 75% der Schwangerschaften und Tumor beobachtet. Das Durchschnittsalter der Frauen mit Schwangerschaft und bösartiger Erkrankung liegt bei 30,1 Jahren.

Betrachtet man demgegenüber die altersspezifische Fruchtbarkeitsverteilung für Lebendgeborene pro 1000 Frauen, wie sie in der Abb. 4 nach den Angaben des Statistischen Bundesamtes für die Jahre 1950 und 1967 dargestellt ist, so ist zu sehen, daß der Kurvenverlauf der Abb. 12 mit Anstieg, Spitze und Abstieg etwa diesen Normalkurven entspricht, der Verlauf, nicht die Verteilung auf die Jahre. Wenn man die Spitzen der Standardkurven betrachtet, so liegen diese für das Jahr 1950 bei etwa 26 bis 27 Jahren, für 1967 bei etwa 24 Jahren, d. h. es hat in diesen 17 Jahren eine Verschiebung der Fruchtbarkeitsspitze um etwa 2–3 Jahre stattgefunden. Verglichen mit der Kurve der Abb. 11, d. h. mit der Altersverteilung des Hauptvorkommens der Kombination Tumor und Gravidität, ist zu berücksichtigen, daß die erfaßten Frauen in einem Zeitraum von fast 70 Jahren beobachtet wurden. Daraus ergibt sich, daß die bestehende Differenz von etwa 3–4 Jahren gegenüber 1950, wenn man die Spitzen betrachtet, durchaus in der Verjüngung der Fruchtbarkeitsverteilung zu suchen sein könnte.

Dann müßte man aus diesem Befund den Schluß ziehen, daß der Befall einer Schwangeren an einer malignen Erkrankung eher mit dem Zustand der Schwangerschaft in Zusammenhang steht als mit der Häufigkeit des Vorkommens der bösartigen Neubildung. Es wäre die Folgerung zu bedenken, ob nicht Schwangere eher dazu neigen oder aber ob bei den bei den einzelnen Patientinnen bestehenden Dispositionen zur Ausbildung von malignen Tumoren diese eher bei Schwangerschaft zur Weiterentwicklung kommen. Diese Überlegungen sind auch deshalb gerechtfertigt, da die Haupterkrankungsalter und Häufigkeiten bösartiger Erkrankungen, wie sie in der Tabelle 78 aufgeführt sind, sehr für solche Schlußfolgerungen sprechen. Das Haupterkrankungsalter der ohne Schwangerschaften vorkommenden malignen Neubildungen liegt etwa bei 51,1 Jahre, gegenüber 30,1 Jahre bei der Kombination mit Schwangerschaft. Das durchschnittliche prozentuale Vorkommen von bösartigen Tumoren bis zum 40. Lebensjahr liegt bei etwa 13%. Dieser Anstieg um etwa 11% in den 10 Jahren bringt nicht einen Anstieg auch der Kombination Schwangerschaft und Tumor mit sich, sondern im Gegenteil, mit abnehmender Schwangerschaftshäufigkeit nimmt auch die Möglichkeit der Kombinationserkrankung ab. Eine Schlußfolgerung daraus zu ziehen, erscheint sehr schwierig.

Bei geringstem Vorkommen der Tumorerkrankungen ist die Kombination mit einer Schwangerschaft am höchsten; bei Zunahme des Tumorvorkommens um mehr als das 6fache nimmt bei abnehmender Schwangerschaftshäufigkeit auch die Kombinationserkrankung ab.

Ist daraus zu folgern, daß Schwangere eher dazu neigen, eine maligne Neubildung zu bekommen?

Wenn eine solche Schlußfolgerung richtig wäre, könnte man fragen, ob Frauen mit mehreren Kindern häufiger an einem bösartigen Tumor erkranken, wie das bereits vom Kollumkarzinom bekannt ist.

In der Tabelle 79 wurde bei 179 Schwangeren mit einer malignen Erkrankung die Kinderzahl aufgezeichnet. Nullipara waren nur in 7,7% aufgeführt, 1–3 Kinder hatten 60,8% der Frauen, mehr als 4 Kinder

Tabelle 77. Zusammenstellung der Zahlenangaben einzelner Fragestellungen bei behandelten Kombinationen

Lfd. Nr.		Durchschnittliches Alter			Diagnose				
		ohne Grav.	mit Grav.	Kinder-zahl	ante part.	I.	II.	III.	post part.
	Genital-Tumoren								
1.	Kollumkarzinom	43	32,3	3,6		28		6	66
2.	Korpuskarzinom		38,2	5,2					
3.	Vaginalkarzinom (Kepp-Hoffmann)	54							
4.	Vulvakarzinom	64,8	28			19	45	27	9
5.	Karzinom d. Barth. Drüse								
	Ovarial-Tumoren								
6.	gutartige Geschwülste					68,6	8,8	5,7	15,5
7.	Ovarialkarzinom	49,9	29,4	2,0					
8.	Krukenbergtumor		30,2	3,6		12	55	33	
9.	Arrhenoblastom		25,9	2,0					
10.	Thecazelltumor								
11.	Brennertumor								
12.	Uterussarkom								
	Extragenitale Tumoren								
13.	Hirntumoren								
14.	Parotistumor-Nasopharyngialraum		28,4	2,3	33	←—	66	—→	
15.	Schilddrüsenkarzinom	58,8	23,6	4					
16.	Mammakarzinom	49,2	35,8						
17.	Lungenkarzinom	54,2							
18.	Magenkarzinom (ab 1945)	54,8	32,3	3,2	10	8	29	28	25
19.	Dickdarm- und Rektumkarzinom (ab 1945) (2/10 000 Schwang.)	57,0	32,4	3,8		18,6	29,2	57,2	
20.	Leberkarzinom	61,0							
21.	Nierenkarzinom			3,5		40	10	20	30
22.	Phäochromozytom		29,7		17,6				39,2
23.	Malignes Melanom	49,3				53	23,5	23,5	
24.	Sarkome	38,5	29	2,9	72		20	8	
Anhang	Granuloma gravidarum								
	Leukämie								
25.	akute lymphatische L.		28,7	1,9					
26.	chron. lymph. L.		34,6						
27.	akute myeloische L. ♂ 15% ♀ 85%		27,3	2,6		25	50	25	
28.	chron. myeloische L. ♂ 63,3% ♀ 36,7%		29,1	3,7					
29.	Sarkome der Lymphknoten	43,8	26	2,1	32		68		
30.	Lymphogranulomatose Hodgkin	32,6	25,8	1,53	57,1		27,6		7,1
		51,5	30,1	3,0		30,3	30,0	25,2	23,7

Tumor und Gravidität (eingehende Erläuterungen s. Text)

Entbindungsart				Ausgang					5-Jahres-Überl.-Zeit ohne Schwang.	Bearbeit. Fallzahl
spontan	Sectio	unentb.	interm. Abort	Kind		Mutter				
				lebt	tot	lebt	tot	5-Jahres-Überl.-Zeit		
								46,9	45,5	
					100				56,5	6
									28	
45	55					100		47	26,2	13
79			13,4	82	18	100				
			30,0	67,5	22,5		33,3	33,3	26,9	4737
				33				0		
										10
				60		66				
81,3			18,7	75		75		33	28,2	20
									80 (seit 1950)	
								47,4	58,8	
64,7	11,3	8,6	15,4	90	10	20	80	20,0	20,0	
38,4	42,3		4,4	71	29	71,1	28,9	34,6	24,8	
40	50		10	100		80	20	10		11
37,3	19,6			65		52	47,9			51
								73,3	54,8	30
77	9,2		13,8	89	11	100		82	67,4	26
66	25		9	{ 75			100		18 Mon.	13
80			20	{ 80			100!			5
				71,7 { 66			100		12 Mon.	50
81,5	7,1		11,4	{ 65,7	26,3				4,8 J.	72
92			8					28,5	28,4	22
75	2		10	80	2			7,1 J.	4,11 J.	
68,9	27,4		13,5	85,1	19,1		62,5	42%	45%	

Tabelle 78. Durchschnittliche Annäherungswerte des Haupterkrankungsalters von malignen Tumoren mit und ohne Schwangerschaft und prozentualen Anteile der malignen Tumoren vor dem 30. und 40. Lebensjahr

Tumor	Haupterkrankungsalter		Tumorvorkommen in % bis zum	
	Tumor	Tumor und Gravidität	30. Jahr	40. Jahr
Kollumkarzinom	40–55	25–40		
Korpuskarzinom	50–60	35–43	0,8	4,5
Vulvakarzinom	28–86	17–42	1,3	5,6
Vaginalkarzinom	24–73		1,5	12,5
Ovarialkarzinom	15–82	18–43	5,1	16,5
Krukenbergtumor		22–42		
Schilddrüsenkarzinom	40–60			
Mammakarzinom	40–49	30–45	1,4	19,1
Magenkarzinom	50–59	17–44	?	≈ 2,4
Dickdarmkarzinom	50–60	26–72	?	≈ 3,0
Nierenkarzinom	40–70	19–40	2,3	≈ 13
Phäochromozytom	21–40	–40		40
Malignes Melanom	25–35	20–35		
≈	35,2–60,7	22,9–41,5	2,06	13
Durchschnitt	51,1	30,1	2,06	13

31,5%. Die durchschnittliche Kinderzahl lag bei 3,0.

Damit ist ganz deutlich zum Ausdruck gekommen, daß mehr als ²/₃ der Frauen mit bösartigen Erkrankungen mehr als 2 Kinder, im Durchschnitt 3 Kinder geboren haben. (Nicht berücksichtigt sind die Fehlgeburten.)

Nun wäre es möglich, daß bei einem Durchschnittsalter der Frauen mit Tumoren von 30,1 Jahren es sich um einen Normalfall handeln würde, 3 Kinder geboren zu haben.

Um diese Frage zu klären, hat uns dankenswerterweise das Statistische Bundesamt die durchschnittlichen Kinderzahlen der 28–30- und 32jährigen Frauen übermittelt, diese Jahrgänge deshalb, da um dieses Durchschnittsalter die Zahlen der Frauen mit Tumoren liegen (Tabelle 61). Da es sich weiter bei den in dieser Arbeit behandelten Patientinnen um Fälle handelt, die einen Zeitraum von über 70 Jahren umfassen, haben wir gebeten, die erwähnten Altersgruppen aus den Jahren 1939, 1950 und 1967 herauszusuchen, d. h. es wird der Durchschnitt von Müttern ermittelt, die zwischen 1907 und 1934 geboren wurden. Die Angaben des Statistischen Bundesamtes sind in der Tabelle 61 wiedergegeben.

Tabelle 79. Absolute und prozentuale Geburtenzahl bei 179 Schwangeren mit gleichzeitig bestehendem bösartigem Tumor (ohne maligne Lymphome)

Kinder	Su.	0	1	2	3	4	5	6	7	8	9	10	mehr
Anzahl	179	14	47	28	34	26	12	8	3	2	—	3	2
%		7,7	26,2	15,7	18,9	14,5	6,7	4,5	1,7	1,2	—	1,7	1,2

Man ersieht daraus, daß die Mütter der Jahrgänge 1907–1911 im Durchschnitt 1939 1,266–1,619 Kinder geboren hatten. 1950 hatten die Frauen der Jahrgänge 1918–1922 1,172–1,546 Kinder und 1962 wurde bei den 28–30jährigen eine Durchschnittskinderzahl von 1,430–1,710 festgestellt. Wie aus der Abb. 4 ist auch an diesen Zahlen zu sehen, daß 1962 die Frauen früher ihre Kinder geboren haben als 1939, eine Tatsache, die auch in der Verschiebung der Spitze der Fertilität vom 27. Lebensjahr zum 24. Jahr ebenfalls in der Abb. 4 zum Ausdruck kommt.

Die obige Frage, wieviel Kinder hat im Durchschnitt eine Frau mit 30 Jahren geboren, beantwortet sich nach diesen Zahlen sehr eindeutig. Bei den Frauen, die in den Jahren von 1909–1932 geboren wurden, betrug mit dem 30. Lebensjahr die durchschnittliche Kinderzahl zwischen 1,448 und 1,600.

Im Hinblick auf die Kinderhäufigkeit bei Frauen mit malignen Tumoren heißt das, daß diese Frauen mit durchschnittlich 3,0 geborenen Kindern über das Doppelte gegenüber den Frauen liegen, die keine bösartige Erkrankung haben. Wenn man auf der Tabelle 77 die Einzelrubriken durchgeht, sieht man, daß bei keiner Tumorart diese durchschnittliche Normalkinderzahl vorliegt. Vielmehr haben diese Mütter ohne Ausnahme mehr Kinder als der Durchschnitt zur Welt gebracht.

Nach den Angaben des Statistischen Bundesamtes liegt das Durchschnittsalter der Frauen, die 3 Kinder zur Welt gebracht haben, bei 30 Jahren.

In Beantwortung der Frage, ob Frauen mit Schwangerschaften häufiger an einer malignen Neubildung erkranken, ist aufgrund dieser Untersuchungen zu sagen, daß von den erkrankten Frauen alle im Durchschnitt 3 Schwangerschaften ausgetragen haben, den Zahlen nach zu $^2/_3$ mehr als 2 Kinder. Die Antwort müßte so lauten, daß, wenn ein Tumor während einer Schwangerschaft zur Beobachtung kommt, im Durchschnitt bereits mehrere Schwangerschaften vorliegen. So gesehen wären Mehrschwangere tumoranfälliger. Dieser Schluß ist sicher. Inwieweit ein Einfluß gegenseitig besteht, bedarf der Erörterung über die Überlebenschancen.

Zuvor jedoch sollen die allgemeinen Angaben über den *Zeitpunkt der Tumordiagnose* in der Schwangerschaft und die Entbindungsart bei Tumor und Gravidität besprochen werden.

Aus den in den Einzelkapiteln dargelegten Daten läßt sich entnehmen, daß der Zeitpunkt der Diagnose für die Therapie von Bedeutung ist und daß im Einzelfall auch große Unterschiede in der Zeit der Diagnosestellung bestehen.

Wenn man dagegen eine Zusammenfassung aller Tumorarten nimmt, stellt man fest, daß im 1. und 2. Trimester je 30% der Tumoren erkannt werden gegenüber 25% im 3. Trimester und 23% post partum.

Bei der Frage der *Entbindungsart* finden sich folgende Zahlen. In 62% wird eine Spontangeburt erreicht. In 27% mußte eine Schnittentbindung durchgeführt werden. In 13,5% der Fälle wurde ein therapeutischer Abort eingeleitet.

Gerade die letzte Zahl ist von Bedeutung für den Fragenkomplex einer *Interruptio oder nicht.*

Wie im einzelnen vorher dargelegt, ist die Heilungsaussicht post partum und post abortum sehr schlecht. Man sieht, daß die weitaus meisten Autoren — 87% — keine Fehlgeburt provoziert, sondern das Ende der Schwangerschaft abgewartet haben und, wie schon vorher gesagt, auch sofort mit der Therapie begonnen haben.

Daß diese Einstellung der meisten Autoren voll zu Recht besteht, geht aus den Erfolgsziffern der lebend geborenen Kinder hervor. Lebend geboren wurden 85,1% der Kinder, totgeboren wurden nur 19,1%. Besonders im Hinblick auf die Erfolgszahlen bei den Müttern ist diese Angabe von 85,1%

Tabelle 80. Prozentuale Überlebenschancen von Mutter und Kind (z. T. Fünfjahresüberlebenszeit)

Tumor	Mutter		Kind	
	Überleben	Tod	Überleben	Tod
Kollumkarzinom				
Korpuskarzinom				
Vaginalkarzinom				
Vulvakarzinom				
Ovarialkarzinom				
Hirntumor	66%		60%	
Schilddrüsentumor	80%		100%	
Mammakarzinom	47,4%			
Magenkarzinom	20% (seit 1946)		90% (seit 1946)	
Dickdarmkarzinom	34,6% (seit 1946)		71% (seit 1946)	
Nierenkarzinom			100%	
Phäochromozytom	52%		65%	
Malignes Melanom	73,3%			
Sarkom	82%			
Lymphosarkom usw.				
Leukämie		100%	71,7%	
Lymphogranulomatose		100%		

eine Bestätigung für die eingeschlagene Therapie.

Auf der Tabelle 80 sind für einzelne Tumorformen die Überlebensprozente für Mutter und Kind noch einmal zusammengestellt.

Will man das Endergebnis der Kombination Schwangerschaft und maligne Erkrankung für die Mutter herausstellen, so sind die Zahlen „überlebend“ oder „gestorben“ nicht zu gebrauchen. Vielmehr muß man sich an die Fünfjahresüberlebenszeit halten. Diese Zahl, die auch bei der einfachen Tumorerkrankung ständig als Richtzahl benutzt wird, liegt vor allen Dingen auch als Vergleich vor. Die Aussage der Fünfjahresüberlebenszeit läßt dann auch eine Schlußfolgerung darüber zu, ob ein Einfluß der Schwangerschaft auf das Tumorwachstum gegeben ist.

Vor den zusammenfassenden Überlegungen soll aber klar gesagt sein, daß zwar eine Gesamtüberlegung sinnvoll ist, daß jedoch

Tabelle 81. Abhängigkeit der Fünfjahresüberlebenszeit von einzelnen Lebensalterdezennien

		unter 20 Jahre	20–29 Jahre	30–39 Jahre	40 Jahre +		Absolute Fünfjahres-überlebens-zeit ohne Schwang.
Malignes Melanom	und Schwang.		75	57,1			54,8
	ohne Schwang.		58,3	47,1			
Ovarialkarzinom und Schwangerschaft			72,7	27,3		11 Fälle	26,9
Kolon-Rektumkarzinom und Schwangerschaft			52,7	42,1	5,2	19 Fälle	24,8

Tabelle 82. Fünfjahresüberlebenszeit in Abhängigkeit von der Anzahl der Kinder

		Fünfjahresüberlebenszeit bei — Kinderzahl								Absolute Fünjahres-überlebens-zeit
		0	1	2	3	4	5	6	+	
Ovarial-karzinom	ohne Schwang.	43%	44%	48%	29%				9	26,9
	mit Schwang.	44%	22%	22%	12%	(9 Fälle)				33,3
Kolon- u. Rektum-karzinom	mit Schwang.	—	8,3%	41,7%	33,3%	16,7%	(12 Fälle)		ohne mit	24,8 34,6

darin nicht die Einzelerkrankung immer zum Ausdruck kommt. Daher muß bei Behandlung einer Tumorart ständig von dieser einen Geschwulst ausgegangen werden.

An Hand der Zahlen über die Fünfjahresüberlebenszeit ist zusammenfassend zu sagen.

Alle malignen Erkrankungen zusammengenommen haben mit und ohne Gravidität eine fast *gleiche Überlebenszeit.* Die Zahlen liegen ohne Gravidität bei 45%, mit Schwangerschaft bei 42%.

Man muß aus diesen Zahlen den Schluß ziehen, daß die Schwangerschaft auf das Tumorwachstum im allgemeinen keinen Einfluß hat oder aber zum mindesten keinen ungünstigen. Damit wäre die Grundsatzfrage beantwortet.

Selbst wenn man berücksichtigt, daß z. B. die Fünfjahresüberlebenszeit auch abhängig ist von dem Lebensalter, ändert sich an dieser Tatsache des günstigen oder nicht vorhandenen Einflusses der Schwangerschaft auf das Tumorwachstum nichts. Aus der Tabelle 81 ist an 3 Tumorarten diese Abhängigkeit aufgeführt. Beim malignen Melanom wie beim Ovarial- und Dickdarmkarzinom ist im Vergleich mit den Zahlen der Fünfjahresüberlebenszeit ohne Schwangerschaft sehr deutlich, wie zwischen 20 und 29 Jahren die Zahlen um 20 bzw. 50 bzw. 10% höher liegen als in den Jahren zwischen 30 und 39. Und diese Zahlen liegen wieder höher als die absolute Fünfjahresüberlebenszeit ohne Schwangerschaft.

Die Tabelle 82 soll angeführt werden, um an ihr — ohne daß daraus wegen der kleinen Zahl Schlußfolgerungen gezogen würden — zu zeigen, daß auch sehr wahrscheinlich die Anzahl der Kinder, d. h. der Schwangerschaften die Fünfjahresüberlebenszeit beeinflußt. Das würde für die Schlußfolgerung eine Bestätigung bedeuten. Auch kann man aus der Tatsache, daß bei der Erkrankung an myeloischer Leukämie das Geschlechtsverhältnis verändert ist, keine Schlüsse ziehen.

D. Schlußfolgerungen

Unter Berücksichtigung der Einzeldarstellungen und der daraus resultierenden zusammenfassenden Ergebnisse des Zusammentreffens einer Schwangerschaft mit einem malignen Tumor kommt man zu nachstehenden Schlußfolgerungen.

Eine Entscheidung über die Frage, was war zuerst vorhanden, die Schwangerschaft, in deren Zeit sich ein Tumor entwickelte, oder der Tumor, zu dem eine Schwangerschaft hinzukam, ist wohl nur sicher von einer Seite zu stellen, nämlich daß zu dem bereits vorhandenen Tumor eine Schwangerschaft hinzukommt. Dieser Zustand dürfte klinisch zu erfassen sein. Die andere Möglichkeit, daß während einer bestehenden Schwangerschaft, d. h. also in einem Zeitraum von 9 Monaten ein Tumor entsteht, dürfte sicher auch vorkommen. Ob aber diese Anfangsstadien klinisch schon in Erscheinung treten und diagnostiziert werden können, erscheint nicht beweisbar, daß sie vorhanden sind, zeigen die Mikrokarzinome des Collum uteri.

Es ist wohl angebracht, bei der Betrachtung des Problems Tumor und Gravidität in den weitaus meisten Fällen davon auszugehen, daß der Tumor während einer Gravidität erkannt wird.

Dieses Aufpfropfen einer Schwangerschaft auf einen malignen Prozeß führt zu der Fragestellung, inwieweit durch den gleichzeitigen Ablauf der Schwangerschaft und des Tumorwachstums für jeden Vorgang Vorteile oder Nachteile im Hinblick auf die Prognose des Lebensablaufs der Schwangeren wie des Feten sich ergeben, zum anderen auch, ob nicht erst durch das Hinzutreten einer Schwangerschaft der Tumor erkannt wurde.

Die in der Literatur niedergelegten Fälle lassen bei den meisten Patientinnen das Erkennen der bösartigen Geschwulst erst während der Gravidität feststellen. Dabei ist der Zeitpunkt der Diagnose während der Schwangerschaft, wenn man alle Erkrankungen zusammennimmt, in jedem Schwangerschaftsdrittel gleich groß. Bei den einzelnen Tumorlokalisationen jedoch finden sich erhebliche zeitliche Unterschiede.

Der Zeitpunkt des Erkennens der malignen Erkrankung während der Schwangerschaft bedeutet für die Prognose — für die Mutter wie für das Kind — einen ausschlaggebenden Faktor. Der Ausgang der Erkrankung wird weiter beeinflußt vom Alter der Mutter wie auch wahrscheinlich von der Kinderzahl. Diese Umstände betonen die Wichtigkeit der ständigen Betreuung der Schwangeren.

Abhängig ist die Prognose weiterhin von der Therapie und ihrem sofortigen Einsatz nach der Diagnose. Eine Interruptio erscheint in den weitaus meisten Fällen nicht angezeigt, da erfahrungsgemäß Behandlungsbeginne post abortum bzw. post partum den schlechtesten Ausgang für die Mutter haben.

Unter dem Einfluß einer auch ohne Schwangerschaft üblichen optimalen Therapie ist der Erkrankungsausgang für die Mutter sicher prozentual ebenso gut wie die gleiche Erkrankung ohne Schwangerschaft. Der Einfluß der Schwangerschaft ist insgesamt gesehen nicht ungünstig, in einigen Fällen als günstig zu bezeichnen.

Die geburtshilfliche Behandlung läßt in 62% der Fälle eine Spontangeburt zu und erfordert in 27% eine Schnittentbindung. Schwangerschaftsunterbrechungen wurden nur bei 13,5% der Schwangeren durchgeführt.

Für die Kinder besteht eine Überlebenschance in 85,1%.

Die Fertilität der Mutter mit einer malignen Erkrankung ist im Durchschnitt mit 3,0 erhöht, dabei liegt das Durchschnittsalter bei 30 Jahren. Die Kinderzahl von 3 im Alter von 30 Jahren ist als Durchschnittsberechnung ungewöhnlich. Im Durchschnitt ist eine Schwangere beim 3. Kind 30 Jahre alt.

Eine Übertragung der mütterlichen Tumorerkrankung auf das Kind ist in relativ wenigen Fällen sicher bewiesen.

Wenn auch die Schwangerschaft bei Trägern maligner Erkrankungen als unerwünscht bezeichnet werden muß, sollte doch keine Interruptio vorgenommen, aber nach erfolgter Therapie den Frauen geraten werden, mindestens 2–5 Jahre mit einer erneuten Schwangerschaft zu warten.

Der im geburtshilflichen Bereich geübte Grundsatz — erst die Mutter und dann das Kind — dürfte in seiner so apodiktischen Aussage für die Entscheidungen beim Zusammentreffen von Tumor und Gravidität völlig am klinischen Befund, d. h. am entscheidenden Punkt, nämlich dem Patienten selbst, vorbeigehen. Bei einem Teil der Erkrankungen ist dem Arzt die Möglichkeit, noch wirksam zu helfen, aus der Hand genommen. Er kann dann nur versuchen, einen bösartigen Prozeß zu lindern, nicht aber ihn mit Aussicht auf Heilung wirksam zu bekämpfen. Es muß daher die Entscheidung des behandelnden Arztes auf eine optimale Behandlung ausgerichtet sein, auch auf das werdende Leben. Und wenn klar ist, daß die Mutter nicht mehr zu retten ist aufgrund des Befundes und der allgemeinen Erfahrungen, muß das Leben des Kindes in den Vordergrund gerückt werden. Sehr oft wird diese Entscheidung darüber schon von der Mutter vorweggenommen, die sich ein Kind wünscht.

III. Literaturverzeichnis

Aaro, L. A., Kelalis, P. P.: Amer. J. Obstet. Gynec. **111**, 270 (1971).

Abbatucci, J. S., Beatty, E. C.: Bull. Ass. franç. Cancer **40**, 371 (1953).

Abell, M. R.: Cancer (Philad.) **10**, 1263 (1957).

Abicht, I., Bindseil, N.: Münch. med. Wschr. **89**, 285–288 (1942).

Abrescia, N.: Riv. Ostet. Ginec. prat. **36**, 371 (1954).

Adams, P. J., Luckie, F. H., Murdoch, R.: J. Obstet. Gynaec. Brit. Cwlth **68**, 691–692 (1961).

Akeshi: Jap. cancer Clin. **14**, 400–405 (1968).

Albeaux-Fernet, M., Bellot, L., Bugard, P., Canet, L., Chabot, J., Deribreux, J., Gélinet, M., Romani, J. D.: In: L'année endicrinologique. Paris: Masson 1959.

Alber, H.: Strahlentherapie **129**, 18 (1966).

Albrecht, R.: Arch. Ohr.-, Nas.- u. Kehlk.-Heilk. **175**, 1 (1959).

Alexander, W. S., Beresford, O. D.: J. Obstet. Gynec. Brit. Emp. **60**, 252 (1953).

Alkuhutova, G. I.: Akush. i Ginek. **43**, 13 (1967).

Allan, J.: Brit. med. J. **1954 II**, 1080–1082.

Allen, E. P.: Brit. med. J. **1955 II**, 1067.

Almklov, J. R., Hatoff, A.: Amer. J. Dis. Child. **72**, 202 (1946).

Ambs, E., Jansen, E.: Münch. med. Wschr. **32**, 1453 (1970).

Ambrosio, G.: Riv. Anat. pat. **21**, 728 (1962).

Amico, J. G.: Amer. J. Obstet. Gynec. **74**, 920 (1957).

Anderson, R. C.: Familial leukemia; report of leukemia in 5 siblings, with brief review of genetic aspects of this disease. Amer. J. Dis. Child. **81**, 313–322 (1951).

Anderson, R. C., Hermann, H. W.: J. Amer. med. Ass. **158**, 652–654 (1955).

Andreassen, A. K.: Acta chir. scand. **107**, 214 (1957).

Andrews, W. C., Bonsnes, R. W.: The leuocytes during pregnancy. Amer. J. Obstet. Gynec. **48**, 536–537 (1951).

Andrews, C. J., Nicholls, R. O., Nicholls, A. G.: Amer. J. Obstet. Gynec. **39**, 453 (1940).

Andros, G. J.: Acta cytologica (Philad.) **3**, 32–33 (1959).

Angelucci, H.: Myelogenous leukemia complicating pregnancy. Amer. J. Obstet. Gynec. **48**, 536–537 (1944).

Anischenko, I. S., Ratner, G. L.: Akusch. i Ginek. **34**, 100 (1958).

Annual, Report on the Results of Treatment in carcinoses of the Uterus and Vagina. 13th Vol., Stockholm 1963.

Applebaum, H. S.: Akute leukemia complicating pregnancy case with necropsy findings in foetus. Ohio St. med. J. **40**, 536–537 (1944).

Aresin, N., Krauß, A.: Zbl. Gynäk. **89**, 1050 (1967).

Arey, L. B.: The origin and form of the Brenner tumor. Amer. J. Obstet. Gynec. **81**, 743 (1961).

Ask-Upmark, E.: Acta med. scand. **170**, 635 (1961); Acta med. scand. **175**, 3 (1964).

Auer, J.: Amer. J. Obstet. Gynec. **63**, 445–448 (1952).

Austin, R. C., jr.: Obst. gynec. Surv. **15**, 287 (1960).

Autech, H., Keibl, H.: Zbl. Gynäk. **74**, 1074–1075 (1952).

Ayre, J. E.: J. Amer. med. Ass. **176**, 102–105 (1961).

Ayre, J. E., Scott, J. W.: J. Amer. med. Ass. **176**, 102–105 (1961).

Baanders van Halewijn, E. A., u. Mitarb.: Z. Geburtsh. Gynäk. **161**, 77 (1963).

Baatz, H.: Z. Geburtsh. Gynäk. **118**, 124 (1938); Dtsch. med. Wschr. **64**, 1341 (1939).

Bach, W.: Zbl. Gynäk. **85**, 1188 (1963); **83**, 1684 (1961).

Bachmann, M.: Med. Welt (Stuttg.) **11**, 583–585 (1960).

Bacon, H. E., Gutierrez, R. R.: Dis. Colon Rect. **10**, 61 (1967).

Bacon, H. E., Rowe, R. J.: Sth. med. J. (Bgham, Ala.) **40**, 471–479 (1947).

Baird, R. W., jr., Astwood, E. B.: Bull. New Engl. med. Cent. **8**, 234 (1964).

Baltzer, H.: Zbl. Gynäk. **63**, 2129–2133 (1939).

Bank, H. J.: Clin. Endocr. **25**, 359–364 (1965).

Banner, E. A., Hunt, A. B., Nixon, C. F.: Surg. Gynec. Obstet. **80**, 211–216 (1945).

Barber, H. R. K., Brunschwig, A.: Amer. J. Obstet. Gynec. **85**, 156 (1963).

Barnes, J. J., Thomas, P. K., West, O. T.: Amer. J. Obstet. Gynec. **60**, 1382 (1950).

Baron, C.: Amer. J. Obstet. Gynec. **81**, 1042 (1961).

Barr, J. S.: J. Obstet. Gynec. Brit. Emp. **60**, 895 (1953); **61**, 895 (1954).

Barr, W.: J. Obstet. Gynec. Brit. Emp. **62**, 640–643 (1955).

Barrett, M. E.: J. med. Ass. Ala **18**, 1 (1956).

Barry, R., Diamond, H., Craver, F.: Amer. J. Obstet. Gynec. **84**, 445–454 (1962).

Bastenie, P., Sluys, Snoeck: Brux.-méd. **16**, 290 (1935).

Bates, J. C.: Myelogenous leukemia and pregnancy. J. Amer. med. Ass. **117**, 2297 (1941).

Baud, J., Blanchet, F.: Bull. Ass. franç. Cancer **39**, 48–62 (1952).

Bauer, K.-H.: Das Krebsproblem. Berlin-Göttingen-Heidelberg: Springer 1963.

Baumann, J.: Med. Wschr. **14**, 1121–1122 (1950).

Bayer, H.: Zbl. Gynäc. **37**, 1443 (1962).

Bayer, R.: Zbl. Gynäk. **64**, 2055 (1940).

Baynes, T. L. S., Crickmay, G. F., Vaughan Jones, R.: J. Obstet. Gynec. Brit. Cwlth. **75**, 1165 (1968).

Bazan, J., Uranga, F. A., Imaz, Fernandez, J. A.: Obstet. Ginec. lat.-amer. 145–162 (1948).

Beck, A., Husslein, H.: Wien. klin. Wschr. **85**, 1 (1973).

Becker, J., Meier, I.: Strahlentherapie **104**, 384 (1957).

Beese, J.: Zbl. Gynaec. **86**, 597 (1964).

Bell, W. B.: J. Obstet. Gynaec. Brit. Emp. **34**, 895 (1927).

Bender, S.: Brit. med. J. **1950 I**, 980.

de Benedethi, H.: Minerva urol. **20**, 179–182 (1968).

Benerji, B.: J. Obstet. Gynaec. (N. Delhi) **15**, 191 (1965).

Bergamaschi, P.: Riv. Obst. Ginec. pract. **38**, 163 (1956).

Berger, M., Balmer, J.: Schweiz. Z. Gynäk. Geburtsh. **3**, 269–275 (1972).

Bernard, M. H.: Bull. Soc. Obstét. Gynéc. Paris **1**, 296–298 (1898).

Bernhardt, W. G., Gore, I., Kilby, R. A.: Blood **6**, 990–1001 (1951).

Bernoth, E.: Z. ges. inn. Med. **8**, 811–812 (1953).

Besserer, G.: Geburtsh. u. Frauenheilk. **15**, 723 (1955).

Bétoulières, P., Cazal, P., Lisbonne, M.: J. Radiol. Electrol. **30**, 680–681 (1949).

Betson, J. R., Golden, M. L.: Obstet. and Gynec. **12**, 589 (1958); Amer. J. Obstet. Gynec. **81**, 718 (1961).

Beuthe, D.: Zbl. Gynäk. **84**, 1323 (1962).

Bewu, G.: Minerva med. **51**, 3367–3376 (1960).

Bhoopathi, B., Ostapowicz, F., Bazley, W.: Obstet. and Gynec. **41**, 275 (1973).

Bichel, J.: Acta radiol. (Stockh.) **33**, 427 (1950); Acta med. scand. **164**, 105 (1959).

Bickenbach, W., Soost, H. J.: Geburtsh. u. Frauenheilk. **20**, 313 (1960); Acta cytol. (Philad.) **3**, 35–36 (1959).

Bickerstaff, E. R., Small, J. M., Guest, I. A.: J. Neurol. Neurosurg. Psychiat. **21**, 89 (1958).

Biermann, H. R., Aggeler, P. M., Thelander, H., Kelly, K. H., Cordes, F. L.: J. Amer. med. Ass. **161**, 220–223 (1956).

Billingham, R. E.: New Engl. J. Med. **13**, 667 (1964).

Billroth, Th.: Virchows Arch. path. Anat. **17**, 357 (1859).

Bilski-Pasquier, G., Charon, P., Bousser, J.: Nouv. Rev. franç. Hemat. **2**, 289–311 (1962).

Birge, R. F., Jenks, A. L., Davis, J. R.: J. Amer. med. Ass. **161**, 589–592 (1949).

Bjure, A.: Acta med. scand. **179**, 1 (1966)

Blackman, A. H., Lunseth, P. A.: N. Y. St. J. Med. **69**, 832–836 (1969).

Blair, R. G. J.: J. Obstet. Gynaec. Brit. Cwlth. **70**, 110 (1963).

Blitz, K. E.: Beitrag zur Schwangerschaftsunterbrechung bei Lymphogranulomatose. Inaug.-Diss. Frankfurt a. M. 20. 8. 1938.

Block, I. R., Enquist, I. F.: A more radical resection for carcinoma of the rectum in the female. Surg. Gynec. Obstet. **119**, 1328 (1964).

Boden, W.: Geburtsh. u. Frauenheilk. **27**, 398 (1967).

Bonevat, N.: Bull. Fed. Soc. Gynéc. Obstét. franç. **19**, 214–215.

Bonse, I.: Extragenitale Karzinome und Gravidität. Inauguraldissertation Münster 1950.

Boronow, R. C.: Obstet. gynec. Surv. **19**, 1 (1964).

Bossert, L. J.: Amer. J. Obstet. Gynec. **44**, 336 (1942); Surg. Gynec. Obstet. **75**, 391 (1942).

Boutselis, J. G.: Obstet. and Gynec. **40**, 657 (1972).

Bower, J. O., Clarck, J. H.: Amer. J. Obstet. Gynec. **9**, 207 (1925).

Bowers, R. N., Walters, W.: Minn. Med. **41**, 30 (1958).

v. Braitenberg, H.: Beitr. path. Anat. **101**, 301 (1938).

Brenner, W. E., Yen, S. S. G., Dingfelder, J. R., Anton, A. H.: Amer. J. Obstet. Gynec. **113**, 779 (1972).

Brentnall, C. P.: J. Obstet. Gynaec. Brit. Emp. **52**, 235 (1945); Lancet **248**, 373 (1945).

Bret, A. J., Coupez, F.: Rev. franç. Gynéc. **53**, 697–726 (1958); (Gynéc. et Obstét. **59**, 538 (1960).

Bria, C. u. Mitarb.: Minerva ginec. **19**, 585–595 (1967).

Brichta, G., Kühböck, J., Reimer, E. E.: Fol. haemat. (Lpz.) **4**, 362–367 (1960).

Bright, A. S., Hayes, J. G.: Amer. J. Obstet. Gynec. **51**, 713–717 (1946).

Brockmeier, J.: Sang **2**, 122 (1942).

Brodsky, I., Baren, M., Kahn, S. B., Lewis, G., Tellem, M.: Cancer (Philad.) **18**, 1048 (1965).

Brook, B., Profitt, J.: Surgery **25**, 1 (1949)

Brougher, J. C.: West. J. Surg. **57**, 430 (1949).

Brown, R. N.: Surgery **48**, 862 (1960).

Brown, W. E., Jernigan, G. C.: Amer. Surg. **17**, 441–447 (1951).

Brunschwig, A., Barber, H. R. K.: Amer. J. Obstet. Gynec. **76**, 199–203 (1958).

Bunker, M. L., Peters, M. V.: Amer. J. Obstet. Gynec. **85**, 312 (1963).

Burchenal, J. H.: Amer. J. Cancer **39**, 309–314 (1940).

Bürger, G.: Z. ärztl. Fortbild. **60**, 1034–1036 (1966).

Bürger, G., Alvarez, O.: Z. ärztl. Fortbild. **60**, 1034 (1966).

Bürger, G., Krauss, A., Stietzel, H.: Münch. med. Wschr. **109**, 2732 (1967).

Burke, S.: J. Obstet. Gynaec. Brit. Emp. **60**, 915 (1953).

Burkhardt, G.: Zbl. Chir. **85**, 1114 (1960).

Burton-Brown, J. R. C., Shepard, J. A.: Brit. med. J. **1949 I**, 941.

Byrd, B. F., jr., McGanity, W. J.: Sth. med. J. (Bgham, Ala.) **47**, 196–200 (1954).

Byrd, B. F., jr., Bayer, D. S., Robertson, J. C., Stephenson, S. E.: Annals Surg. **155**, 1962.

Cade, S.: Brit. med. J. **1957 I**, 119–124.

Cade, Sir Stanford: J. Obstet. Gynec. Brit. Comm. **71**, 341 (1964).

Cameron, J. C.: Amer. J. med. Sci. **100**, 479 (1890).

de Campos, C.: Acta cytol. (Philad.) **3**, 27–29 (1959).

Cantin, C., McNeer, P.: Surg. Gynec. Obstet. **125**, 28 (1967).

Carieta: Riv. Obstet. Ginec. **10**, 785–796 (1955).

Carter, B.: Amer. J. Obstet. Gynec. **75**, 563–564 (1958).

Cattaneo, P.: Folsia demogr. gynaec. (Genova) **37**, 73 (1940).

Centrone, A. L., Freda, R. N., McGowan, L.: Obstet. and Gynec. **30**, 657–659 (1967)

Chalfant, S. A., Mering, J. H.: Amer. J. Obstet. Gynec. **39**, 851–854 (1940).

Chastrusse, L., Doutre, L. P., Brun, G.: Gynéc. et Obstét **64**, 251–262 (1965).

Chávez, C., Chávez, P.: J. Amer. med. Ass. **168**, 2315 (1958).

Cheek, J. H.: Krebsarzt **8**, 362 (1953).

Chesley, L. C.: Obstet. and Gynec. **34**, 231 (1969).

Chung, A., Birnbaum, St. J.: Obstet. and Gynec. **41**, 211 (1973).

Clayton, S. G.: Proc. roy. Soc. Med. **39**, 578–579 (1946).

Cloeren, S., Mall-Haefeli, M.: Gynaecologia (Basel) **159**, 3–24 (1965)

Cohen, J., Thomas, R. G.: S. Afr. med. J. **34**, 46 (1960).

Cohnstein: Arch. Gynäk. **5**, 366 (1873).

Collins, J. H., Birch, H. W., Pailet, M., Avent, J. K.: Amer. J. Obstet. Gynec. **80**, 167 (1960).

Colmeiro, C., Laforet: Rev. clin. Esp. **4**, 260 (1942).

Cordus: Zbl. Gynäk. **53**, 1733 (1929).

Costarides, J., Theofanides, C.: J. the Int. Coll. Surg. **40**, 146 (1963).

Cova, E.: Ann. Clin. med. e Med. sper. **19**, 231 (1929).

Cramblett, H. G., Friedman, J. L., Naggar (Najjar), S.: New Engl. J. Med. **259**, 727 (1958).

Crépin, G., Gardez, Ch., Demaille, A.: Rev. franç. Gynéc. **64**, 235 (1969).

Crisp, W. E.: Amer. J. Obstet. Gynec. **71**, 442 (1956).

Cross, R. G., O'Connor, M. H., Holland, P. D. J.: J. Obstet. Gynaec. Brit. Emp. **58**, 810 (1951).

Cunningham, J. F., McGrath, J.: J. Obstet. Gynec. Brit. Emp. **49**, 36 (1942).

Cutting, H. O., Collier, T. M.: Obstet. and Gynec. **24**, 941–945 (1964).

Daamen, C. B., Bloem, G. W., Westerbeek, H. A.: J. Obstet. Gynaec. Brit. Emp. **68**, 144 (1961).

Dalian, G., Simatos, A., Nuovo, V. M.: Acta cytol. (Philad.) **3**, 80–92 (1959).

Dallenbach-Hellweg, G.: Verh. dtsch. Ges. Path. **1964**, 81–110.

Dalseth, I.: T. norske Laegeforen. **72**, 74 (1952).

Danforth, D. W.: Amer. J. Obstet. Gynec. **60**, 985–999 (1950).

Danforth, W. C.: Amer. J. Obstet. Gynec. **34,** 365–379 (1937).

Dargeon, H. W., Eversole, J. W., Del Duca, V.: Cancer (Pilad.) **3,** 299 (1950)

Daro, A., Carey, C. M., Zummo, B. P.: Amer. J. Obstet. Gynec. **57,** 1011 (1949).

Daskal, J. L., Pitkin, R. M.: Obstet. and Gynec. **32,** 1 (1968).

David, M. P., Cohen, E., Soferman, N., Deligdish, J., Loewenthal, M.: Gynéc. et Obstét **68,** No. 1 (1969).

Davis, A. B.: Bull. Lyingin Hosp. **7,** 152 (1911).

Day, A., Murray, D. J.: Canad. medical Ass. J. **78,** 941 (1958).

Debiasi, E.: Folia gynaec. (Pavia) **28,** 167 (1931); Folia gynaec. (Pavia) **28,** 455 (1931).

Decker: Ein Fall von Leiomyoma Sarkomatodes und Schwangerschaft. Inaugural-Dissertation München 1915 (cit. da Tasch).

Delarue, J., Gouygon, C.: In: La grossesse extra-utérine, p. 66. Paris: Masson 1961.

Dellepiane, G.: Geburtsh. u. Frauenheilk. **1961,** 197.

Dellepiane, G., Benzi, G.: Arch. Gynäk. **195,** 549–551 (1961); Atti. Soc. Ostet. Ginec. **9,** 270 (1960).

Der Brucke, M. G.: Amer. J. Obstet. Gynec. **26,** 457 (1933); Amer. J. Obstet. Gynec. **40,** 307–313 (1940).

Despeignes, J.: Leucémies, grossesse et hormones génitales (A propos de 9 observations d'association leucose-grossesse). Thèse Méd. Lyon 1961.

Diamandopulos, G., Hertig, A. T.: Obstet. and Gynec. **21,** 150 (1963).

Diamond, F., Anderson, M. M., McCreadie, S. R.: Pediatrics **25,** 85–90 (1960).

Dieckmann, W.: Surg. Gynec. Obstet. **92,** 598 (1951).

Dietzsch, J., Seige, B.: Z. Geburtsh. Gynäk. **90,** 1078–1083 (1968); Zbl. Gynäk. **17,** 528 (1970).

Divry, P., Bobon, J.: Acta neurol. belg. **49,** 59–80 (1949).

Dockerty, M. B.: Coll. Papers of the Mayo-Clin. **52,** 506 (1960); Surg. Gynec. Obstet. Int. Abstr. Surg. **81,** 179 (1945).

Dodson, Mel G., O'Leary, J. A.: Obstet. and Gynec. **33,** 827 (1969).

Dohnal, V.: Gerburtsh. u. Frauenheilk. **27,** 392 (1967).

Dörken, H.: Dtsch. med. Wschr. **13,** 666 (1969); Münch. med. Wschr. **16,** 919–923 (1969).

Dougherty, C. M., Lund, C. J.: Amer. J. Obstet. Gynec. **60,** 261 (1950).

Draps, H., van Custem, J.: Brux.-méd. **37,** 188–193 (1957).

Dubecz, S., Horányi, J.: Zbl. Chir. **85,** 536 (1960).

Ducuing, J., Guilhelm, P.: Ref. Ber. Gynäk. Berlin **41,** 400 (1941).

Dyes, O.: Münch. med. Wschr. **86,** 605 (1939); Zbl. Gynäk. **65,** 1285 (1941).

Early, T. K., Gallagher, J. Q., Chapman, K. E.: Amer. J. Surg. **118,** 832 (1969).

Eckman, P. F.: Minn. Med. **34,** 152 (1952).

Edelberg, H., Galant, J. S.: Arch. Gynäk. **124,** 842 (1925).

Edelmann: Amer. J. Obstet. Gynec. **102,** 964–965 (1968).

Eder, M., Zagel, M.: Dtsch. med. Wschr. **87,** 1960–1966 (1962).

Edwards, L. M., Freeth, H. D.: Brit. med. J. **1950 II,** 199–200.

Einsel, I. H., Cooks, R.: J. int. Coll. Surg. **27,** 183 (1957).

Elizarova, N. A., Stupnitskaia, V. M.: Klin. Med. (Wien) **40,** 104 (1962).

El-Minawi, M., Hori, J. M., Donogan, W. L.: Amer. J. Obstet. Gynec. **110,** 882 (1971).

El-Minawi, M. F., u. Mitarb.: Int. J. Gynaek. Obstet. **11,** 1 (1973).

Endelman, Z.: Zbl. Gynäk. **26,** 848–851 (1902).

Eppstein, S.: Amer. J. med. Sci. **1964,** 137–144.

Erf, L. A.: Amer. J. clin. Path. **17,** 268 (1947).

Erf, L. A., Fine, A.: Amer. J. med. Sci. **195,** 17 (1938).

Erichsen, F.: Zbl. Gynäk. **67,** 1570 (1943).

Erwald, R.: Acta obstet. gynec. scand. **46,** 316 (1967).

Esau, P.: Zbl. Gynäk. **57,** 1167 (1933).

Fabian, D.: Lymphogranulomatose und Schwangerschaft. Inaug.-Diss. Halle 1943.

Falk, H., Bunkin, I.: Amer. J. Obstet. Gynec. **54,** 82–87 (1947).

Falk, H. C., Mason, V. C.: Amer. J. Obstet. Gynec. **62,** 1160 (1951).

Falsia, M. V., Etala, F.: Bol. Soc. Obstet. Ginec. B. Aires **28,** 375 (1949).

Farati, M.: Ref. Ber. ges. Gynäk. Geburtsh. **29,** 485 (1935).

Farkas, G.: Zbl. Gynäk. **91,** 1105 (1969).

Feninger, R.: Nord. Med. **45,** 61 (1951).

Ferrovio: Minerva ginec. **16,** 733–738 (1964).

Fields, W. S., Jones, J. R.: Neurology (Minneap.) **7,** 825 (1957).

Finegold, M., Michee, D.: J. Embryol. exp. Morphol. **9,** 618–622 (1961).

Finn, W. F.: J. med. Soc. N. J. **52,** 61–69 (1955).

Finn, W. F., Lord, J. W.: Surg. Gynec. Obstet. **80,** 545–548 (1945).

First, A., Wellenbach, B. L.: Amer. J. Obstet. Gynec. **62,** 1193–1197 (1951).

Flint, J. S.: Rocky Mtn med. J. **58,** 59–62 (1959).
Focken, A., Günther, F.: Geburtsh. u. Frauenheilk. **16,** 790 (1956).
Forkner, C. E.: Int. Clin. **2,** 29–42 (1938).
Foukas, M., Marinos, S.: Zbl. Gynäk. **35,** 1224 (1964).
Fralan- Serlinovic, M., Bernic: Med. Classics **14,** 445–447 (1960).
Franck, E.: Magenkrebs in der Schwangerschaft mit Blutveränderungen. Dissertation Kiel 1940.
Frank, H. G.: J. Obstet. Gynaec. Brit. Emp. **62,** 266 (1955).
Frank, G., Buttenberg, D.: Zbl. Gynäk. **35,** 1217 (1964).
v. Franqué, O.: In: Veit-Stoeckel, Handb. 1930, Bd. 6, Nr. 1, S. 189.
Frenkel, E. P., Meyers, M. C.: Ann. intern. Med. **53,** 656 (1960).
Frick, H. C., Jacox, Harold, W., Taylor, H. W.: Amer. J. Obstet. Gynec. **101,** 695 (1968).
Friz, M., Mey, R.: Dtsch. med. Wschr. **85,** 931 (1960).
Fuchs, W. A., Härtel, M. P.: Röfo **109,** 553–563 (1968).
Fukude u. Mitarb.: San Fujinka no Jissai **18,** 480–483 (1969).
Furstner, H. J.: Ned. T. Verlosk. **65,** 58–62 (1965).
Fusukewa, M.: San Fujinka no Jissai **18,** 29–33 (1969)

Gaebel, E.: Strahlentherapie **114,** 225 (1961).
Gallico, E.: Harefuah **56,** 172–174 (1959).
Gallier, J., Santini, J.-J., Soutoul, J.-H.: Sem. Hôp. Paris **47,** 2040 (1971).
Gazioglu, K., Kaltreider, N. L., Mortimer, R., Paul, N. Yu.: Thorax **25,** 445 (1970).
Gelin, G., Sibouny: Ann. Méd. **55,** 69–91 (1954).
Gemmell, A.: J. Obstet. Gynaec. Brit. Cwlth **30,** 373 (1923).
Gemmell, A. A., Haines, M.: J. Obstet. Gynaec. Brit. Emp. **67,** 1997 (1960).
George, P. A., Fortner, J. G., Pack, G. T.: Cancer (Philad.) **13,** 854 (1960).
Ghosn, G., u. Mitarb.: Rev. franç. Gynéc. **64,** 391 (1969).
Gilbert, R.: Amer. J. Roentgenol. **41,** 198 (1939); Schweiz. med. Wschr. **75,** 53 (1945); Acta radiol. (Stockh.) **35,** 71 (1951).
Giles, A. M.: J. Obstet. Gynaec. Brit. Cwlth **56,** 1041 (1949).
Gillim, D. L.: Amer. J. Obstet. Gynec. **70,** 1047–1056 (1955).
Gillim, M. D., Douglas, L.: Amer. J. Obstet. Gynec. **70,** 1047–1056 (1955).
Giorgi de, L.: Arch. Ostet. Ginec. **51,** 329 (1946).
Giovannini, St.: Atti Soc. ital. Ostet. **34,** Suppl. 4, 711 (1938).
Glucksmann, A.: Acta cytol. (Philad.) **3,** 54 (1959).
de Godoi, C. M., Sampaio, N. A. P.: Rev. med. e circ. de Sao Paulo **9,** 365 (1949).
Görner, G.: Magenkrebs und Gestation unter besonderer Berücksichtigung der metastatischen Ovarialtumoren. Inaugural-Diss. Universität Rostock 1963.
Goertchen, R.: Zbl. Gynäk. **94,** 1660 (1972).
Goisis, M., Pardi, A.: In: Cancro Cervicale e Gravidanza (Cesare Zuffi, Ed.). Bologna 1950.
Goldberger, E.: Zbl. Gynäk. **52,** 294 (1928).
Goos, H. H.: Zbl. Gynäk. **35,** 1370 (1953).
Gough, H. M., Walther, G. L.: Canad. med. Ass. J. **108,** 595 (1973).
Gouguec Le, C., u. Mitarb.: Rev. franç. Gynéc. **67,** 541 (1972).
Graham, R. M., Gentil, F., Junqeira, A. C.: Ovarian Cancer. UICC-Monograph Series, Bd. 11. Berlin-Heidelberg-New York: Springer 1968.
Graudin, D. J., Powers, H. T.: Amer. J. Obstet. Gynec. **37,** 412–425 (1939).
Gray, J., Kenny, M., Sharpey-Schafer, E. P.: J. Obstet. Gynaec. Brit. Emp. **46,** 8 (1939).
Green, G. G., Smith, A. E., McClelland: Amer. J. Obstet. Gynec. **60,** 686 (1950).
Green, W. L., Jones, E. H.: Obstet. Gynec. **14,** 349 (1959).
Greene, R. R., Peckham, B. M., Chung, J. T., Bayly, M. A., Benaron, B. W., Lein, M. D., Carrow, A., Gardner, G. H.: Surg. Gynec. Obstet. **96,** 71–81 (1953).
Greene, W. L., Jones, E. H.: Obstet. and Gynec. **14,** 349 (1959).
Greenspan, E. M., Lesuick, G. J.: Medical, Surgical and Gyn. complications of pregnancy (Ed. Greenspan, E. M., Lesuick, G. J.), p. 555. 1960.
Gregl, A., Krack, U., Yu, D., Timmermann, S., Stankovic, P.: Dtsch. med. Wschr. **95,** 1951 (1970).
Gremmel, H., Schulte-Brinkmann, W.: Strahlentherapie **133,** 321–330.
Grier, R. M., Richter, H. A.: Amer. J. Obstet. Gynec. **37,** 412–425 (1939).
Grimes, W. H., Bartholomew, R. A., Colvin, E. D., Fish, J. S., Lester, W. M.: Amer. J. Obstet. Gynec. **68,** 594 (1954).
Groskloss, H. H., Nipe, G. M.: Obstet. and Gynec. **2,** 513 (1953).

Gross, R., Zach, J., Schulten, H. K.: Dtsch. med. Wschr. **91**, 521 (1966); Internist (Berl.) **12**, 477 (1968); Internist (Berl.) **12**, 476 (1968).
Guasch, J.: Sang **25**, 384–421 (1954).
Guasch, Reichs: Symposium de Hematologica y Hemotherapia. Barcelona 1948.
Gunsel, E.: Strahlentherapie **107**, 412 (1958).
Gustafson, G. W., Gardiner, S. H., Stout, F. E.: Amer. J. Obstet. Gynec. **67**, 1210 (1954).
Gustafsson, D. C., Kottmeier, H. L.: Acta obstet. gynec. scand. **41**, 1 (1962).

Haagensen, C. D.: Amer. J. Obstet. Gynec. **98**, 141 (1967).
Haas, R. L., Arbor, A.: Amer. J. Obstet. Gynec. **58**, 283 (1949).
Hadley, J. A.: J. Obst. Gynaec. Brit. Emp. **59**, 217–219 (1952).
Haeuber, H. D., Pekin, S.: Geburtsh. u. Frauenheilk. **26**, 1502 (1966).
Hagedorn, A.: Amer. J. Ophthal. **20**, 690–699 (1937).
Hagstrom, H. T.: Amer. J. Obstet. Gynec. **36**, 498 (1938).
Haller, A. P., Abels, D. W., Straus, R.: Amer. J. Obstet. Gynec. 62, 1170 (1961).
Hamme, B.: Acta paediat. (Uppsala) **31**, 330 (1944).
Hämmerli, U. P.: Acta med. scand. Suppl. 444 (1966).
Handschuh, G.: Z. ges. inn. Med. **10**, 5 (1955).
Hansen, R.: Geburtsh. u. Frauenheilk. **1**, 49 (1931); Zbl. Gynäk. **61**, 2306 (1937).
Harbison, S. P.: Clin. Obstet. Gynec. **6**, 1002 (1963).
Harris, G.: Brit. med. J. **1955 II,** 102.
Harris, L. J.: Canad. med. Ass. J. **68**, 234–236 (1953).
Harris, R., Tcherkoff, I. G., Greenwold, L.: Amer. J. Obstet. Gynec. **53**, 142–149 (1947).
Harrison, E. K., Reeves, R. J.: Radiology **32**, 284 (1939).
Hartmann, G., Stech, D.: Zbl. Gynäk. **83**, 1447 (1961).
Hartvigsen, Blom, Fr.: Acta radiol. (Stockh.) **44**, 317 (1955).
Hartweg, H., Braun, H.: Strahlentherapie **94**, 213 (1954).
Hartwich, G., Schlabeck, H.: Dtsch. med. Wschr. **26**, 1387 (1970).
Hay, D. M.: J. Obstet. Gynaec. Brit. Cwlth **76**, 323 (1969).
Hayden, G. E.: Amer. J. Obstet. Gynec. **71**, 780–789 (1956).
Haymann: Berl. klin. Wschr. **49**, 1913 (cit.: da Tasch).
Heath, C. W., Moloney, W. C.: New Engl. J. Med. **272**, 882 (1965).
Hebold, G.: Z. Krebsforsch. **60**, 621 (1955).
Heimann, F.: Zbl. Gynäk. **39**, 869 (1931).
Heiss, H.: Wien. med. Wschr. **51/52**, 1079 (1965).
Helman, P., Bennet, M. B.: Arch. Gynäk. **87**, 200 (1964/65).
Heller, E., Palin, W.: Arch. Path. **41**, 282 (1946).
Henderson, U.: Amer. J. Surg. **11**, 385–389.
Hendleman, L., Mestel, A. L.: Obstet. and Gynec. **11**, 119 (1958).
Hendricks, W. M.: J. med. Ass. Ga. **41**, 397 (1952).
Hennessy, J., Rottino, A.: Amer. J. Obstet. Gynec. **63**, 756 (1952); Amer. J. Obstet. Gynec. **87**, 851 (1963); Amer. J. Obstet. Gynec. **72**, 153 (1958).
Henriksen, E., Spence, J. M., jr.: J. Amer. med. Ass. **1937**, 1866.
Herman, G. E.: Lancet **1901 II,** 981.
Hernnerberger, H.: Zbl. Gynäk. **63**, 302–309 (1939).
Herold, L.: Geburtsh. u. Frauenh. **15**, 1030 (1955).
Herz, A.: Wien. Arch. inn. Med. **24**, 427 (1934); Zbl. Gynäk. **42**, 572 (1918).
Hess, R. L.: Amer. J. Obstet. Gynec. **58**, 283 (1949).
Hesseltine, H. C., Loth, M. F.: West. J. Surg. **64**, 529 (1956).
Heynemann, Th.: Zbl. Gynäk. **65**, 1918 (1941).
Hirst, J. C.: J. Amer. med. Ass. **142**, 230–235 (1950).
Hirst, J. C., Brown, M. L.: Amer. J. Obstet. Gynec. **64**, 1296–1302 (1952).
Hitzig, W. H., Rampini, S.: Helv. paediat. Acta **14**, 67 (1959).
Hochmann, A., Stein, J. A.: Obstet. and Gynec. **18**, 230 (1961).
Hockman, A.: J. Obstet. Gynaec. Brit. Emp. **51**, 231–239 (1944).
Hoffman, G. L.: Amer. J. Obstet. Gynaec. **38**, 514 (1939).
Hofmann, H.: Zbl. Gynäk. **1934**, 1886.
Holleb, A. A., Farrow, J. H.: Surg. Gynec. Obstet. **115**, 65 (1962).
Holmgreen, S.: Nord. méd. **21**, 141–142 (1944).
Holzaepfel, J. H., Ezell, H. E., jr.: Amer. J. Obstet. Gynec. **76**, 292–298 (1958).
Horster, H.: Dtsch. med. Wschr. **65**, 68 (1939).
Houstek, J., Brachfeldova, J.: Ann. paediat. (Basel) **172**, 98 (1952).
Huber, H., Besserer, G.: Z. Geburtsh. Gynäk. **136**, 259 (1952).
Hudgins, A. P.: West. J. Surg. **60**, 132–134 (1952).

Huessy, P.: Schweiz. med. Wschr. **13,** 629 (1934).
Hultberg, S.: Acta radiol. (Stockh.) **41,** 277 (1954).

Jabłoński, K., Kasprzak, A.: Zbl. Gynäk. **27,** 1047 (1962).
Jaffe, R. B., Harrison, S., Cerny, J. C.: Amer. J. Obstet. Gynec. **104,** 939 (1969).
Jakobovits, A.: Zbl. Gynäk. **77,** 1968–1972 (1955).
Jamain, B.: Krebsarzt **11,** 178 (1956).
Janisch, H., Ulm, R.: Krebsarzt **18,** 242 (1963).
Janovski, N. A.: Erkrankungen der Vulva. München: Urban & Schwarzenberg 1968.
Javert, C. T., Finn, W. F.: Cancer (Philad.) **4,** 60 (1951).
Jennings, E.: J. Amer. med. Ass. **148,** 736 (1952).
Johnson, W. O., Weinfurter, B. J.: Amer. J. Obstet. Gynec. **59,** 1189–1204 (1950).
Jones, E. G., Schwinn, C. P., Bullock, W. K., Varga, A., Dunn, J. E., Friedman, H., Weir, J.: Amer. J. Obstet. Gynec. **101,** 298 (1968).
Jones, E. U.: Brit. med. J. **1969 II,** 491–492.
Jones, H. W., jr., Neill, W., jr.: Amer. J. Obstet. Gynec. **48,** 447–463 (1944).
Jubb, E. D.: Amer. J. Obstet. Gynec. **85,** 345 (1963).
Juergens, H.: Zbl. Gynäk. **62,** 1886 (1938).
Jurczok, F.: Ber. aus Geburtsh. Ges. zu Hamburg v. 13. 12. 63.

Kaiser, R., Schneider, E.: Arch. Gynäk. **205,** 151 (1968).
Kalkschmid, W., Kloss, W.: Äztl. Praxis **46,** 2276 (1973).
Kaltenbach, R.: Zschr. Geburtsh. Gynäk. **4,** 191–196 (1879).
Kanter, A. E., Bauer, R.: Chorionepithelioma following full-term pregnancy. Amer. J. Obstet. Gynec. **72,** 180 (1956).
Kaplan, J. L., Connery, J. E.: Amer. J. med. Sci. **183,** 209 (1932).
Karim, M.: J. Egypt. med. Ass. **51,** 1037–1052 (1968).
Kasdon, S. C.: Amer. J. Obstet. Gynec. **57,** 282 (1949).
Kaspar, F., Katz, H.: Arch. Gynäk. **128,** 250 (1926).
Katz, H.: Arch. Gynäk. **143,** 50 (1930).
Katz, H., Kaspar, F.: Arch. Gynäk. **128,** 250 (1926); Int. J. Med. **47,** 207 (1934).
Kern, E., Böttger, G.: Med. Klin. **65,** 585 (1970).
Kerner, D.: Zbl. Gynäk. **78,** 756–758 (1956).
Kessler: Hals-, Nas.- u. Ohrenarzt **16,** 330–332 (1968).
Kiciński, J.: Zbl. Gynäk. **34,** 1156 (1965).
Kim, M. H.: Obstet. and Gynec. **25,** 848–852 (1965).
Kim, M. H., Lin, Ta-Jung: Obstet. and Gynec. **25,** 848 (1965).
King, A. B.: Arch. Neurol. Psychiat. (Chic.) **63,** 611–644 (1950).
Kistner, R. W., Smith, G. V., Gorbach, A. C.: Obstet. and Gynec. **9,** 554 (1957).
Klahn, Wurm: Archiv Gynäk. **182,** 2/3 (1952).
Klawans, A. H.: Amer. J. Obstet. Gynec. **43,** 895 (1942).
Klein, H.: Münch. med. Wschr. **111,** 977 (1969).
Klein, J.: Obstet. and Gynec. **3,** 93 (1954).
Klima, R., Gött, E.: Die Lymphogranulomatose. In: Handbuch der gesamten Haematologie, Bd. V/3 (Hrsg. Heilmeyer, L., Hittmair, A.). München-Berlin: Urban & Schwarzenberg 1964.
Kloss, K.: Hirntumor und Schwangerschaft. Wien. Z. Nervenheilk. **5,** 175 (1952).
Kolmeyer, K. H., Bayrd, E. D.: Proc. Mayo Clin. **38,** 523 (1963).
Korte, W.: Zbl. Gynäk. **30,** 1051 (1965); Geburtsh. u. Frauenheilk. **24,** 919 (1964).
Kosmak, C. W.: Amer. J. Obstet. Gynec. **1,** 485 (1920).
Kottmeier, H. L.: Gynaecologia (Basel) **138,** 287–310 (1954); Tenth Annual Report on the Results of Treatment in Carcinoma of the Uterus, Vol. XII, p. 336. Stockholm: P. A. Norstedt & Söner 1960; Amer. J. Obstet. Gynec. **78,** 1127 (1959); Clin. Obstet. Gynec. **4,** 865–874 (1961); Carcinoma of the Female Genitalia. Baltimore: Williams & Wilkins 1953.
Krahe, M.: Ther. d. Gegenw. **101,** 178 (1962).
Kramish, D., Auer, E. S., Reckler, S. M.: Obstet. and Gynec. **4,** 21 (1954).
Kratochwil, A., Schaller, A.: Zbl. Gynäk. **91,** 385 (1969).
Kratochvil, K.: Wien. klin. Wschr. **82,** 592 (1970).
Kreysel, H. W., Wotzka, E.: Geburtsh. u. Frauenheilk. **25,** 1162–1170 (1965).
Krone, H. A.: Geburtsh. u. Frauenheilk. **27,** 540 (1967).
Krone, H. A., Probst, E.: Zbl. Gynäk. **89,** 1905 (1967).
Kroun: Geburtsh. u. Frauenheilk. **27,** 547 (1967).
Kushner, J. I.: Amer. J. Obstet. Gynec. **42,** 536 (1941).
Kyank, H., Gülzow, M.: Erkrankungen während der Schwangerschaft. Leipzig: VEB G. Thieme 1966.
Kynoch, J. A.: J. Obstet. Gynaec. Brit. Emp. **14,** 115 (1908).

Labhardt, A.: Zbl. Gynäk. **38**, 1400 (1914).
Lam, R. L., Roulhac, G. E., Erwin, H. J.: J. Neurosurg. **8**, 668 (1951).
Landesman, R., Halpern, M., Knapp, R. C.: Obstet. and Gynec. **18**, 645 (1961).
Larciprete, F.: Quad. Clin. obstet. ginec. **22**, 433–439 (1967).
Lash, A. F.: Amer. J. Obstet. Gynec. **1945**, 221.
La Torreta, G.: Arch. Ostet. Ginec. **60**, 441–444 (1955).
Laurent, Y.: Grossesse et leucémie myeloide: contribution à l'étude clinique à propos d'un nouveau cas; Traitement actuel; revue bibliographique. Thèse Méd. Paris 1955.
Lauterwein, G.: Zbl. Gynäk. **83**, 391 (1961).
Lavendusky, W.: J. Amer. Osteopath. Ass. **61**, 827 (1962).
Laymon: Arch. Path. **92**, 509–514 (1965).
Lea, A. W.: Amer. J. Obstet. Gynec. **113**, 504 (1972).
Lea, Fibiger: Obstet. and Gynec. **2**, 606–607 (1940).
Leavitt, D., Minichan, D. P., Keeley, R. L., Trout, H. H.: Arch. Surg. **73**, 114–126 (1959).
Lee, R. L., Johnson, C. E., Hanlon, D. G.: Amer. J. Obstet. Gynec. **84**, 455 (1962).
Legendre, M.: Leucose et grossesse; à propos de 4 observations. Thèse Méd. Nancy 1956.
Lemtis, H., Hörmann, G. Arch. Gynäk. **202**, 471 (1956).
Lemtis, H., Opri, F.: Mammakarzinom und Gravidität. Vortrag bei der 38. Tagung der Deutschen Gesellschaft f. Gynäkologie, Hamburg 1970.
Leon, J., Sala, S.: Ref. Ber. ges. Gynäk. Geburtsh. Berlin **34**, 216 (1937).
Leonardis, De: Minerva Ginec. **19**, 715–723 (1967).
Lewison, E. F.: Int. Abstr. Surg. **99**, 417–422 (1954).
Lewit, B.: Harefuah **30**, 243–244 (1946).
Li, J. G., McBride, A., Mettiers, S.: Blood **2**, 592–595 (1947).
Link, M., Bernoth, E.: Zbl. Gynäk. **90**, 591 (1968).
Links, H.: Brit. med. J. **1946 I**, 275.
Loewen, M.: Zbl. Gynäk. **70**, 103 (1948).
Loffredo, V., Netter, A., Musset, R., Lambert-Netter, A., Henry, R.: Gynéc. et Obstét. **66**, 23–24 (1967).
Longuet, Y.-J., Walter, P., Monod, P.: Mém. Acad. Chir. **84**, 339 (1968).
Loyd, H. O.: J. Amer. med. Ass. **178**, 1140 (1961).
Lucci, J. A.: Carcinoma of the Cervix and Pregnancy: An analysis of 111 cases. Chicago: Year Book Medical Publ. 1962.
Lucci, J. A., jr.: M. D. Anderson Hosp. Staff Meeting, 14. Sept. 1955 (unpublished data).
Ludanyi: Orv. Hetil **109**, 1607–1609 (1968).
Luft, H.: Zbl. Gynäk. **90**, 1501 (1968).
Lukić, D., Mladenović, D.: Srpski Arkh. tselok. Lek. **86**, 1032.
Lutze, F. H.: Amer. J. Roentgenol. **69**, 608–612 (1953).
Lützenberger, P.: Zbl. Gynäk. **88**, 1355–1361 (1966).
Lützenberger, P., Brandenburg, J.: Zbl. Gynäk. **88**, 1355 (1966).
Lynch, M. J. G., Kyle, P. R., Raphael, S. S., Bruce-Lockhart, P.: Amer. J. Obstet. Gynec. **77**, 335 (1959).

Maass, H.: Geburtsh. u. Frauenheilk. **28**, 823 (1968); Zbl. Gynäk. **92**, 196 (1970).
MacDonald, R. A.: Arch. intern. Med. **99**, 266 (1957); Amer. J. Obstet. Gynec. **72**, 1132 (1956).
Macris, N. T., Hellmann, L. M., Watson, R. J.: Amer. J. Obstet. Gynec. **76**, 1214 (1958).
Macvicar, J., Dunn, M. F.: J. Obstet. Gynaec. Brit. Cwlth **76**, 260 (1969).
Maino, C. R., Mussey, R. D.: Amer. J. Obstet. Gynec. **47**, 229–244 (1944).
Mallarmé, J.: Paris. méd. **39**, 246 (1949).
Malservet, J.: L'enfant né de mère leucémique. Thèse Méd. Paris 1960.
Mälzer, G.: Gastric carcinoma and pregnancy. Z. ärztl. Fortbild. **61**, 862–865 (1967).
Mandi: Orv. Hetil. **109**, 1743–1747 (1968).
Manfred, P.: Amer. J. Obstet. Gynec. **89**, 113–117 (1967).
Mankin, Z. W.: Arch. klin. Chir. **199**, 337 (1940).
Marcus, M. B., Cibley, L. J., Brandt, M. L.: Amer. J. Obstet. Gynec. **73**, 1337 (1957); Obstet. and Gynec. **10**, 669–676 (1957).
Marcus, M. B., Fagin, J.: Calif. Med. **91**, 151–152 (1959).
Marini, N.: Ref. Ber. Gynäk. Berlin **75**, 53 (1961); Minerva ginec. **12**, 567 (1960).
Markus, N.: Arch. Gynäk. **92**, 659–678 (1910).
Marsh, M., Fitzgerald, P. J.: Cancer (Philad.) **9**, 1195–1207 (1956); Cancer (Philad.) **75**, 551 (1958).
Martélle, E.: Arch. Ostet. Ginec. **60**, 424 (1955).
Marz, quoted by Schmidt, L. E.: Surg. Gynec. Obstet. **21**, 679 (1915).
Mathews, H. B.: J. Amer. med. Ass. **77**, 1634 (1942).
Mátyás, M.: Zbl. Gynäk. **70**, 662 (1948).
Maurer, H. J., Minder, R.: Z. Geburtsh. Gynäk. **15**, 247 (1958).

Maxwell, J. P., Wong, A. I. H.: Chin. med. J. **46,** 115 (1932).

Mayo, C. W., Hunt, A. B.: Proc. Mayo Clin. **16,** 513–516 (1941).

McDuff, H. C., Carney, W. I., Waterman, G. W.: Obstet. and Gynec. **8,** 196 (1956).

McGoldrick, J. L., Lapp, W. A.: Amer. J. Obstet. Gynec. **46,** 711–718 (1943).

McGowan, L.: Brit. J. oral Surg. **7,** 131–135 (1969); Obstet. gynec. Surv. **19,** 285 (1964).

McLean, D., Armenski, T., Bradley, G.: Amer. J. Surg. **90,** 816 (1955).

McMahon, B., Levy, A.: New Engl. J. Med. **270,** 1082 (1964).

McSwain, Haber, A.: Sth. med. J. (Bgham, Ala.) **44,** 105 (1951).

Mealey, J., jr., Carter, J. E.: Obstet. and Gynec. **32,** 204 (1968).

Meier, H. J.: Zbl. Gynäk. **3,** 102 (1962).

Meixner, H.: Wien. klin. Wschr. **69,** 860 (1957); Arch. Gynäk. **191,** 31 (1958).

Mendel, E. B., McCullough, J. A.: Obstet. and Gynec. **32,** 607 (1968).

Mendes de Léon, E., Henquet, G. J., von Hoof, A., Koehen, H. P., Ramaekers, L. H.: Fol. haemat. (Lpz.) **3,** 418–423 (1959).

Mercer, R. D., Lammert, A. C., Anderson, R., Hazard, J. B.: J. Amer. med. Ass. **166,** 482 (1958).

Merskey, C., Rigal, W.: Lancet **1956 II,** 1268.

Mertens, W.: Münch. med. Wschr. **23/24,** 934 (1950).

Methfessel, H. D., Bettzieche, H., Methfessel, G.: Zbl. Gynäk. **95,** 234 (1973).

Michelsen, J. J., New, P. F. J.: J. Neurol. Neurosurg. Psychiat. **32,** 305 (1969).

Michon, P., Dornier, R., Steiff, F., Faco, J., Legendre, N.: Rev. méd. Nancy **82,** 44–53 (1957).

Michon, P., Dornier, R., Metz, J., Winde, J., Legendre, N.: Rev. méd. Nancy **82,** 54–63 (1957).

Mikanu, T.: Kr. G. o. **23,** 421–424 (1969).

v. Mikulicz-Radecki, F.: Strahlentherapie **69,** 45 (1941).

v. Mikulicz-Radecki, F., Gansau, G.: Geburtsh. u. Frauenheilk. **22,** 1453 (1962).

Miles, F. T., Wheeler, D.: Canada med. Ass. J. **52,** 407–408 (1943).

Miller, H. K.: Amer. J. Obstet. Gynec. **83,** 607 (1962).

Minciotti, G.: G. veneto Sci. med. **6,** 515 (1933).

Molitor, K.: Zbl. Gynäk. **2,** 54 (1964).

Moloney, W. C., Herferman, R. F., Kasdon, S. C.: J. Amer. med. Ass. **122,** 1171–1172 (1943).

Montgomery, T. L.: Amer. J. Obstet. Gynec. **81,** 926 (1961).

Moore, D. B., Gusberg, S. B.: Obstet. and Gynec. **13,** 530–538 (1959).

Morgan, J. E., Reyes, C. T.: Obstet. and Gynec. **8,** 642–644 (1956).

Morosi, G.: Riv. ital. Ginec. **18,** 8392 (1935).

Morrison, M., Samwick, A., Rubinstein, R.: Amer. J. Dis. Child. **58,** 332 (1959).

Mulla, N.: Obstet. and Gynec. **14,** 530 (1959); Amer. J. Obstet. Gynec. **75,** 1283–1285 (1958).

Mundell, J. J.: Amer. J. Obstet Gynec. **13,** 86–91 (1927); Amer. J. Obstet. Gynec. **38,** 130–134 (1939).

Munnell, E. W.: Clin. Obstet. Gynec. **6,** 986 (1963).

Murphy, E. G., Johnson, R. E.: J. Mich. med. Soc. **49,** 439–441 (1950).

Murphy, J., Wilson, J. M., Bickel, D. A.: Amer. J. Obstet. Gynec. **83,** 612 (1962).

Muth, H., Engelhardt, H.: Schwangerschaftsunterbrechung und Sterilisierung in neuerer Sicht. München-Berlin: Urban & Schwarzenberg 1964.

Myles, T. I. M.: J. Obstet. Gynaec. Brit. Emp. **62,** 884 (1955).

Nagel: Médecine **32,** 1659 (1952).

Navratil, E.: Zbl. Gynäk. **63,** 313 (1939).

Neme, B., Czapski, J. D., Ferreira, H. C.: An. bras. Ginec. **49,** 177–184 (1960).

Nemes, J., Farkas, A., Zilahi, Z.: Zbl. Gynäk. **87,** 613 (1965).

Neuman, H. C.: Dtsch. med. Wschr. **1,** 292 (1932); Zbl. Gynäk. **54,** 2443 (1930).

Neumann, G.: Dtsch. med. Wschr. **84,** 191 (1959); Internist (Berl.) **9,** 471 (1968).

Newman, M. J. D.: J. Neurol. Neurosurg. Psychiat. **21,** 38 (1958).

Newquist, R. E., Mayfield, F. H.: J. Neurosurg. **17,** 541 (1960).

Newsom, A. A., Bruce, C. H., Tabler, T. J., Strother, W. K.: Amer. J. Obstet. Gynec. **69,** 892–894 (1955).

Nieder, J., Link, M.: Zbl. Gynäk. **95,** 230 (1973).

Niesert, H. W.: Z. Geburtsh. Gynäk. **141,** 2 (1954); Beiträge zur Klinik und Pathologie der Ovarialtumoren. Halle 1951.

Nijhoff, G.: Zbl. Gynäk. **28,** 881 (1905).

Nikischin, J. F.: Geburtsh. Frauenheilk. **7,** 110 (1947).

Nolan, G. H., Marks, R., Perez, C.: Obstet. and Gynec. **38,** 136 (1971).

Nolan, R. P.: Amer. J. Obstet. Gynec. **73,** 134 (1957).

Nölle, H.: Chirurg **12**, 516 (1940).

Nuovo, V.: The Intersociety cytology council, November 1957.

Oberling, C.: Bull. Soc. Obstét. Gynéc. (Paris) **16**, 279 (1927).

Odermatt, W.: Schweiz. med. Wschr. **17**, 385 (1954).

Ohlsson, E. G. H., Nordén, J. G.: Acta path. microbiol. scand. **64**, 430–440 (1965).

O'Leary, J. A., Bepko, F. J., jr.: Obstet. and Gynec. **30**, 862–868 (1967); Amer. J. Obstet. Gynec. **84**, 459 (1962); Amer. J. Obstet. Gynec. **101**, 610 (1968).

Olmsted, G. S.: Grace Hosp. Bull. (Detroit) **25**, 27 (1947).

Olurin: Cancer (Philad.) **24**, 1013–1016 (1969).

Olzewski, M.: Leucose et grossesse, à propos d'une observation. Thèse Méd. Lille 1956–1957.

Osband, R., Jones, W. N.: Amer. J. Obstet. Gynec. **83**, 599–606 (1962).

O'Sullivan, D.: Brit. J. clin. Pract. **17**, 193 (1963).

Pack, G. T., Scharnagel, I. M.: Cancer (Philad.) **4**, 324 (1951)

Page, H. G.: J. Obstet. Gynaec. Brit. Emp. **66**, 976–978 (1959).

Pagliari, M.: Quad. Clin. ostet. ginec. **15**, 521 (1956).

Palen, G. M.: J. int. Coll. Surg. **13**, 376 (1950).

Pallassee, M. M., Rheuter, Santy: Lyon méd. **150**, 531 (1932).

de Palo, A.: Clin. ostet. gynec. **42**, 477 (1940).

Papillon, J. N., Chavanne: Lyon méd. **31**, 127 (1950).

Parade, G.: Dtsch. med. Wschr. **66**, 375 (1940); Dtsch. med. Wschr. **68**, 862 (1942).

Paracchi, P.: Rass. Clin. Ter. **1**, 260 (1955).

Pauwen, J. G.: Zbl. Gynäk. **1948**, 795.

Paviot, J., Levrat, M., Jarricot, H.: Lyon méd. **150**, 437 (1932).

Perelstein, A. E., Serebrina, L. A.: Akush. i Ginek. **34**, 86 (1958).

Pereyra, A. J., Matthew, P. L.: Obstet. and Gynec. **7**, 552 (1956).

Perrier, H.: Schweiz. med. Wschr. **75**, 1014 (1945).

Peters, M. V.: Amer. J. Roentgenol. **63**, 299 (1950); Radiology **78**, 58–67 (1962).

Peters, V., Middlemiss, K. C. H.: Amer. J. Roentgenol. **79**, 144 (1958).

Phelan, J. T.: Cancer (Philad.) **19**, 85–93 (Ap. 1969).

Philipp: Z. Geburtsh. Gynäk. **99**, 179 (1931).

Picot, C.: J. Radiol. Électrol. **32**, 657–658 (1951).

Pistofidis, A.: Zbl. Gynäk. **62**, 2538 (1938).

Poliwoda, H.: Med. Klin. **62**, 901–904 (1967).

Poliwoda, H., Stolte, H., Voth, H., Gothe, H. D., Köstering, H.: Arch. klin. Med. **213**, 255–277 (1966); Med. Klin. **62**, 901 (1967).

Pommerenke, W. T.: Amer. J. Obstet. Gynec. **31**, 522–524 (1936).

Poppi, A.: Riv. crit. Clin. med. **45**, 626–636 (1945).

Portman, W. V., Mulvey, B. E.: Cleveland Clin. Quart. **17**, 149 (1950).

Powell, J. L.: Obstet. and Gynec. **40**, 713 (1972).

Priesel, A., Winkelbauer, A.: Virchows Arch. path. Anat. **262**, 749 (1926).

Prigeand, H.: Bull. Féd. Soc. Gynéc. Obstét. franç. **18**, 480–481 (1966).

Probst, V.: In: Seitz-Amreich: Biol. und Path. des Weibes **10**, 826 (1955); **10**, 762 (1955). Berlin-München: Urban & Schwarzenberg 1955.

Prystowsky, H., Brack, C. B.: Obst. and Gynec. **7**, 522–526 (1956).

Puppel: Zbl. Gynäk. **57**, 49 (1933).

Putzki, P. S., Scully, J. K., Kotz, H., Kaufmann, Torrey: Amer. J. Surg. **77**, 749–754 (1949).

Quehl, E.: J. Obstet. Gynaec. Brit. Emp. **57**, 253 (1950).

Ragina, R., Kasprzak, A.: Minerva ginec. **16**, 908 (1964).

Rand, C. W., Andler, M.: Arch. Neurol. Psychiat. (Chic.) **63**, 1–41 (1950).

Reichmann, J.: Dtsch. Gesundh.-Wes. **21**, 967 (1966).

Reiner, S.: Klin. Wschr. **7**, 580 (1947).

Reisner, H.: Wien. Z. Nervenheilk. **15**, 229 (1958).

Retik, A. B., Sabesin, S. M., Hume, R., Malmgren, R. A., Ketcham, A. S.: Surg. Gynec. Obstet. **114**, 485 (1962).

Revol, L., Viala, J., Pelet, J., Croizat, P.: Nouv. Rev. franç. Hémat. **2**, 311 (1962).

Reynolds, A. G.: Obstet. and Gynec. **6**, 205 (1955).

Reynolds, R. P., Cantor, M. O., Henderson, H.: Grace Hosp. Bull. (Detroit) **28**, 127 (1950).

Ries, J.: Zbl. Gynäk. **70**, 847 (1948).

Ringe, A. D.: Zbl. Gynäk. **88**, 54 (1966).

Rissanen, P. M.: Brit. J. Cancer **22**, 663 (1968).

Riva, H. L., Andreson, P. S., O'Grady, J. W.: Amer. J. Obstet. Gynec. **66**, 866 (1953).

Robecchi, E.: Ginecologia (Torino) **8**, 425 (1942).
Robinson, D. W.: Amer. J. Obstet. Gynec. **92**, 658 (1965).
Roddie, T. W.: Brit. med. J. **1957 I**, 31.
Röseler, W.: Zbl. Gynäk. **75**, 2025 (1953).
Rosenthal, A.: Amer. J. Surg. **43**, 142 (1939).
Ross, U. H.: Obstet. and Gynec. **34**, 406–409 (1969).
Rossa: Zbl. Gynäk. **26**, 1241–1245 (1902).
Rossi, D., Gargiulo, F., Pinto, F.: Riv. Ostet. Ginec. **19**, 601 (1964).
Rothberg, H., Conrad, M. E., Cowley, R. G.: Amer. med. Sci. **237**, 194–204 (1959).
Rovinsky, J. J., Guttmacher, A. F.: Med. Surg. and Gynec., 2. Ed., p. 446: Complication of Pregnancy. Baltimore: Williams & Wilkins 1965.
Rubin, A., Lewis, G. C.: Amer. J. Obstet. Gynec. **65**, 1347 (1953).
Rubin, P.: Amer. J. Roentgenol. **88**, 833 (1962).
Ruch, W. A., Klein, R. L.: Obstet. and Gynec. **23**, 107 (1964).
Ruckhäberle, B., Mälzer, G., Brendecke, K.: Zbl. Gynäk. 1971, Heft **13**, 426 (1971).
Ruckhäberle, B., Bilek, K., Ruckhäberle, K.-E.: Zbl. Gynäk. **94**, 1729 (1972).
Rueff, F. L., Bohmert, H.: Münch. med. Wschr. **112**, 1133 (1970).
Ruiz-Velasco: Ginec. Obstet. Méx. **22**, 191 (1967).
Ruol, A.: Arch. Sci. med. **101**, 463–483 (1956).
Rutledge, F.: Amer. J. Obstet. Gynec. **97**, 635 (1967).

Sack, H.: Das Phäochromozytom. Stuttgart: G. Thieme 1951.
Sadugor, M. G.: Calif. Med. **70**, 489–490 (1949).
Sadugor, M. G., Palmer, J. P., Reinhard, M. C.: Amer. J. Obstet. Gynec. **57**, 933–938 (1949).
Saidl, J.: Zbl. Gynäk. **55**, 3053 (1931).
Salvini, A.: Ginecologia (Torino) **5**, 226 (1939).
Sander, M., Lewin, E.: Archiv Geschwulstforsch. **13**, 119 (1958).
Sanes, S., Kaminski, C. A.: Amer. J. Obstet. Gynec. **52**, 325 (1946).
Sänger, M.: Archiv. Gynäk. **33**, 161–188.
Sauer, W.: Extragenitale Sarkome und Gravidität. Inauguraldissertation Münster 1950.
Scheele, V., Kyank, K.: Geburtsh. u. Frauenheilk. **19**, 515 (1959).
Scherbatenko, G. T.: Ber. ges. Gynäk. Geburtsh. **62**, 247 (1957).
Schilling, H., Schreiber, H.: Zbl. Gynäk. **25**, 862 (1968).
Schlemenson, M., Rubovits, F. E., Abrams, B.: J. int. Coll. Surg. **13**, 96–97 (1950).
Schmid, H. H.: Arch. Gynäk. **121**, 168 (1924); Arch. Gynäk. **117**, 418 (1922); Z. klin. Med. **145**, 627 (1951); Arch. Gynäk. **121**, 178 (1924); in: Seitz-Amreich, Biologie u. Pathol. d. Weibes, 2. Aufl., Bd. 5/2. München-Berlin: Urban & Schwarzenberg 1952.
Schmidt, H. H.: Z. Geburtsh. Gynäk. **157**, 275 (1961).
Schneider, M. S., Kostenkoov: Ter. Arkh. **31**, 25–39 (1959).
Schreiber, H.: Ber. ges. Gynäk. Geburtsh. **79**, 42 (1962).
Schreiber, H., Schilling, H.: Zbl. Gynäk. 1969 Heft **13**, 410 (1969).
Schrenk, F.: Med. Klin. **28**, 785 (1932).
Schröder, H.: Zbl. Gynäk. **88**, 1047 (1966).
Schubert, G.: Geburtsh. u. Frauenheilk. **10**, 1124 (1960).
Schuller, E.: Acta cytol. (Philad.) **3**, 33 (1959).
Schulman, H., Ferguson, J. H.: Amer. J. Obstet. Gynec. **84**, 1497 (1962).
Schumann, E. A.: Amer. J. Obstet. Gynec. **14**, 573 (1927); Trans. Amer. gynec. Soc. **52**, 245 (1927); Ref. Ber. ges. Gynäk. Geburtsh. **13**, 782 (1928).
Schüßling, G.: Zbl. Gynäk. **1**, 44 (1964); Zbl. Gynäk. **44**, 1580 (1963).
Schuyler, W. B. J.: Obstet. and Gynec. **5**, 102 (1955).
Schweitzer, B.: Zbl. Gynäk. **47**, 657 (1923).
Searle, W. N., Haines, M., Baker, J. K.: J. Obstet. Gynaec. Brit. Emp. **55**, 135 (1948).
Seebohm, I.: Mschr. Krebsbek. **6**, 65 (1938).
Selvaag, O.: Nord. Med. **47**, 183 (1952).
Senge, J.: Beitr. path. Anat. **53**, 532 (1912).
Shapiro, V. S.: Sovetsk. Med. **22/8**, 42–47, Illus. 2 (1958); Excerpta Med. (Amst.), Sect. XVI, **14**, 627 (1960).
Sheehy, T. W.: Amer. J. Obstet. Gynec. **75**, 788–794 (1958).
Sherman, J. L., Locke, R. V.: N. Engl. J. Med. **259**, 188–289 (1958).
Shimkin, M. B., Mettier, S. R., Bierman, H. R.: Leukemia and pregnancy. Ann. intern. Med. **35**, 194–195 (1951).
Shinagawe, U., u. Mitarb.: San Fujinka no Jissai **17**, 1104–11011 (1968).
Shipton, E. A.: Canada med. Ass. J. **68**, 234–236 (1955).
Shocket, E. C., Fortner, J. G.: S. Forum **9**, 671–675 (1959).
Shub, H., Black, M. M., Speer, F. D.: Blood **8**, 375–381 (1953).
Siegmund, H.: Klin. Wschr. **27**, 681 (1949); Klin. Wschr. **41/42**, 1949; Zbl. Path. **91**, 393 (1954).
Siltzbach, L.: Complications of Pregnancy, 1960.

Simanis, J., Amerson, J. R., Hendee, A. E., Anton, A. H.: Amer. J. Med. **53,** 381 (1972).
Simmer, H., Hillemanns, H. G.: Arch. Gynäk. **196,** 541–574 (1962).
Sinykin, M. B., Kaplan, H.: Amer. J. Obstet. Gynec. **83,** 220 (1962).
Slate, T. A., Martin, P. L., Merritt, J. M.: Amer. J. Obstet. Gynec. **74,** 344–353 (1957).
Slate, W. G., Graham, A. R.: Amer. J. Obstet. Gynec. **101,** 335 (1968).
Slentz, W. A.: Ann. intern. Med. **35,** 59–68 (1951).
Smith, F. R.: Amer. J. Obstet. Gynec. **34,** 616 (1937).
Smith, G. N., Niles, N. R.: Obstet. and Gynec. **10,** 279 (1957).
Smith, R. B., Sheeby, T. W., Rothberg, H.: Arch. intern. Med. **102,** 777–789 (1958).
Soiva, K., Laine, J.: Ann. Chir. Gynaec. Fenn. **57,** 131 (1968).
Sommer, K.: Zbl. Gynäk. **1925,** 758.
Soroka, P. G.: Akush. i Ginek. **32,** 81 (1956).
Southam, Ch. M., Diamond, H. D., Craver, L. F.: Cancer (Philad.) **9,** 1141 (1956).
Speert, H., Tillman, A. J. B.: Amer. J. Obstet. Gynec. **63,** 1127 (1952).
Sprague, A. D., Thelin, T. J., Dilts, P. V., jr.: Obstet. and Gynec. **39,** 887 (1972).
Stander, R. W., Lein, J. N.: Amer. J. Obstet. Gynec. **79,** 164–167 (1960).
Stech, D.: Zbl. Gynäk. **83,** 49 (1961); Arch. Gynäk. **195,** 540 (1961).
Stefano, G.: Ref. Ber. ges. Gynäk. Geburtsh. **38,** 77 (1939).
Stegmann, H.: Med. Klin. **39,** 1605 (1963).
Stevenson, R. B. C.: Med. J. Aust. **1,** 501 (1962); Med. J. Aust. **40,** 508 (1953).
Stewart, H.: Brit. med. J. **1955 I,** 647.
Steward, H. L., Monto, R. W.: Amer. J. Obstet. Gynec. **63,** 570 (1952).
Stewart, H. L., jr., Monto, R. W.: Amer. J. Obstet. Gynec. **63,** 570 (1952).
Stöckl, E.: Z. Geburtsh. Gynäk. **101,** 437 (1932).
Stöckl, E., Slawinsky, J: Ref. Ber. ges. Gynäk. Geburtsh. **33,** 182 (1937).
Stodtmeister, A., Weber, E.: Ergebn. in. Med. Kinderheilk. **64,** 285 (1944).
Stoeckel, W. Th.: Zbl. Gynäk. **73,** 1173 (1951).
Stoll, P.: Acta cytol. (Philad.) **3,** 32–33 (1959).
Stout, A. P.: Tex. St. J. Med. **41,** 571 (1946).
Strauss, A.: Amer. J. Roentgenol. **43,** 552–566 (1940).
Stutzer, J. M.: Zbl. Gynäk. **69,** 350 (1947); Strahlentherapie **76,** 361 (1947).
v. Szathmàry, Z.: Arch. Gynäk. **164,** 478 (1937); Z. Geburtsh. Gynäk. **106,** 238 (1933); Arch. Gynäk. **159,** 563 (1935).
Summers, J. E., Reid, W. C.: J. Amer. med. Ass. **137,** 787 (1948).
Summers, Shaw: S. Dak. J. Med. Pharm. **3,** 336 (1950).
Surén, H.: Zbl. Gynäk. **1953,** 1550.
Swartley, W. B., Newton, Z. B., Hartman, J. C., Stayman, J. W., jr.: Ann. Surg. **125,** 251–256 (1947).
Sweet, L. K., Connerty, H. V.: Congenital Melanoma. Report of a case in which antenatal metastasis occurred. Amer. J. Dis. Child. 1029–1040.

Tarnow, G.: Zbl. Neurochir. **20,** 134–158 (1960).
Tawa, K.: Amer. J. Obstet. Gynec. **90,** 511–516 (1964).
Taylor, Th.: Surg. Gynec. Obstet. **100,** 661 (1955).
Tenenblatt, W., Horton, C.: West. J. Surg. **59,** 120 (1951).
Thiery, M., Derom, R. M. J., van Kets, H. E., de Schaepdryver, A. F., Bernard, P. J., Bekaert, S. A. L., Hooft, C. M. J., Derom, F., Rolly, G., Roels, H. J. L.: Amer. J. Obstet. Gynec. **97**, 21 (1967).
Thornton W. N., jr., Nokes, J. M., Wilson, L. A., Brown, D. J., jr.: Amer. J. Obstet. Gynec. **64,** 573–580 (1952).
Thoyer-Rozat, J.: In: Encycl. méd.-chir. (Gynécologie) 700, A 10, p. 2.
Tombor, J.: Mag. Nöorv. Lap. **24,** 42–43 (1961).
Tosolini, G. C.: Friuli med. **23,** 643–657 (1968).
Tracy, S. E.: Amer. J. Obstet. Gynec. **23,** 223 u. 289 (1932).
Tramer: De l'influence de la grossesse sur la leucémie. Thèse Med. Marburg 1925.
Traut, H. F., Kuder, A.: Pelvic tumors complicating pregnancy. Int. Clin. **3,** 285 (1940).
Trillat, P., Contamin: Bull. soc. Obstét. Gynéc. Paris **23,** 298 (1934); Ref. Ber. ges. Gynäk. Geburtsh. 1934, **27,** 538 (1934).
Tschopp, W.: Folia haemat. (Lpz.) **61,** 319–333 (1939).
Turolt: Zbl.. Gynäk. **47,** 1836 (1923).
Tweeddale, D. N., Dockerty, M. B., Pratt, J. H., Hranilovich, G. T.: Amer. J. Obstet. Gynec. **70,** 1039 (1955).
Tytman, B.: Bialaczka a Ciaza **4,** 142.

Uhlenhuth, P., Wurm, K.: Dtsch. med. Wschr. **66,** 785 (1940).
Ullery, J. C., Boutselis, J. G.: Obst. gynec. Surv. **14,** 635 (1959).

Valiani, A.: Clin. ostet. ginec. **55,** 31 (1953).
Van Der Saar, A.: Rev. Policlín. Caracas **12,** 325–339 (1943).

Vasiliad, M., u. Mitarb.: Gynéc. et Obstét. **68,** 217 (1969); Gynéc. et Obstét. **68,** 217 (1969).

Vayssiere, Dieulangard, Lapeyre: Gynéc. et Obstét. **45,** 634 (1946); Soc. Gynec. et Obstét. Marseille **1946,** 634.

Velibese, S.: Zbl. Gynäk. **45,** 1766 (1958).

Verhagen, A.: Strahlentherapie **79,** 127 (1949).

Verhagen, A.: Die Radiumdosierung in „r". Stuttgart: Thieme 1958.

Verhagen, A.: Z. Krebsforsch. **50,** 163–195 (1940); Strahlentherapie **77,** 605–612; Zur Frage der Häufigkeit der Kollumstumpfkarzinome. Zbl. Gynäk. **72,** 14 (1950); Geburtsh. u. Frauenheilk. **10,** 11 (1950); Z. Immun.-Forsch. **1951,** 108; Zbl. Gynäk. **2,** 66 (1952).

Verhagen, A.: 11. wissenschaftliche Tagung d. Deutschen Krebsges. Hannover 1971.

Verhagen, A., Fasske, E.: Strahlentherapie **105,** 2 (1958).

Verhagen, S.: Strahlentherapie **96,** 3 (1955).

Vermelin, H., Louyot, J.: Ref. Zbl. Gynäk. **1954,** 125.

Vignes, H.: Paris méd. **1,** 249 (1934); Ref. Ber. ges. Gynäk. Geburtsh. **27,** 157 (1934); Presse méd. **79,** 1460–1461 (1939).

Vitt, A. E., Melick, W. F.: J. Urol. (Baltimore) **48,** 601 (1942).

Voege, A., Schirazi, M.: Geburtsh. u. Frauenheilk. **29,** 627 (1969).

Vogler, W. R., Perdue, G. D., Wilkins, S. A., jr.: Surg. Gynec. Obstet. **106,** 586–594 (1958).

Voth, H.: Dtsch. Arch. klin. Med. **204,** 12 (1957); Folia haemat. (Frankfurt) N. F. **8,** 1 (1963); Strahlentherapie, Sonderband **55,** 277 (1964).

Wachsmuth, W.: Chirurg **5,** 585 (1934).

Waddington, H. K.: Amer. J. Obstet. Gynec. **72,** 441 (1956).

Wade, M., Janovski, N. A., Bysshe, S. M.: Pseudomucinous cystadenocarcinoma associated with pregnancy. Amer. J. Obstet. Gynec.

Wagner, G. A.: Myxosarkom in der Schwangerschaft. Zbl. Gynäk. **27,** 1278 (1941); Mschr. Geburtsh. Gynäk. **85,** 1 (1930).

Waldrop, G. M., Palmer, J. P.: Amer. J. Obstet. Gynec. **86,** 202 (1963).

Walker, R. M.: Brit. J. Surg. **51,** 590 (1964).

Wall, J. A., Lucci, J. A.: Obstet. and Gynec. **2,** 629 (1953).

Wallingford, A. J.: Amer. J. Obstet. Gynec. **27,** 224 (1934).

Wanless, J. F.: Amer. J. Obstet. Gynec. **15,** 174 (1971).

Warlimont, H.: Lymphogranulomatose und Schwangerschaft. Inaug.-Diss. Bonn 1939.

Warren, R. P.: Brit. J. Surg. **45,** 61 (1957).

Way, S. A.: Malignant disease of the female genital tract. London: Churchill 1951; Philadelphia: Blakiston 1951.

Weber, F. P., Schwarz, E., Hellenschmied, R.: Brit. med. J. **1,** 537–539 (1930).

Wedding, H., Wagner, D., Röhl, M.: Geburtsh. und Frauenheilk. **28,** 972 (1968).

Weinstein, M., Roberts, M.: N. Y. St. J. Med. **53,** 993–994 (1953).

Weidenbach, A., Klose, B.-J.: Z. Geburtsh. Gynäk. **175,** 61 (1971).

Weintraub, M. I., Manning, E. J., Kinkel, W. R.: Amer. J. Obstet. Gynec. **107,** 423 (1970).

Wells, J., Steer, C. M.: Amer. J. Obstet. Gynec. **81,** 1059 (1961).

Wennemann, C.: Geburtsh. u. Frauenheilk. **29,** 667 (1969).

van der Werff, D. Sc.: Acta radiol. (Stockh.) **33,** 3 (1949); Obstet. and Gynec. **35,** 78–88 (1970).

Westberg, S. V.: Prognosis of Breast Cancer for pregnant and nursing women. A clinical-statistical Study. Lund: Hakan Ohlssons Boktryckeri 1946.

Westman, A.: Acta obstet. gynec. scand. **14,** 191 (1930).

Weyłand, R. D., MacCarty, C. S., Wilson, R. B.: Surg. Clin. N. Amer. **31,** 1225 (1951).

White, L. P., Linden, G., Breslow, L., Harzfeld, L.: J. Amer. med. Ass. **177,** 235 (1961).

White, Th. T.: Ann. Surg. **139,** 9 (1954); Amer. J. Obstet. Gynec. **69,** 1277 (1955).

White, Th.: Northwest. Med. (Seattle) **57,** 477 (1958).

White, T. T., White, W. C.: Ann. Surg. **144,** 384 (1956).

Wilde, E.: Zbl. Gynäk. **70,** 843 (1948).

Williams, J. A.: Amer. J. Obstet. Gynec. **55,** 967–970 (1948).

Winter, E. W.: Arch. Gynäk. **144,** 449–451 (1930–1931).

Winter, G. F.: Geburtsh. u. Frauenheilk. **1958,** 1196; Zbl. Gynäk. **81,** 487 (1959).

Wintz, H., Wittenbeck, F.: In: Veit-Stoeckel, Handb. 1935, Bd. 4, Heft 2, 2. Teil, S. 421.

Wislawski: Ginek. Pol. **40,** 433–439 (1969).

Witt, Glätzner: Geburtsh. u. Frauenheilk. **1964,** 994.

Wolfe, A., Seckinger, D.: Amer. J. Obstet. Gynec. **104,** 1215 (1969).

Wolff, F.: Zbl. Gynäk. **1922,** 743.

Wolff, J. R., Lebherz, T. B.: Amer. J. Obstet. Gynec. **100,** 1151 (1968).

Wolff, J., Limarzi, C. R.: Amer. J. Obstet. Gynec. **51,** 447 (1946).

Wotzka, E.: Malignes Melanom und Schwangerschaft. Inaugural-Diss. Hamburg 1964.

Yahia, C., Hyman, G. A., Phillips, L. L.: Obstet. gynec. Surv. **13,** 1 (1958).
Yen, S. S. C.: Obstet. and Gynec. 23, 783 (1964).
Young, R. L., Acosta, A., Kaufman, R. H.: Obstet. and Gynec. **41,** 65 (1973).
Young, W. R.: Illinois med. J. **100,** 263 (1951).
Zagnoni, C., D'Ancona, S.: Acta chir. ital. **15,** 811 (1959).
Zeigerman, J. H., Honigman, F. H., Crawford, R. W.: Obstet. and Gynec. **32,** 373 (1968).
Zoet, A.: Northw. Med. (Seattle) **49,** 373 (1950).
Zuckermann, C.: Rev. esp. Obstet. Ginec. **21,** 362–367 (1962).

Sachverzeichnis

Standardisierte Krebsbehandlung

Herausgeber: G. H. Ott, H. Kuttig, P. Drings
Etwa 30 Abb. Etwa 240 Seiten. 1974
In Vorbereitung
ISBN 3-540-06893-7

Krebsbehandlung als interdisziplinäre Aufgabe

Beiträge des Wiener Arbeitskreises für Geschwulstbehandlung
Herausgeber: K. H. Kärcher
Etwa 360 Abb. In Vorbereitung
ISBN 3-540-06881-3

P. Stoll

Gynäkologische Vitalcytologie in der Praxis

Funktion, Mikrobiologie, Neoplasie.
Atlas der Phasenkontrastmikroskopie
145 Abbildungen. VI, 81 Seiten. 1969
Geb. DM 66,–; US $27.00
ISBN 3-540-04724-7

Anleitung zur cytologischen Schnelldiagnose von Ovarialfunktion, Keimbesiedlung der Vagina, entzündlichen Veränderungen und bei Verdacht auf eine Neoplasie für die Sprechstunde des gynäkologisch tätigen Arztes.

Inhaltsübersicht: Praktische Anwendung: Entnahme des Untersuchungsmaterials. Einordnung der Cytologie in den Untersuchungsgang. Beurteilung des Vitalpräparates im Phasenkontrastmikroskop. – Technische Erläuterungen: Eingriffe am Objekt. Eingriffe im mikroskopischen Strahlengang. – Cytologische Abbildungen.

P. Stoll, J. Jaeger, G. Dallenbach-Hellweg

Gynäkologische Cytologie

80 Abbildungen und 2 Farbtafeln
XII, 307 Seiten. 1968
Geb. DM 110,–; US $44.90
ISBN 3-540-04349-7

Neben der Darstellung der allgemeinen exfoliativen Cytologie werden die Zusammenhänge zwischen spezieller gynäkologischer Cytologie und dem morphologischen Substrat herausgearbeitet. Anleitungen zur Methodik und Deutung der Befunde machen den gynäkologisch tätigen Arzt mit diesem für Klinik, Praxis und Reihenuntersuchung wichtigen Untersuchungsverfahren vertraut.

Inhaltsübersicht: Begriffsbestimmung, Bedeutung und Grenzen der exfoliativen Cytologie. – Allgemeine Cytologie der normalen und carcinomatösen Epithelzelle. – Zellexfoliation im Bereich des Genitaltraktes. – Methoden der Entnahme, Fixierung, Färbung einschließlich histochemischer Methoden. – Beurteilung des Ausstrichpräparates und Befundschema. – Einzelzelle. – Schleimsubstanzen. – Gesamtzellbild. – Sekundäre Zellveränderungen nach der Exfoliation (Zelltod, Autolyse, Cytolyse). – Strahlenveränderungen und Strahlenprognose. – Der Nachweis von freien Tumorzellen. – Instanzen der cytologischen Diagnostik. – Ergebnisse und Statistik. – Literatur. – Sachverzeichnis.

Preisänderungen vorbehalten.

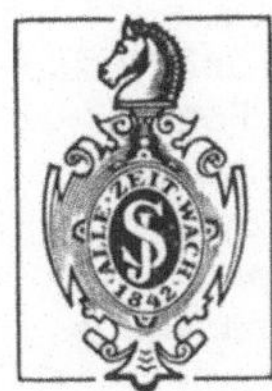

Springer-Verlag
Berlin
Heidelberg
New York